近代名医珍本医书重刊大系

（第一辑）

伤寒论崇正编

〔清〕黎庇留　著

钱平芬　王慧如　点校

天津出版传媒集团

天津科学技术出版社

图书在版编目(CIP)数据

伤寒论崇正编 / (清) 黎庇留著 ; 钱平芬, 王慧如点校. -- 天津 : 天津科学技术出版社, 2023.1

(近代名医珍本医书重刊大系)

ISBN 978-7-5742-0592-5

Ⅰ.①伤… Ⅱ.①黎… ②钱… ③王… Ⅲ.①《伤寒论》—研究 Ⅳ.①R222.29

中国版本图书馆CIP数据核字(2022)第194697号

伤寒论崇正编

SHANGHAN LUN CHONG ZHENGBIAN

策划编辑: 梁　旭

责任编辑: 梁　旭

责任印制: 兰　毅

出　　版: 天津出版传媒集团 / 天津科学技术出版社

地　　址: 天津市西康路35号

邮　　编: 300051

电　　话: (022)23332392(发行科)23332377(编辑部)

网　　址: www.tjkjcbs.com.cn

发　　行: 新华书店经销

印　　刷: 河北环京美印刷有限公司

开本 880 × 1230　1/32　印张14　字数247 000

2023年1月第1版第1次印刷

定价: 98.00元

近代名医珍本医书重刊大系第一辑专家组

中医策划： 黄樵伊　党　锋

学术指导： 罗　愚　代红雨　李翊森　陈昱豪　严冬松

整理小组： 张汉卿　赖思诚　蔡承翰　朱吕群　林亚静　李　怡　徐　蕴　许颂桦　施玟伶　邱德桓　林慧华　郑水平　付大清　王　永　邬宏嘉　杨燕妮　丁　舟　孔庆斌　钱平芬　黄琬婷　吴思沂　李秀珠　姜乃丹　瞿力薇　来晓云　郭　铭　王杰茜　杨竹青　宋美丹　张　云　郭晋良　周　洁　杨守亲　刘　港　聂艳霞　杨洁浩　郑月英　崔盈盈　吕美娟　张引岗　周湘明　李素霞　吴彦颉　马建华　王耀彬　李　娟　张　涛

读名家经典
悟中医之道

扫描本书二维码，获取以下**正版专属资源**

本书音频	畅享听书乐趣，让阅读更高效
走近名医	学习名家医案，提升中医思维
方剂歌诀	牢记常用歌诀，领悟方剂智慧

- **读书记录册**
  记录学习心得与体会
- **读者交流群**
  与书友探讨中医话题
- **中医参考书**
  一步步精进中医技能

扫码添加智能阅读向导
帮你找到学习中医的好方法！

操作步骤指南

① 微信扫描上方二维码，选取所需资源。
② 如需重复使用，可再次扫码或将其添加到微信"收藏"。

目　录

卷二　辨太阳病脉证篇

卷三　辨阳明病脉证篇

卷四　辨少阳病脉证篇

卷五　辨太阴病脉证篇

卷六　辨少阴病脉证篇

卷七　辨厥阴病脉证篇

卷八　伪删篇

《伤寒论崇正编》序

读医书难，读《伤寒论》难之又难，何也？《素问》本出先秦，猥托轩辕之作；《本草》但名汉地，谬为神农之词；《难经》割裂《内经》，嫁名扁鹊；《灵枢》始见南宋，撰自王冰。凡此诸书，无非赝鼎，前贤论定，具有别裁，今日读书，岂能尽信？况金元而后，百啄纷呶。若刘守真主寒凉，张子和主攻下，李东垣主脾胃，朱丹溪主补阴，各倚一偏，已趋歧路。又其下者，若张景岳之《新方》，吴鞠通之《条辨》，诸如此类，违圣非法，歧之又歧，误天下苍生，岂仅王夷甫清谈哉？此医书所以难读也。汉长沙太守，张仲景先圣，所著《伤寒论》一书，以六经钳万病，约之以阴阳表里，括之以寒热虚实，三百数十法之神化，法外有法，一百十余方之奇妙，方外有方，至博亦至精，至确亦至活，尊为医圣，圣以此也。自王叔和之编次风行，而张仲景之原书日晦。有错简者，有衍文者，有羼入一篇一章者，有窜杂数节数言者，目珠易混，矛盾滋多。《伤寒》一书，遂苦难读。且自成无已以来，注者朋兴，名家辈出。若张令韶氏，若张隐庵氏，若柯韵伯氏，若陈修园氏，若唐容川氏，若喻嘉言氏，及《金鉴》诸家，论难蜂起，各有寸长，毫厘稍差，谬以千里，目迷五色，安所适从？此读《伤寒论》所以难之又难也。

吾友黎庇留茂才，博观四部，最癖医书；抗志希文，尊师仲景。读逾万遍，背诵如流；旁览百家，眼光别具。分勘合勘，诸注得失抉其微；以经证经，群言淆乱衷诸圣。如是者有年。既而造车合辙，延诊者铁限为穿；见病知源，处治者刀圭必效。方药时有加减，必根据乎经方；证脉互相权衡，非徒夸乎脉诀。以书勘证，兼胡瑗治事之长；以证勘书，异赵括谈兵之误。如是者又有年。洎乎晚岁，融贯全书，经临万病，积五十余年之学养，正百数十节之窜讹，洵为仲景功臣，叔和诤友矣。此茂才著书之宏旨也。公海长沙同嗜，寝馈者历半生；彭泽归来，过从者无虚日。暇时手出是编，命作弁言。卒读一过，佩服五中。从此，治伤寒者如迷途之有老马，如暗室之得明灯。向苦难之又难，今则易之又易，事半功倍。学医不惑歧途，起死回生，举世同登寿宇。如斯神技，作者乃三折肱，付诸手民，读者当九顿首矣。

民国十四年孟冬顺德左公海仲髯序

读 法

太陽為標
少陰中氣
本寒
陽明為標
太陰中氣
本燥
少陽為標
厥陰中氣
本火
太陰為標
陽明中氣
本濕
少陰為標
太陽中氣
本熱
厥陰為標
少陽中氣
本風

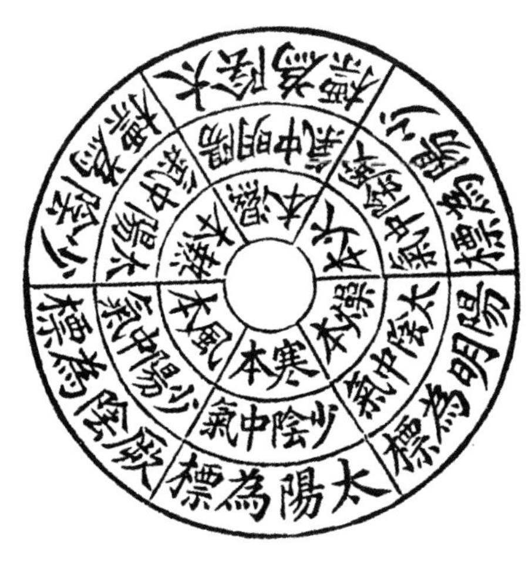

《六微旨大论》曰：少阳之上，火气治之，中见厥阴；阳明之上，燥气治之，中见太阴；太阳之上，寒气主之，中见少阴；厥阴之上，风气主之，中见少阳；少阴之上，热气主之，中见太阳；太阴之上，湿气主之，中见阳明。所谓本也。本之下，中之见也。见之下，气之标也。本标不同，气应异象。《至真要大论》曰：少阳、太阴从本；少阴、太阳从本从标；阳明、厥阴不标本，从乎中也。或曰：六经之标本中气不明，不可以读《伤寒论》，而不知非也。据六经之见证，未有指出，终是闷葫芦。假令仲圣不作《伤寒论》，谁能识六经之精义哉？至于从本、从标、从中，按之《伤寒论》六经中，有然、有不然，当于《论》中逐节审察，逐句研求，则仲圣之秘旨，自得真谛，大非浅学者所能梦见。至于传经之说，更不必拘，按病治病，勿差一黍则得矣。

卷一　辨太阳病脉证篇

一百二十九节，六十三方　汉·张仲景原文　顺德黎天祐庇留编注

太阳之为病，脉浮，头项强痛，而恶寒。

陈修园云：六经皆有提纲，太阳经以此节为提纲。太阳主人身最外一层之气，病在外故脉应之而浮。《内经》云“太阳之脉，连风府，上头项，挟脊抵腰至足，行身之背”，故病则头痛项强也。《内经》云“太阳之上，寒气主之”，故病则恶寒，有风无风，亦觉畏寒也。太阳有经有气，病太阳卫外之气，则通体恶寒；病太阳循行之经，则背恶寒而已。

按：然有不必泥者。恶寒，头痛，为此病必有之症，若“项强”则十中无几，数十年临证所见，此病“项强”甚少，勿谓无“项强”一症不得为太阳病也。间有“腰痛”者，亦病太阳之经也。至于“项背强几几”，别是一证，不在提纲内。

柯韵伯云：太阳主表，故表证表脉，独太阳得其全。

按：此不指出经气，则通体恶寒与背恶寒，仍未分晓。

喻嘉言云：太阳为膀胱经，乃六经之首，主皮肤而统卫，所以为受病之始。

愚按：六经以气化言，故本文曰太阳病，不曰足太阳病，单指膀胱则狭隘。太阳卫外之气，达肌肤，行营卫，只云皮肤与卫则偏。太阳为六经之首，如《论》云“伤寒一日，太阳受之”是也。然多有初病即见少阳、阳明及三阴病者，云“病必始于太阳”则泥。

《金鉴》亦谓太阳膀胱经之为病，与喻嘉言同。

喻氏又云：恶寒者，因风寒所伤而恶之也。

按：此是提纲，未言及“风寒”也。“风寒”下二节始分言之。

太阳病，发热，汗出，恶风，脉缓者，名为中风。

陈修园云：太阳本寒标热，故病则发热而恶寒。夫风为阳邪，病太阳则两阳相搏，故即发热；风中肌腠，皮毛不固，故汗出；中风则恶风，有风时自觉其寒，亦恶寒之本病也；汗出则阴气稍弱，故脉缓。是名中风，如矢石中人之“中”也。

愚按：风为阳邪，张隐庵、柯韵伯、陈修园皆无异议，独唐容川不以为然，彼据《序例》“桂枝下咽阳盛则毙”之义以驳之。讵知《序例》之言阳盛，系指阳明白虎、承气证之阳盛而言，非指太阳肌表阳盛而言也。试观身疼、腰痛、骨节疼痛之阳气盛，尚用麻黄汤；大青龙证之烦躁，阳热盛也，犹用姜桂。可知表阳之发热，不同阳明之里热也。况叔和《序例》不可以为法哉！至谓寒则伤卫故脉紧，风则伤营故脉缓，更未融贯。试观大青龙证，太阳中风脉浮紧，伤寒脉浮缓，何尝是寒必"脉紧"，风必"脉缓"哉？大抵证重者脉紧，稍轻则脉缓，非一定也。

喻氏只顺文叙过，谓"中风"亦可名"伤风"，汪氏亦然，是不知如矢石中人之"中"也。

汪氏云："中风"非东垣所云中腑、中脏、中血脉之谓，盖"中"字与"伤"字同义。仲景论中不直言"伤风"者，恐后学不察，以咳嗽、鼻塞声重之伤风，混同立论，故以"中"字别之也。

按：此"中"字如"矢石中人"之"中"，东垣之所谓中风，即《金匮》中风门，所指邪在经、在络、在腑、在脏者。然《金匮》此节亦未的，故必先通《伤寒论》，然后可理《金匮》。

太阳病，或已发热，或未发热，必恶寒，体痛，呕逆，脉阴阳俱紧者，名曰伤寒。

陈修园云：知太阳标本之义，自知太阳病之发热恶寒矣。然人之禀受阳气有强弱，所感邪气有深浅，故发热有迟速。寒邪浅而阳气强者，即已发热；寒邪深而阳气弱者，或未发热。然热虽有已发、未发，而恶寒一症，可于得病时必其无风时亦恶寒也。寒邪外束，故体痛；寒邪内拒，故呕逆。太阳以寒为本，加以外寒凝聚，肤表紧搏，故脉阴阳俱紧也。“阴阳”字，柯韵伯指“浮沉”言，陈修园指“尺寸”言。名为伤寒，以寒伤第一层肤表也。喻嘉言、柯韵伯不讲形层，因不明“中风”“伤寒”之名义。

喻氏云：仲师恐恶寒等症，未经发热，恐人认作阴经证，故于此揭明。

按：不必虑也。“太阳病”三字，即“头痛”之谓，阴经之恶寒则无此。

太阳病，发热而渴，不恶寒者为温病。若发汗已，身灼热者，名曰风温。风温为病，脉阴阳俱浮，自汗出，身重，多眠睡，息必鼾，语言难出。若被下者，小便不利，直视，失溲。若被火者，微发黄色，剧则如惊痫，时瘛疭。若火熏之，一逆尚引日，再逆速命期。

陈修园云：《内经》云“冬伤于寒，春必病温”，是伏邪蕴酿，至春令邪自内出，故发热，热伤津液，故渴，单从热化，故不恶寒。名为温病，所以异于中风、伤寒也。治宜凉散，柯韵伯拟麻甘杏石汤最对证。若误用辛温发汗，则内蕴之热，得温益炽，不特热不减，且加灼热，变风温矣。风温之脉浮、汗出，与中风同。而最险者，全现出少阴之危象。肾主骨，热入骨髓故身重，热入阴分故多眠睡，肾热壅于肺故息必鼾，肾热壅于心，逼于会厌，故语言难出。此时以救焚为急，仍不外甘寒清热。若误下则津竭于下，而小便不利；津竭于上，则络脉紧急而直视；既竭之余，肾气将绝，不能约太阳之气而失溲。已危乎其危，若更误以火炙，是以热攻热，则肾败而现出克伐之象。其轻微者皮肤发黄；剧烈则热亢攻心，如惊痫；热极生风，时瘛疭，现出黄中带黑，若火熏之象。是下之为一逆，被火为再逆，一逆尚引日，再逆速命期。推而言之：凡服一切消导之药，皆犯被下之禁；凡服一切辛热之药，皆犯被火之禁。可不慎哉！

《内经》言病由于伏邪，本文无“伏邪”字样，且无伏邪理由，是不拘春夏秋冬何时，但见温病之证，即为温病。况冬既伤于寒，安有不即病者？

程扶生云：温病热自内出，风温内外交热。又曰：青龙、白虎神矣！得此意而推之，可以应用不穷。温病宜于散中重加清凉，风温不可于清凉中重加发散也。

按：此注不是。果热自内出，则白虎为宜，而见症必无太阳之头痛也。风温因误药所致，热药增剧耳。

《金鉴》云：温病当以河间法，用水解散，以审其表里而解之。水解散即六一散、防风通圣散合方也。

按：此方有硝、黄，犯被下之禁，大不合。

论温病

愚按：温病一证，据《内经》云“冬伤于寒，春必病温”，又云“冬不藏精，春为温病”，又云“先夏至为病温”，是皆言温病之原因及温病之时候，从未有指出温病见证，以致庸妄之吴鞠通有《温病条辨》之作也。故曰：不读仲景书，则《内经》未有着落。本节云“太阳病”即“头痛”之谓，发热，而渴，不恶寒，此四症，须认清楚。原非重大剧证，较之大青龙证，尚未有烦躁；较之白虎、承气证，尚未有大渴，谵语。其坏在误治斯剧耳。世人不读仲景书，先以《温病条辨》等灌注脑筋，反谓仲景只论伤寒，不论温热，独不见此节已论温病及误药之危剧乎？唐容川始疑而后误，由其以金元诸家先入为主也。近日更有以“瘟疫恶核”之“瘟”，而滥引《温病条辨》作证，无知妄作，一至于此。独不思“温病”之“温”，为六淫正病；“瘟疫”之“瘟”，为恶毒奇病乎？瘟疫一证，于阴阳毒证发明。

太阳病，头痛，发热，汗出，恶风者，桂枝汤主之。

愚按：桂枝汤为太阳风中肌腠之的剂，而其调营卫、和阴阳，凡中风、伤寒及杂病，审系头痛，发热，恶风之公共症外，认其汗出一症，是桂枝汤之的症也。前节论中风，而未出方，此即中风节之证而出其方也。

本文明明中风之的证、的方，修园乃谓推广桂枝汤之用者，由于未悉上节为叔和之文耳。细心临证者自知之。

《金鉴》反以此条为重出之衍文，而不知上条“太阳中风，阳浮而阴弱”一节，乃真衍文。

◎桂枝汤

桂枝三两（取嫩尖），芍药三两，甘草二两（炙），生姜三两（切片），大枣十二枚（擘）。

上五味，㕮咀，以水七升，微火煮取三升，去滓，适寒温，服一升。服已须臾，啜热稀粥一升余，以助药力。温覆令一时许，遍身漐漐微似有汗者佳，不可令如水淋漓，病必不除。若一服汗出病瘥，停后服，不必尽剂。若不汗，更服依前法，以出汗为度。禁生冷、黏滑、肉面、五辛、酒酪、臭恶等物。

陈古愚云：桂枝辛温，阳也；芍药苦平，阴也。桂枝又得生姜之辛，同气相求，可恃之以调周身之阳气；芍药而得大枣、甘草之甘，苦甘合化，可恃之以滋周身之阴液。师取大补阴阳之品，养其汗源，为胜邪之本；又啜粥以助之，取水谷之津以为汗，汗后毫不受伤。所谓立身于不败之地，以图万全也。

按：此解最精。“养汗源”三字为探本之论。若唐容川之解，支离实甚，沉闷异常，不取也。

太阳病，下之后，其气上冲者，可与桂枝汤方。若

不上冲者，不可与之。

陈修园云：太阳病误下有下陷之虞，今幸里气有余，故外虽未解，不至内陷。而为上冲者，在肌腠之间，仍与桂枝汤啜粥以汗之，邪从肌腠而出矣。若不上冲，是邪已内陷，不可与桂枝汤也。

张令韶曰：《经》云“太阳根于至阴”，是太阳之气，由至阴而上于胸膈，由胸膈而出于肌腠，由肌腠而出于皮毛，外行三阳，内行三阴。气从此而出入，邪亦从此而出入。师所谓其气者，即指此也。读者知正气之出入如此，则邪气之出入亦如此，则于此道思过半矣。所以《伤寒论》言邪即言正，而言正即可以识邪。

修园按：熟读此注，方知《论》中经气传行，及一、二日，三、四、五、六日等，皆是眼目。

按：传经日数，于理则然，惟治病当按证治证，不必拘以日数也。

喻嘉言云：上冲阳位，可用表里双清法，于桂枝汤中，可加前所误下之药。

柯氏已辟其谬。夫误下，邪恐下陷，必无再下之理。如引桂枝大黄汤为证，不知彼汤盖因误下邪陷太阴，为大实痛设耳。既未明太阳正气之出入，于“用前法句”又误解，故多支蔓也。要之，喻氏此解实为“用前法”三字所误，此三字可删。桂枝汤自是啜粥取微汗矣；不取汗，则为调阴阳之双补奇方也；孕妇吐者亦可用。

太阳病三日，已发汗，若吐，若下，若温针，仍不解者，此为坏病，桂枝不中与也。观其脉证，知犯何逆，随证治之。

陈修园云：太阳病，有可汗、可吐、可下、可针之证。若汗之，则肌表之邪当解而不解；吐之，则中膈之邪当解而不解；下之，则肠胃之邪当解而不解；针之，则经脉之邪当解而不解者，此乃误医之坏证，病不在肌腠，桂枝汤不当与也。须认清所犯何逆，即按攻、补、温、清以治之，无一定之法也。

柯韵伯引《内经》云“未满三日者，可汗而已”。汗不解者，须当更汗。吐、下、温针之法，非太阳所宜。而三日中亦非吐、下所宜也。治之不当，故病仍不解。

愚按：本文“仍不解者”，见得当解而仍不解也。三日中阳明、少阳经气相值，岂无可吐、可下、可针之证乎？本文只说坏证，不宜桂枝汤，非谓吐下温针即成坏证也。“坏病”，柯公指变证言。如误汗则有遂漏不止、心下悸、脐下悸等症；误吐则有饥不能食、朝食暮吐、不欲近衣等症；妄下则有结胸、痞硬、胁热下利、清谷、胀满等症；火逆则有圊血、发黄、惊狂奔豚等症。是桂枝证已罢，不可更行桂枝汤也。

桂枝本为解肌，若其人脉浮紧，发热，汗不出者，不可与也。当须识此，勿令误也。

陈修园云：邪之中人，先伤肤表，次及肌腠，入肌腠则汗出，桂枝汤所以解肌，握要在汗出、脉缓。若其人脉浮紧，发热汗不出者，其病明明在肤表，而不在肌腠矣。桂枝汤非开皮毛之剂，乃和阴阳之剂，切切不可与也。世人妄拟桂枝汤为散剂，则惑之甚也。

柯韵伯云：桂枝汤无麻黄以开腠理而泄皮肤，恐邪气凝结，不能外解，势必内攻，为害滋大。旨深哉！又云桂枝之禁，指原方也。加减一味，便不作此论。

喻云：伤寒误用伤风治法，则寒邪漫无出路，留连肉腠，贻患无穷。

按：此不能说出所以然，直空滑耳。

若酒客病，不可与桂枝汤，得汤则呕，以酒客不喜甘故也。

陈修园云：辨桂枝证在有汗，然亦有有汗之证，亦不可与桂枝汤者，其人盖酒客也。酒客湿热熏蒸，无病时先已多汗，及其病也，汗出可知，是其汗为湿热之汗，非病在肌腠之汗，不可与解肌之桂枝汤。若误与之，两热相冲，甘能壅满，势必上涌而呕，因酒客喜苦不喜甘之故也。推之凡湿热盛者，皆可作酒客观。

凡服桂枝汤吐者，其后必吐脓血也。

陈修园云：此节再申明得桂枝汤则呕之义。桂枝汤不特酒客当禁，凡淫热于内者，用甘温辛热以助其阳，不能解肌，反能涌越，热势所逼，致伤阳络，则吐脓血可必也。

《序例》不足为据。

此节照《来苏集》移在此乃合，原本有错简。《金鉴》亦然。

太阳病，发汗，遂漏不止，其人恶风，小便难，四肢微急，难以屈伸者，桂枝加附子汤主之。

按：太阳病固当汗，若不取微似汗，而发之太过，遂汗出不止，则玄府洞开，风乘虚入，故复恶风。汗多则虚其肾阳，肾司小便，肾阳虚则小便收放无力而难。《内经》云“阳气者，精则养神，柔则养筋”，四肢为诸阳之末，不得阳气养之，故微急而屈伸不利也。方取桂枝汤调营卫，加附子以扶阳，阳密则汗止，阳壮则小便易而手足亦便利矣。

陈修园云：取附子以固少阴之阳，固阳即所以止汗，止汗即所以救液。

尚隔一层。

程知云：此与真武证微有辨。真武是救里寒亡阳之失，急于回阳者；此汤是表寒漏风之失，急于温经者。

愚按：真武之救大汗，彼证有厥逆，筋惕肉瞤，此证不及彼之重，故于桂枝汤加入附子一味足矣。

方氏云：亡阳则气不足，亡液则水道枯竭。

未妥。

唐容川以此为阳旦汤，误矣。

◎桂枝加附子汤

即桂枝原方加附子一枚（炮）。

以水七升，煮取三升，温服一升。

方解已备详论注中。

太阳病，下之后，脉促，胸满者，桂枝去芍药汤主之。若微恶寒者，桂枝去芍药，方中加附子汤主之。

陈修园云：太阳之气，从胸出入者也。若太阳病而误下之，阳衰不能出入于内外，以致内外之气不相交接，故脉数中一止为促，阴气内结为胸满。桂枝汤调和营卫之气，使出入于内外，又恐芍药之苦寒，以缓其出入之势，故去之。若脉不促而反微，身更恶寒者，乃阳气虚微，阴邪凝聚，姜桂之力犹恐不足，故加附子以厚其力，寒邪始能散也。

愚按：少阴病，背恶寒者，用附子汤，此证之加附子可知矣。要之，此证为心阳不宣，故胸满，此方力尚薄弱，究不如桂苓甘术之扶心阳以散阴结也。且胸满一症，其甚者或用四逆、白通，则更法外之法。读《论》

者，当悟于书外之书也。

柯韵伯云：促为阳脉，胸满为阳证。然阳盛为促，阳虚亦为促；阳盛则胸满，阳虚亦胸满。此下后脉促，胸满，知非阳盛也。

程郊倩曰：脉促者当辨于有力及无力并外证也。

喻云：阳邪盛于阳位，宜桂枝以散邪；去芍药者，恐其复领阳邪入腹中。

按：此误认阳气为实邪，以此方为散邪则非是。又恐芍药领阳邪入腹，何以桂枝汤不患入腹乎？

《金鉴》于“微恶寒”之上加多“汗出”二字，谓无“汗出”，乃表未解，无取乎加附子。

按：桂枝汤证，亦有汗出恶寒，可知此条辨在“脉微”也。《金鉴》“微”字就“恶寒”说，不就“脉”说，宜其说来窒碍。

陈按：阳亡于外，宜引其阳以内入，芍药在所必用；阳衰于内，宜振其阳以自立，芍药则大非所宜也。

◎桂枝去芍药汤

即桂枝原方去芍药。

以水七升，煮取三升，温服一升。

◎桂枝去芍药加附子汤

即前方加附子一枚（炮）。

以水七升，煮取三升，温服一升，恶寒止，停后服。

古愚云:《伤寒论》大旨以得阳则生。上节言汗之遂漏，虑其亡阳；此节言下后脉促胸满，亦恐亡阳。盖太阳之气，由至阴而上于胸膈，今因下后而伤胸膈之阳，斯下焦浊阴之气，僭居阳位而为满，脉亦数中一止而为促，治宜急散阴霾。于桂枝汤去芍药者，恐其留恋阴邪也。若见恶寒，为阳虚已极，徒抑其阴无益，必加熟附以壮其阳，方能有济。喻嘉言、程扶生之解俱误。

太阳病，得之八九日，如疟状，发热，恶寒，热多寒少，其人不呕，圊便欲自可，一日二三度发。脉微缓者，为欲愈也；脉微而恶寒者，此阴阳俱虚，不可更发汗、更下、更吐也；面色反有热色者，未欲解也，不能得小汗出，身必痒，宜桂枝麻黄各半汤。

愚按：此节文当分三段看。自“太阳病”至“为欲愈也”，为第一段。言太阳得病八九日，当少阳主气之期，藉其气以为转枢，故如疟状，往来寒热。惟发热恶寒，仍是太阳本证，与真疟究竟不同，且热多寒少者，太阳以阳为主，热多是吉兆。不呕，则不转属少阳；大便如常，则不转属阳明。其寒热一日二三度，不比疟疾之有定候。病气已衰，故脉微；正气将复，故脉缓。此为欲愈之候也。为一段。自“脉微”至“不可更发汗、更下、更吐也”，为第二段。言脉若不见缓而只见微，证不发热而只恶寒，是露出太阳底面，少阴脉微细，背恶寒之阴寒象。此不独太阳卫外之气虚，而少阴之里气亦虚，切不可更发汗、更下、更吐也。此处提出一“虚”字，便可悟芍药甘草附子汤、真武汤、四逆汤之治法，为随机应变，不可拘板。此为第二段。自“面色反有热色者”至末，为第三段。是顶第一段言：脉微缓为欲愈之候，面色自应如常，乃反呈有热之色，是余邪仍未清，脉则欲解，而证未欲解也。不得小汗，故身痒，与麻桂各半汤，略散余邪自愈。此为第三段。文义本甚易晓，诸家聚讼纷纷，莫衷一是。唐容川见陈修园分三段注，以为得其要领，而不知陈注第三段仍顶第二段“虚寒”而言，则不合也。倘阴阳俱虚，安得面有热色？如面有热色，出于虚寒，是格阳也。通脉四逆汤所不能缓，安可施其麻桂哉？况本文明明不可更发汗乎？柯韵伯注此段云：若其人热多寒少而面色缘缘正赤者，是阳气怫郁在表不得越。当汗不汗，其身必痒，是汗出不彻，未欲解也，可小发汗，是即承第一段而言，最明白。本论多有遥接、脱接法，是汉文之古也。喻嘉言谓风多寒少，风虽外薄，为寒所持，所以面呈热色云云，是一味敷衍，于本文层折，乃置之不议不论，浅矣哉！

喻云：风多寒少，宜风寒两解。

按：此论肤泛。每见麻黄、桂枝，遂通称风寒。且节内凡几转，奥义层出，乃俱置之不议不论，但谓风虽外薄，为寒所持，不而能散，所以面显怫郁之热色云尔。试问面之热色，可作风寒注脚乎？

唐容川注第三段又缴转第二段之意承言。但恶寒者，固是虚寒，若但恶寒而面色反有热色者，又不得作虚寒论，乃是太阳外寒固闭，郁热壅遏，身痒无汗，以不得外解而然。

按：唐注亦非是，既云固是虚寒，是指阴阳俱虚也，如此焉有面反热色者？假令阳虚而面反有热色，是孤阳上脱，通脉四逆汤、白通汤尚恐难为力，麻桂发汗亡阳则死矣。可知此截是顶第一段而言。

◎桂枝麻黄各半汤

桂枝一两十六铢，芍药、生姜（切）、甘草（炙）、麻黄（去节）各一两，大枣四枚（擘），杏仁二十四个（汤浸去皮尖及双仁者）。

以水五升，先煮麻黄一二沸，去上沫，纳诸药，煮取一升八合，温服六合。

方阳论注中详细。

太阳病，初服桂枝汤，反烦不解者，先刺风池、风府，却与桂枝汤则愈。

此节颇耐思索。

陈修园云：邪涉肌腠，复干经脉。

愚按：果病经脉，何以未服桂枝汤不烦，初服而始烦乎？既烦是桂枝汤不中与也。何以刺之以泻经中之热，更尽与桂枝汤乃愈乎？玩本文太阳病，而不标明发热之有汗、无汗，想是无汗而服桂枝汤，故一服即增内热，不烦者反烦矣。风池、风府，为太阳经脉，邪盛故借二穴以泄之，如麻黄汤发汗之意。外邪已泻，却与桂枝汤以调营卫，乃不犯实实之弊。假令邪干经脉，当有项背强几几之症，而无心烦之变，可知此刺为注重太阳外邪矣。修园不过因其刺风池、风府，故云邪在经脉耳。

柯注谓阳气重宜内烦，则未服桂枝汤应已烦，何以一升初服而反见烦乎？倘果服之不对证，则后二升更不宜与。乃柯氏又云刺风池、风府以出其邪，究竟其邪为何邪，不能说出，仍未清楚。

柯韵伯云：热郁于心胸者谓之烦。服桂枝汤一升反烦者，非桂枝汤不当用也。以外感之风邪重，内之阳气亦重耳。风邪本自项入，必刺风池、风府，疏通来路，以出其邪，仍与桂枝汤以和营卫。

仍未的。

《金鉴》云：反烦者是表邪太盛，若遽与桂枝汤，恐更生烦热，故宜刺以疏其在经邪热。

按：此仍未透亮。

修园作邪在经脉，何以本文无“项背强几几”字样？

喻云：服汤反烦者，肌窍未开，徒用药刀，引动风邪，漫无出路，势必内入而生烦，因刺二穴以泻风热，俾后风不继，前风可熄，更与桂枝汤引之出外则愈。

按：是说似近理，然究其服不如法，则如法服之可矣，何以又多一刺法？既刺何以又与汤哉？一风热而治法参差，总由认证不真故耳。

服桂枝汤，大汗出，脉洪大者，与桂枝汤，如前法。若形如疟，日再发者，汗出必解，宜桂枝二麻黄一汤。

愚按：服桂枝汤当取微似汗，若大汗出，病必不除矣。然服桂枝汤大汗出后，仍可用桂枝汤更汗，非若麻黄汤之不可复用也。此大汗后脉变洪大，脉变而证未变者，非脉有余而证不足，亦当舍脉而从证。此桂枝证未罢，仍与桂枝汤如前法之啜粥取微汗。是法也，可以发汗，汗生于谷也；即可以止汗，精胜而邪却也。若大汗后，玄府洞开，外邪因据，如世所谓重感证者。其往来寒热，日则再发，但不如正疟之有定候耳。此不独肌病，而表亦病也。于桂枝汤之解肌，少加麻黄之发表则得矣。

喻嘉言云：风多寒少，治风遗寒，故脉洪大。似风，故以桂枝汤探之，果风邪则立解。若如疟，为邪浅而易散，故略兼治寒。

方氏云：风邪欲解而以寒持之，两者皆不解，故如疟也。

按：此等浮泛之注，不过因方内桂枝二，故言风多；麻黄一，故言寒少耳。

◎桂枝二麻黄一汤

桂枝一两十七铢，芍药一两六铢，麻黄十八铢（去节），生姜一两六铢（切），杏仁十六个（去皮尖），甘草一两二铢（炙），大枣五枚（擘）。

以水五升，先煮麻黄一二沸，去上沫，纳诸药，煮取二升，温服一升，日再服。

服桂枝汤，大汗出后，大烦渴不解，脉洪大者，白虎加人参汤主之。

愚按：肌病服桂枝汤为对证，然法当微汗。今大汗出，大伤阳明津液，阳明之脉络心，故心大烦；阳明之上，燥气主之，津干则变阳明燥化，故渴；阳气亢盛，故脉洪大。与前所变之脉同，但前则脉变而证不变，故仍主桂枝，此则脉变而证亦变阳明，非白虎之清热，加人参之大生津者，不能救胃津之亡也。

柯注："是阳邪内陷，不是汗多亡阳"，遂移入"阳明篇"。

按：此条明明汗多亡液，证变阳明，安得谓阳邪入陷乎？云亡阳固非。

《金鉴》云：邪已入阳明，津液为大汗所伤。

亦未合。谓“大汗伤津液，故变阳明”为是，非邪入也。

◎白虎加人参汤

石膏一斤（碎，绵裹），甘草二两（炙），粳米六合，知母六两，人参三两。

以水一斗，煮米熟汤成，去滓，温服一升，日三服。

古愚云：大汗出，外邪已解，而汗多亡阳明之津液。胃络上通于心，故大烦；阳明为燥土，故大渴；阳气盛故脉洪大。主以石膏之寒以清肺，知母之苦以滋水，甘草、粳米之甘，人参之润补，取气寒补水以制火，味甘补土而生金，金者水之源也。

服桂枝汤，或下之，仍头项强痛，翕翕发热，无汗，心下满，微痛，小便不利者，桂枝去桂加茯苓白术汤主之。

愚按：凡桂枝汤证，一服未愈，当审其未愈之由。乃遽下之，则太阳之气，陷于脾而不能转输矣。其头痛、发热、无汗仍不能除，且增出心下满痛、小便不利者，以心下为脾部也。脾不转输，故心下满微痛；不输于下，故小便不利。须知利水法中大有转旋之妙用，而发汗亦在其中也。所以用桂枝汤去桂枝加入苓术者，专以助脾转输，但得小便一利，而诸病霍然也。证已陷于脾，利水而不必解表者，因势而利导之，里和表自和矣。

柯韵伯云：心下之水气凝结，然病根固在心下，而病机实在膀胱。膀胱水去而表里俱除，所谓治病必求其本也。

喻嘉言云：桂枝汤治风而遗寒，故不解。下之则邪乘虚入，风寒未除，而水饮上逆，故变五苓而用此方。去桂枝者，一误不宜再误也。

愚按：此证不误在桂枝汤，而误在妄下。妄下则邪陷于脾，故证变如此耳。若果风寒水饮，小青龙已有成法，何以只用苓术而不顾风寒哉？至云不用桂枝而用其部下，则更浅矣。况水饮之说，更无证据。如以心下满微痛为水饮之征，则凡阳气不宣，与阴寒上逆者，俱可作水饮乎？不过见方内有苓、术耳。

唐容川云：此方当与五苓散互看自明。五苓散重在桂枝以发汗，发汗所以利水也；此方重在苓术以利水，利水即所以发汗也。

愚按：五苓散重在化气以行水，多主治渴。此方用桂枝汤去桂枝加入苓、术，仍不离桂枝之名，其功用则专主利水，而发汗亦寓其中，方固神而命名亦神。与五苓散用意，相隔天渊。

本病无汗，宜麻黄汤，然必证轻，故桂枝汤亦可。

非然者，证重误下，变证不只如是之轻也。

《金鉴》改为“去芍”，非“去桂”，援“脉促胸满”为例。殊不知彼证是阳虚不能出入，恐芍药缓桂枝之势，故去之；此则陷于脾之不转输，实拟不于伦。

《金鉴》云：表不解，心下有水气，未经汗、下者用小青龙，已经汗下者用此方。去芍之酸收，避无汗也。

按：此更支离。小青龙证重在咳，是水气停心下，此不过脾不转输耳。至于仅认小便不利为小青龙证，则愈迂远。小青龙证，握要在发热而咳，此证无咳，不可同日而语。

◎桂枝去桂加茯苓白术汤

芍药三两，甘草二两（炙），生姜三两（切），茯苓三两，白术三两，大枣十二枚（擘）。

以水八升，煎取三升，温服一升，小便利则愈。

方解已详论注。

古愚云：经方分量轻重，变化难言。有方中以分量最重为君者，如小柴胡汤，柴胡八两，余药三两之类是也；有方中数味平用者，如桂枝汤，桂枝、芍药、生姜各三两，而以桂枝为君是也；有一方各味等份者，如猪苓汤各味俱一两，而以猪苓为君是也；有方中分量甚少而得力者，如甘草附子汤中，为使之桂枝四两，而所君之甘草只二两是也；又如炙甘草汤中，为使之地黄一斤，而所君之炙甘草只四两是也。然此虽轻重莫测，而方中有是药而后主是名，未有去其药而仍主其名。主其名，即所以主其功。如此证头项强痛、翕翕发热为太阳桂枝证仍在，因其误治，遂变其解肌之法而为利水，水利则满减热除，而头项强痛亦愈。主方在无药之处，神乎其神矣！

伤寒，脉浮，自汗出，小便数，心烦，微恶寒，脚挛急，反与桂枝汤以攻其表，此误也。得之便厥，咽中干，烦躁，吐逆者，作甘草干姜汤与之，以复其阳；若厥愈足温者，更作芍药甘草汤与之，其脚即伸；若胃气不和，谵语者，少与调胃承气汤。

愚按：凡善医者，当于同中握其异，认证乃的。此证脉浮、汗出，恶寒，与桂枝证同，独脚挛急一症特异。考太阳脉抵足，少阴脉上股内后廉，此证盖太阳之标热，合少阴之本热，两热灼筋，致失所养而挛急，是热化之证，即此可悟心烦、小便数亦无非热气一团也。治法宜芍药甘草汤，清热滋阴，以养筋则愈。乃粗工见似桂枝证，遂误用桂枝汤攻表，是反以热攻热，热势亢烈，《周易》所谓“亢龙有悔”也。热焚于内，卫外之阳气随热入里，故手足厥冷，是阳亢而亡阳。热焚则水涸而咽干，热焚则水火离而烦躁，热焚则火逆上而吐逆。斯时若用苦寒之剂，必拒格而不纳，惟以干姜炮黑，变辛为苦，同气以招之，倍用甘草汤以缓之，不用正治而用从治，务以阳复厥回为急着。厥愈后两足温，始用芍药甘草汤，苦甘合化以养阴，而脚可伸矣。前之热毒留于胃中，致胃不和而谵语者，取调胃承气以涤其遗热，用硝、黄对待乎姜、桂，一鼓而收全功也。认证一差，姜、桂之害，至于此极，可不慎欤！然临证以来，多见少阳大热，误服真武等而仅变谵语者，无如是之甚，亦不可不知。

此节之末，本文有“若重发汗，复加烧针者，四逆汤主之”一笔。愚于三十年前已断此数句为错简。柯韵伯曾将此数句裁去，与愚所见略同。唐容川谓此为借宾作主，故用一“若”字推开。读仲景书，要在虚字上着眼，则文法不差矣。

按：仲师文字，虚字固当着眼，然细绎此文，连用两“若”字，俱顶上就本证言，此“若”字忽作推开，固无如此参差文法。如谓推开作假设言，则前二层“若”字亦作推开乎？数句与上文不相联属，实后人错简也。即以推开论，必如大青龙证后之“若脉微弱，汗出，恶风者，不可服，服之则厥逆，筋惕肉瞤，此为逆也”之笔法，乃为反掉。要之，大青龙证后之反掉，是戒人勿误认“少阴汗出之烦躁”为“太阳不汗出之烦躁”，仍顶上文“烦躁”作反掉。此笔则与上热证绝不相类，安有此支离笔法哉？

柯氏将此笔自为一节，移于火逆诸节中。平心而论，当在真武汤后，则与上文“发汗，汗出不解”更有线索。

柯韵伯云：此条中“脚挛急”一症，不合桂枝证，是阳明里证，当认为阳明伤寒。然证不在表，不宜桂枝汤；证不在里，不当用承气汤；在半表半里，当用桂枝汤去桂枝、姜、枣，而任芍药、甘草之和。

愚按：此数语自相矛盾。既云里证不用桂枝汤，自不待言，乃又云半表里，以何为据哉？又云此证不从标本，宜从中气，反用桂枝汤攻表，津液越出，多汗亡阳，因厥，其变证皆因胃阳外亡所致。当从中治，甘草干姜汤以回之，从乎中也。柯氏素辟标本中气之说，此节所言，故与《内经》不合。其指脚挛急为阳明症者，由其泥《内经》“身重难行者，胃脉在足”一语，岂知六经之脉，皆有行足乎？所注俱不合。喻嘉言注此节更大差特差，宜其立论多说不去也。其云脉浮、自汗出，是表之风邪；小便数、心烦是里邪；微恶寒则寒邪在里，更加脚挛急则寒邪颇重矣。桂枝汤独治其表，故便厥。阴寒内凝，总无攻表之理也云云。

按：表里受邪，多先表后里者，如《论》中表解乃可攻痞，外解已乃可攻瘀，表解乃可攻水，果风寒交作，先去其风，何尝不是？即不然，桂枝汤为温剂，与寒邪亦未为增病，何至证变如是之剧哉？且症只脚疾，胸腹平服，又非大下后，何所见而云阴寒内凝哉？即令阴凝，将四逆汤犹恐不及，甘草、炮姜，谓能胜此重任哉？即如是一味可靠，是有大力可消群阴，助生阳，脚宜即伸矣。乃又云恐桂枝辛热伤阴，脚转成锢，更用芍药和阴。夫既云脚挛由阴寒，则正当藉辛热之品，而何有成锢之患？况脚之阴寒在用桂前，芍草、承气竟在剧证后哉？

程郊倩云：脉浮汗出，阳神自歉于上部；恶寒脚挛，阴邪更袭于下焦。阳虚阴盛，而里气上逆故心烦，里阴攻及表阳，差讹只在“烦”字上。

按：此总由不识脚挛一症，故枝枝节节，说来无一是处。

《金鉴》云：中风虚烦证，微恶寒者，表阳虚也；脚挛急者，表寒收引拘急也。是当与桂枝增桂加附子汤，以温经止汗，今反攻其表，此大误也。服后更厥者，阳因汗亡也；咽干者，阴因汗竭也；烦躁者，阳失藏也；吐逆者，阴格拒也。故与甘姜汤以缓其阴而复其阳。若阳已复，更作芍草汤以调其阴而和其阳，则脚伸。

按：此更不识证，焉有亡阳之厥而用甘草干姜汤可以回阳者？从治之法，彼竟不知。

◎甘草干姜汤

甘草四两（炙），干姜二两（炮）。

以水三升，煮取一升五合，分温再服。

古愚云：误服桂枝汤而厥，其为热厥无疑，何以又用甘草干姜乎？而不知此方以甘草为主，取大甘以化姜、桂之辛热，干姜为佐，妙在炒黑变辛为苦，合甘草又能守中以复阳也。《论》中干姜俱生用，而惟此一方用炮，须要切记。或问：亡阳由于辛热，今干姜虽经炮，带些苦味，毕竟热性尚存，其义何居？答曰：此所谓感以同气则易入也。子能知以大辛回阳，主姜、附而佐以胆尿之妙，便知以大甘复阳，主甘草而佐以干姜之神也。仲景又以此方治肺痿，更为神妙。后贤取治吐血，盖学古而大有所得也。

◎芍药甘草汤

芍药四两，甘草四两（炙）。

以水三升，煮取一升半，去滓，分温再服之。

古愚云：芍药味苦，甘草味甘，苦甘合化，有人参之气味，所以大补阴血。血得补则筋得所养而舒，安有拘挛之患哉？时医不知此理，谓为戊己汤以治腹痛，有时生熟并用，且云中和之剂，可治百病。凡病人素溏与中虚者，服之无不增剧，诚可痛恨！

◎调胃承气汤

大黄四两（去皮，酒浸），甘草二两（炙），芒硝半升。

以水三升，煮取一升，去滓，纳芒硝，更上火微煮令沸，少少温服之。

古愚云：此治病在太阳而得阳明之阳盛证也。君大黄之苦寒，臣芒硝之咸寒，而更佐以甘草之甘缓，硝、黄留中以泄热也。少少温服，亦取缓调之意也。

陈灵石云：调胃承气汤，此证用之，可救服桂枝汤遗热入胃之误；太阳之阳盛证用之，能泄肌热以作汗；阳明证用之，能调胃气以解微结。

太阳病，项背强几几，反汗出，恶风者，桂枝加葛根汤主之。

陈修园云：《内经》云“邪入于输，腰脊乃强”，盖太阳之经输在背。邪入太阳经输，则项背强几几，如短羽之鸟，欲飞不能飞之状也。皮毛虚则汗出而恶风，与桂枝汤证同。惟经输之病，非得葛根之深入土中，上出腾达者，不能领桂枝入于经输之内，复从桂枝出于肌腠之外者，不能收效，此桂枝汤所由加入葛根也。一物之加，特著奇效。邪入经输，则经输实，故用葛根汤；汗出为皮毛虚，故用桂枝汤；下文无汗是皮毛实，故加麻黄。

按：修园注自是明白，唐容川讥之，未细读也。

按：此节是由肌腠以入经输，葛根汤证是由肤表以入经输，移回在此，乃见联属层次。

柯韵伯注“几几”就项背牵动言，谓葛根不惟轻以去实，更取其重以镇动。

按：此于《内经》“邪入于输”之义，尚未见及，故并不知此方用葛根之精义。

喻嘉言谓证兼阳明，即于桂枝汤内加葛根一味，此大匠天然不易之彀率云。

愚按：喻氏明明以葛根为阳明主药矣，及见阳明经绝不用葛根，又强其说谓太阳而略兼阳明，则以方来之阳明为重，故加葛根。阳明而尚兼太阳，则以未罢之太阳为重，故不用葛根，此遁辞也。兼而曰略，轻之又轻矣，何以反用阳明主药乎？阳明病而太阳未罢者，不用葛根，然则太阳全属阳明者可以用矣。何以“阳明篇”全不用葛根，则又奚说？无他，由其不识经输之病也。喻氏又云葛根大开肌肉，则津液尽从外越，恐胃愈燥而阴立亡，故阳明不用也。

按：此说更不是。葛根，《本草经》有生津之义，谓其劫津，得毋与《本经》相背乎？柯公已辟此说之谬，故主阳明表实里虚立论，要之，此非阳明主药。二公俱为张元素所惑。

喻云：此为太阳与阳明合病之初证，谓颈属阳明，汗出为太阳伤风。

按：信如斯言，则凡项强至腰痛，太阳之病，尽可谓之阳明乎？

◎桂枝加葛根汤

桂枝三两（取嫩尖），芍药三两，甘草二两（炙），生姜三两（切），大枣十二枚（擘），葛根四两。

以水一斗，煮葛根，减二升，去上沫，纳诸药，煮取三升。温服一升，覆取微似汗，不须啜粥，余如桂枝汤禁忌。

方解已详论注中。

太阳病，项背强几几，无汗恶风者，葛根汤主之。

陈修园云：此节言邪从肤表而入于经输。邪在表则表实而无汗，入于经输故项背强几几。其恶风亦与桂枝加葛根汤证同，但彼有汗为邪从肌入，此无汗为邪从表入。二证俱靠葛根，而此必加入麻黄以开皮毛者，为其表实也。

按：桂枝加葛根证，当在此节之上，自易分明。柯本与“几几，汗出”节并提较合。

柯韵伯云：伤卫，皮毛闭故无汗；伤营，血动摇故汗出；“几几”作项背牵动解。

按：此注肌表不分，经输不明，由其不讲形层也。至谓君葛根之清凉，减桂枝之辛热，变麻桂二汤之温散，则未明此方之作用也。

喻嘉言云：无汗是伤寒，此盖太阳初交阳明证也。

按：此注只见方中加葛根一味，遂误认为阳明主药，并认为阳明合病。彼盖指颈属阳明耳。然则太阳经脉之上头项、挟脊、抵腰至足者，何尝舍项背不计乎？至于有汗、无汗，两节形层之精义，更茫然矣。

《金鉴》刊此条于痉病中，云此略其证脉，单举痉之主项强急者。太阳主后，前合阳明，阳明主前，后合太阳，今邪壅于二经之中，故有几几拘强之状。视太阳之强，不过项强，此痉之强，则不能俯仰，项连背胸而俱强，故曰项背强几几也。

按:《金鉴》误认此条为痉，是因《金匮》刚痉、柔痉，而以项背强直为痉，而不知痉病当认定面赤、目赤、卒口噤、背反张等症。此两条俱邪入经输，非病痉也。

◎葛根汤

葛根四两，麻黄三两（去节），桂枝二两（嫩尖），芍药二两，生姜三两（切），甘草三两（炙），大枣十二枚（擘）。

以水一斗，先煮葛根、麻黄，减二升，去上沫，纳诸药，煮取三升，去滓。温服一升，覆取微似汗，不须啜粥，余如桂枝汤禁忌。

方解论注已了了。

太阳与阳明合病，自下利，或呕者，葛根黄连黄芩汤主之。

此节只言合病，而不指出见证。陈修园云：太阳之发热恶寒、头项强痛，与阳明之热渴、目疼、鼻干等症，同时并发，名为合病。合病则两经之热邪并盛，不待内陷，而胃中津液，为所逼而不能守，故必自下利。然虽下利，而邪犹在表，未可责之于里，仍当以表证为急，故以葛根汤主之。

愚按：此注近是，但仍有未尽了了者。太阳证之头痛、发热、恶寒是矣，项强不常见也。阳明则以胃家实为提纲，而汗自出、大渴为阳明必有之症。目疼、鼻干，《内经》有载，而本论无之。据两经热逼至下利，热渴必矣。方中麻桂生姜，取发表主义，特难解于热渴时，用此保无更耗真津乎？葛根虽陷者举之，终难敌麻桂生姜之辛散。要之，此节文疑义颇多。方中有麻黄，则太阳之发热无汗可知，阳明以胃家实为提纲，自下利则与之相反，且下一“必”字，有一定不易之病机，而下节即云“不下利但呕”，是明明有不下利者，则此“必”字为无着矣。况此下利显系热利，乌有竟用姜桂者？柯韵伯云“读书无目，则病人无命”，是以读书总要不受古人欺也。

余曾于辛卯年正月治一证可悟也。蟠龙里某姓人，梁善滋之戚也。病发热，无汗，大渴，面焦，舌焦黄，上吐下利，喘而腹痛，有粗识仲景书者，与以葛根汤，自以为中肯也。乃服之病益剧，大下，大吐，腹更痛，商治于余。诊其一团热气，表里充实，急以葛根黄芩黄连汤与之，二时服药，六时吐已止，渴减。梁君函来再索方，余告以明天再酌，可食白菜干粥，以清热养津。是夜并下利亦止，次日，照此方再与半剂而痊愈。实证固自易医，可见此书不能泥也。此证用此方而无麻桂，其表热亦退者，清里则里和表自和，且葛根取陷者举之，亦能达表也。方确神哉！

柯韵伯云：不言两经相合何等病，但举下利而言，是病偏于阳明。太阳主表则不合下利，下利而曰“必”，必阳并于表，表实则里虚耳。葛根为阳明经药，惟表实里虚者宜之，而胃家实非所宜也，故仲景于阳明经中反不用葛根。

愚按：此说非是。解“下利”为阳并于表，表实而里虚故必下利，试观大青龙之无汗，以致烦躁，可谓阳并于表矣，热极烦躁，里亦实也，不见下利。且此之下利是里实，不是里虚，葛根是清品，取陷者举之之义，非治里虚之利也。表实里虚之下利，桂枝人参汤证是矣。

张隐庵云：太阳主开于上，阳明主阖于下，此太阳从阳明之阖，故必自下利。

愚按：阳明主阖，胃家实是也。今下利或吐，明明主开之义，从太阳，非从阳明也。

陈修园从太阳之开，此说为是。至云合病下利，乃天气下降，气流于地，葛根汤乃地气上升，气腾于天之义，非不言之成理，细按之非是。

修园明明云合病则两经之热邪并盛，不待内陷而胃中津液不能守而下利，唐容川谓《浅注》以为两经之热邪内陷，非也。观下节葛根黄芩黄连汤，方是热邪内陷。

按：修园云不待内陷，此则谓他认作内陷，容川误会矣。

有云此是太阳之伤寒合阳明之中寒，故宜葛根汤。而不知伤寒与中寒合病，外发热而内下利，则桂枝人参汤，庶为的方，安能任葛根汤哉？是后人更无智识者。

◎葛根黄芩黄连汤

葛根半斤，甘草二两（炙），黄芩二两，黄连二两。

以水八升，先煮葛根，减二升，纳诸药，煮取二升，去滓，分温再服。

愚按：此方主以葛根，从下以腾于上，从里以达于表；辅以芩连之苦，苦以坚之，坚肠胃下以止利，上以止呕；又辅以甘草之甘，妙得苦甘相合，与人参同味而同功，所以补中土而救津液，真神方也。然必其利其呕，系阳明合太阳之热，乃收奇效。若照原文"利遂不止，喘而汗出"之证，用之则不堪设想矣！故必更正，免误后人。

太阳病，头痛，发热，身疼，腰痛，骨节疼痛，恶风，无汗而喘者，麻黄汤主之。

陈修园云：太阳病在肤表之治法，太阳病头痛发热，得太阳标热，固不待言，太阳主周身之气，身疼是病在太阳之气也。《经》云：太阳之经，挟脊抵腰，故病太阳之经则腰痛也。经气俱病，骨节亦牵连而痛，病得于风，故恶风；邪伤肤表，则肤表实而无汗，不得汗出，则内壅于肺而喘。不可用解肌之桂枝汤，必以发表之麻黄汤主之。

柯韵伯云：风寒客于人，则皮闭，故无汗。

按：桂枝证亦风寒客于人，何以皮毛不闭而汗出乎？肌表之分，柯氏不讲形层，终属浮映。

喻嘉言云：营强则腠理闭密，虽热汗不出，余义不解。又云：麻黄发汗散邪，其力最猛，故以桂枝监之，甘草和之，而用杏仁润下以治喘逆。

按：此说直不识此方作用矣。

◎麻黄汤

麻黄三两（去节），桂枝二两（嫩尖），杏仁七十个（去皮尖），甘草一两（炙）。

以水九升，先煮麻黄，减二升，去上沫，纳诸药，煮取二升半，去滓，温服八合，覆取微似汗，不须啜粥，余如桂枝法将息。

古愚云：此证无汗，视桂枝汤证较重，故以麻黄大开皮毛为君，以杏仁利气，甘草和中，桂枝从肌以达表为辅佐。覆取似汗，而不啜粥，恐其逗留麻黄之性，发汗太过也。

今人不读《神农本草经》，耳食庸医唾余，谓麻黄难用，而不知气味轻清，视羌、独、荆、防、姜、葱，较见纯粹，学者不可信俗方而疑经方也。

愚谓时医不读仲圣书，不知经方为何物，无怪其少见多怪也。

太阳病，喘而胸满者，宜麻黄汤主之。

陈修园云：前以葛根汤治太阳与阳明合病，重在太阳之开，然二阳合病，其阳明主合之势，过于太阳，则为内而不外之证。夫太阳之气从胸而出，阳明亦主胸膺，若与太阳合病，二阳之气不能外达于皮毛，势必内壅作喘而胸满，如此切不可下，以致内陷者终不能外出，宜主以麻黄汤之发汗。

愚按：此节太阳之开，自是正理，独不解于阳明之热渴，而用麻桂以散汗，虽发汗可治胃满，但于阳明之渴有碍。若以胃家实言阳明，则麻桂更非治胃实之品。总之，本文只言至喘而胸满，而不指出二阳何证，终觉沉闷。夫太阳之气从胸而出，若不能外达皮毛，则内壅而作喘，胸满，况咳而胸满，小青龙之水气，即麻黄汤亦未合。喘而胸满之证之不可下，其谁不知？不能外达于皮毛，遂内壅而作喘，上条已明其义，脉促胸满，亦太阳证，何必牵及阳明哉？

太阳中风，脉浮紧，发热，恶寒，身疼痛，不汗出而烦躁者，大青龙汤主之。若脉微弱，汗出恶风者，不可服，服之则厥逆，筋惕肉瞤，此为逆也。

愚按：此节之始，为麻黄汤证。表实则无汗，邪重则脉浮紧，中风亦紧，不必紧脉定伤寒也。发热为病太阳之标，恶寒为病太阳之本。太阳之气，主身之皮毛，太阳之经，行身之背，身疼痛，是太阳经气俱病。不汗出则邪热无出路，内扰而为烦躁。是烦躁由不汗所致，与少阴病之水火离隔不同，当以大青龙之发表清里主之。若脉微弱，微为阳虚，微而兼弱，即少阴之脉微细也。少阴证原但厥无汗，今汗出乃少阴亡阳之象，其恶风即少阴背恶寒之机也，全非汗不出而郁热内扰者比，断断不可服大青龙，误服之，则阳亡于外而厥逆，阳亡于内而筋惕肉瞤，此为逆也。不可慎欤！

救逆之法，仲圣不出方。大抵此等亡阳危证，厥逆则用四逆汤，筋惕肉瞤则用真武汤，随机应变，不可缓忽。喻嘉言辨论真武、四逆，亦徒是铺张耳。

成无已云：风寒两伤，营卫俱实，故宜此汤。

《金鉴》亦谓合麻桂二汤，加石膏以解营卫合病之实邪。

柯氏已辟其谬。

柯云：筋惕肉瞤是胃阳外亡，轻则甘草干姜汤，重则建中、理中辈，无暇治肾，即欲治肾，尚有附子汤之大温补，而乃用真武耶？

按：甘草干姜汤，热厥回阳也。此非热厥，汗不收者水无主，建中、理中、附子汤皆非主水者也。镇水宜真武，回阳宜四逆，此际参以阴药，则缓不济急矣。

◎大青龙汤

麻黄六两（去节），桂枝二两（嫩尖），甘草二两（炙），杏仁五十枚，石膏如鸡子大（碎），生姜三两（切），大枣十二枚（擘）。

以水九升，先煮麻黄，减二升，去上沫，纳诸药，煮取三升，去滓，温服一升，取微似汗。汗出多者，温粉扑之。一服汗出，停后服，

古愚云：此方只用麻黄汤以发表，桂枝汤以解肌，而标本经气之治法俱在其中。去芍药者，恶其苦降，恐引邪陷入少阴也；加石膏者，取其质重性寒，纹理似肌，辛甘发散，能使无汗郁热之证，透达而解，如龙之能行云而致雨也；更妙在倍用麻黄，挟石膏之寒，尽行于外而发汗，不留于内而寒中。方之所以入神也。

伤寒，脉浮缓，身不疼，但重，乍有轻时，无少阴证者，大青龙汤发之。

愚按：此证虽较上节略轻，亦用大青龙汤者，点睛在“无少阴证者”五字。无少阴证，非泛指少阴之病言，是承上节无少阴之烦躁言也。伤寒脉多浮紧，今脉浮缓，轻于浮紧矣；身不疼痛，但重而已，且乍有轻时，是证更轻于前证矣；惟审其不汗而烦躁，非少阴证之烦躁，亦可以大青龙发其汗也。

喻嘉言云：此节非重“无少阴证”句，当着眼“但重乍有轻时”六字。言但身重，而无少阴之欲寐，其为寒因可知，况乍有轻时，不似少阴之昼夜俱重，又兼风因可审。

愚按：本文为无汗而烦躁者辨似。盖谓少阴亦有烦躁，但少阴之烦躁为水火相离，此烦躁为热邪内扰。果烦躁而非少阴证者，可知其表热已逼于里，即但重而乍有轻时者，亦宜大青龙也。上节之“脉微弱汗出恶风”，显然少阴证，故此节点出“无少阴证者”，作神龙之点睛。明明两节合看，相承如一节，本《论》多有此种笔法，何得以“但重，乍有轻时”句为眼？如谓但重为寒因，则凡湿证与暑证之疼重，及表阳不支者，亦可云因于寒乎？至于由重而轻，凡病之常，皆可谓为风因耶？要之，先有伤寒见风脉之成见，其立论不至牵强不止。上节彼谓中风见寒脉，此节彼谓伤寒见风脉，是为风寒两伤营卫之谬论，柯公辨之最详。

柯韵伯曰：大青龙之不明于世者，许叔微为之作俑也。其言曰：桂枝汤治中风，麻黄汤治伤寒，大青龙治中风见寒脉，伤寒见风脉，三者如鼎立。此三大纲所由来乎？试先以脉论。夫中风脉浮紧，伤寒脉浮缓，是仲师互文见意处，言中风脉多缓，然亦有紧者；伤寒脉多紧，然多有缓者。盖中风、伤寒，各有浅深，证固不可拘，脉亦不可执：即如阳明中风而脉浮紧，太阳伤寒而脉浮缓，不得谓脉紧必伤寒，脉缓必中风也。今人但见脉缓，即云中风；但见脉紧，即云伤寒。遂以伤寒为重，中风为轻，只分风寒之中伤，殊不知风寒各有轻重矣。要知仲师凭脉辨证，只审虚实，非以之认中风伤寒也。如指下有力者为实脉，无力者为虚脉；不汗出而烦躁者为实证，汗多出而烦躁者为虚证；在太阳无汗而烦躁者为实，在少阴无汗烦躁者为虚。实者，可食大青龙，虚者不可服此最易晓也。要知仲师立方，因证而设，不专因脉而设。大青龙汤为无汗烦躁而设，非专为泛泛无汗而设，故中风有烦躁者可用，伤寒有烦躁者亦可用也。《论》中有中风伤寒互称者，大青龙证是也；中风伤寒并提者，小柴胡证是也。俱审脉证以施治，曷尝拘拘于中风伤寒之名是别哉？

柯氏又云：自方氏三大纲之说行，于是以麻桂分定风寒，割裂营卫，而不知麻黄治表实，桂枝治表虚，方治在虚实上分，不在风寒上分也。风寒二证，俱有虚实，俱有浅深，俱有营卫，大法在虚实上分浅深，并不在风寒上分营卫也。

柯韵伯云：方氏因三大纲之分，而有风寒多少之陋见。喻氏又因大青龙之名，而为龙背、龙腹、龙尾之奇说。又谓纵横者，龙之所以飞，期门乃大青龙之位。青龙之说愈工，而青龙之法愈没，此所谓好龙而不识真龙者也。大青龙之点睛在“无汗而烦躁，无少阴证”二句。盖胃脘之阳内郁胸中而烦，外扰四肢而躁，使但用麻黄发散于外，不加石膏泄热于内，烦躁不解，阳盛则死矣。诸家不审烦躁之理，以致“少阴”句无所着落，妄谓大青龙为风寒两伤营卫而设，不知其为两解表里而设。果如所云风寒两伤，曷不用桂枝麻黄各半汤而乃用此耶？请问石膏之设，为治风欤？为治寒欤？营分药欤？卫分药欤？只为热伤中气，用之治内热耳。

伤寒，表不解，心下有水气，干呕，发热而咳，或渴，或利，或噎，或小便不利，少腹满，或喘者，小青龙汤主之。

愚按：此节言寒伤太阳之表，表寒不解，而动其里，故心下有水气。太阳为寒水之经，出入于心胸，运行于肤表，今不能运行出入，以致寒水之气，泛滥无所底止，其水气停于胃则干呕，水气与标热并则发热，水气射肺则咳。此证当认定发热而咳两者为眼目，是无形之寒水变有形之水气也。其水性变动处，则有或然之证，非一定也。或水停而真津不能上则渴，或水气趋入肠内则利，或水气倒逆于上则噎，或水气停蓄于下则小腹满小便不利，或水气搏击于上，有升无降则喘。以上各证，不必悉具，但见一二证，即当以小青龙汤发表攻里主之。藉麻黄之大力领诸药之气，布于上，运于下，达于四旁，内行于州都，外行于玄府，诚有左宜右有之妙。

《金鉴》云：太阳受邪，若无水气，病自在经；若有水气，病必犯腑。犯腑则膀胱之气化不行，三焦之水气失道，遂有上中下各证也。

按：此不从化气说，只说在经、在腑不合，此证握要在咳，咳证非关膀胱也。

◎小青龙汤

麻黄三两（去节），芍药三两，细辛三两，干姜三两，甘草三两（炙），桂枝三两（嫩尖），半夏半升，五味子半升。

以水一斗，先煮麻黄，减二升，去上沫，纳诸药，煮取三升，去滓，温服一升。若微利者，去麻黄，加荛花，如鸡子大，熬令黄色。若渴者，去半夏，加栝蒌根三两。若噎者，去麻黄，加附子一枚（炮）。若小便不利少腹满，去麻黄，加茯苓四两。若喘者，去麻黄，加杏仁半升。

古愚云：麻黄从太阳以祛表邪，细辛入少阴而行里水，干姜散胸前之满，半夏降上逆之气，合五味之酸。芍药之苦，取酸苦涌泄而下行，既欲下行，而仍用甘草以缓之者，令药性不暴则药力周到，能入邪气水饮互结之乡而攻之。凡无形之邪气从肌表出，有形之水饮从水道出，而邪气水饮一并廓清矣。

伤寒，心下有水气，咳而微喘，发热，不渴，服汤

已渴者，此寒去欲解也。小青龙汤主之。

愚按：此节申明上节“水气”之义。上节认证在“发热而咳”句，“渴”与“喘”等是或然之症；此则咳而微喘，发热，亦是表邪动其里水也。标阳不能胜其寒水之气故不渴；服小青龙汤而渴者，此寒邪已去，而水气欲解而未解也，仍以小青龙之去水气主之，再去其水则愈。

柯韵伯云：将“小青龙主之”句，移在“服汤”句之上，谓寒欲解而再服之，不惟不能止渴，且重亡津液，转成胃实矣。

愚按：此当视其发热何如？咳又何如？倘热退仍咳而有微渴，则此方不可少。虽仲圣文每有倒装句法，然总要活看，当眼光四射，凡治六经病皆然。

太阳病，外证未解，不可下也，下之为逆。欲解外者，宜桂枝汤主之。

愚按：前论有云太阳病下之后，其气上冲者，可与桂枝汤。可知外证未解，而未有变证，虽下之为逆，仍当与桂枝汤以解外。

《金鉴》云：凡表证未解，虽有可下之证，而非在急下之例者，均不可下。

按：表证安得有可下之理？急下更不在此。《论》中阳明少阴有三急下证，何未之知也？

太阳病，先发汗，不解，而复下之，脉浮者不愈。浮为在外，当须解外则愈，宜桂枝汤主之。

愚按：此节据张隐庵本，“浮为在外”之下，有“而反下之，故令不愈，今脉浮故知在外”数句，陈修园因之，柯韵伯谓此等冗句，非汉文笔法，删之乃劲。照柯本为是。太阳病未汗而遽下之，既以桂枝汤为救误之法；先汗而复下之，亦以桂枝汤为补救之资。总视脉浮为病仍在肌，亦已屡言之矣。

太阳病，脉浮紧，无汗，发热，身疼痛，八九日不解，表证仍在，此当发其汗，麻黄汤主之。服药已，微除，其人发烦、目瞑，剧者必衄，衄乃解。所以然者，阳气重故也。

柯韵伯将“麻黄汤主之”句，移在“服药已”之上，谓衄乃解，不当阵后兴兵，况衄家不可发汗，更有明禁也。

陈修园云：浮紧为麻黄证的脉，发热身痛而无汗为麻黄汤的证，八九日不解，虽为日已久，仍当服麻黄汤以发其汗。服麻黄汤应愈，而仅微除者，因三阳之阳热内盛，阳盛故其人发烦，阳盛则阴必虚，故其人阴虚目瞑，且剧者，必逼血上行而为衄，得衄则经络之热，可随衄而解矣。所以然者，以太阳为巨阳之气，八日当阳明悍热之气，九日当少阳相火之气，三阳合并阳气重故也。麻黄汤主之。

张令韶、程知、张石顽及《金鉴》皆谓“麻黄汤主之”句，当在“服药已”之前。

喻嘉言云：此风多寒少证，阳气重者，风属阳而入卫，气为寒所持故重也。

按：此说风为寒所持，而不就三阳热盛讲，究于衄血何涉？

按：此节疑义甚多。表证仍在，理当用麻黄汤以发汗，独不解于八九日之久，或误用药，或药力不及，而证仍不可变，可疑者一；既服麻黄汤，对证应愈，何以云服药已，已止也。又云微除，既微除矣，则三阳之热当轻，乃发烦、目瞑之证，不见于未药前，而增于既药后，可疑者二；发烦、目瞑而衄，阳气重也，乃“阳气重”句，竟在于“衄乃解”之后，可疑者三。至于“麻黄汤主之”句，各家均移于“服药已”句上，了无疑义。

太阳病，脉浮紧，发热，身无汗，自衄者愈。

陈修园云：得衄则解，是不从汗解，而从衄解。此与“热结膀胱，血自下，下者愈”同一比例。前节三阳合并，阳气重也；此只太阳本经之热，较前证颇轻，故自衄则愈矣。

陈古愚按：发热无汗，则热郁于内，热极络伤。阴络伤，血并冲脉而出，则为吐血；阳络伤，血并督脉而出，则为衄血。此督脉同起目内眦，循膂络肾，太阳之标热，借督脉作衄为出路而解也。

陈修园云：血之与汗，异名同类。不得汗，必得血，不从汗解，而从衄解。

《金鉴》云：若不从卫分汗解，久则必从营分衄解。

张石顽云：衄血成流，则邪热随血而散。夺血则无汗也。

唐容川讥陈修园血与汗异名同类之非，云汗质轻清，血质重浊，汗是卫气，血是营血，汗者卫气复化之水也，属气分；血者营分之阴汁，为卫之守，是名营血。邪气久留营分，则血为邪扰，血有余而随经外溢，则邪随血泄，得衄而解。衄之与汗，一从营分解，一从卫分解，何得混而同之哉？

愚按：修园言血与汗同类，非谓血即汗也。营分卫分，岂不之知？试观古愚所言太阳之标热，借督脉作衄为出路，其义甚精。容川斤斤辨血之与汗，而不及督脉与太阳之联属，泛说邪气久留营分，得衄而解，然则吐血亦出于营分也。何以吐血？既吐而邪仍不解乎？只辨血汗，反置重要不议不论，所谓正修园者安在？

柯云汗者心之液，是血之变见于皮毛也。寒邪坚敛于外，腠理不能开发，阳气大扰于内，不能出玄府而为汗，故逼血妄行而假道于肺窍也。今称红血，得其旨哉！

喻云：亦风多寒少，但无身疼痛、发烦、目瞑，则寒较轻而阳气不重，故既衄不须麻黄汤。

按：其说甚是，但未知所以证轻而愈之故。

脉浮数者，法当汗出而愈。若下之，身重心悸者，不可发汗，当自汗出乃解。所以然者，尺中脉微，此里虚，须表里实，津液自和，便自汗出而愈。

陈修园云：脉浮数者必发热，法当汗出而愈。若误下之，则气被伤而身重，血被伤而心悸。卫气、营血，生于后天之水谷，水谷之气不充，不可发汗，当听其自汗出乃解。所以然者，尺脉为阴，尺脉微，里阴既虚，慎勿乱药，当糜粥自养，渐复胃阴，俟谷气充，则表里气俱实，而津液自和，便自汗出而解。此法外之法也。

唐容川云：心悸为水饮内犯，引苓桂术甘汤、小建中汤、真武汤为证，讵知真武之心悸，有头眩、身瞤动；苓桂术甘证无"心悸"字样；小建中汤之心悸者，烦而悸，是心血不足，更非水饮。唐氏又谓尺脉不诊谷气，且脉微为阳气微，非阴液虚也。修园常言脉细为血虚，脉微为阳虚，何以此处自相矛盾？

按：唐氏只认心悸为水上克火，若再用麻黄汤发其汗，则阳愈泄，恐变为厥逆、肉瞤等证。因尺脉微，为误下伤其肾阳，如脉微弱之不可服大青龙之例，须扶少阴之里气，助太阳之表气，使阳津外达，阴液内充，自然汗解，如桂枝加附子汤是也。原文云“当自汗”“须表里实”“当”字内明有方法。

张石顽云：当与小建中，和津液，汗自出而愈。

柯韵伯云：津液和，须用生津液，不得坐视。

喻嘉言与陈修园同。

愚按：脉微为阳虚，则身重、心悸就阳虚言，如桂枝甘草汤之大补心阳，身重如振振欲擗地之用真武，是就阳虚论治。但于表里实津液和之理，尚多层折。桂枝加附子汤，非心悸身重之方，张、柯二注就和津液言，则身重心悸是以津液不足论，而于脉微阳虚者不合。总之，“所以然者”，下必有脱落、衍文也。

脉浮紧者，法当身疼痛，宜以汗解之。假令尺中迟者，不可发汗。何以知之？然以营气不足，血少故也。

陈修园云：营者水谷之精气也。和调于五脏，洒陈于六腑，乃能入之于脉。今尺中迟，乃知中焦之营气不足，血液不能入于脉也。阴气本虚，不因误下，又不能俟其自复而作汗，当于本原处而求其治则得矣。

喻嘉言云：根本先欲摇动，尚可背城借一乎？此所以必先建中，而后发汗也。

张石顽云：当频与小建中汤和之，和之而邪解不须发汗。不解不妨多与之，而覆取汗之可也。

愚按：两节之不可发汗，皆当以小建中养其汗源。

唐氏认心悸为水饮未合，桂枝加附子汤更非治水饮者。张石顽于两证之用小建中，是探原治法。惟此两条之有疑义者，劈头俱讲脉而不言证，一若只靠脉可以知病也者。脉浮数，有发热，固当汗，若无发热，而谓脉浮数遂可发汗乎？修园增多“必发热”三字，是欲完其说也。明明身重、心悸，不可发汗，是不可发汗之所以然，在身重、心悸，又何必再凭脉微始知里虚乎？无怪生唐氏脉微之辨，实则不必辨也。脉浮紧，法当身疼痛，是言脉之实，应见疼痛，仍是以脉定证。至于尺中迟，虽脉浮紧，而营气不足，更不因误下，只凭尺中迟，便断为不可汗，此种惝恍理想，仲师未必有此。仲祖之书，人人可学，无非论证论脉，以脉定证，叔和之“平脉”“辨脉”篇，所以破坏仲祖也。

病常自汗出者，此为营气和。营气和者外不谐，以卫气不共营气和谐故尔。以营行脉中，卫行脉外，复发其汗，营卫和则愈，宜桂枝汤。

愚按：自汗一证，有时自汗、常自汗之分，无不由于营卫生病。病人之常自汗出者，具营气本和，营气和而常自汗，是卫外之卫气不足，不共营气和谐故尔。卫为阳，营为阴，阴阳贵相和合，今营自和，而卫弱不能与之和谐，以致营自行于脉中，卫自行于脉外，不相合则汗常自出。治法当乘其汗之出时，与桂枝汤，啜粥复发其汗使卫阳一振，是阳不足者温之以气，食入于阴，气长于阳，则卫气可配营气与之相和，汗不复出而愈。

柯韵伯云：阳气普遍，便能卫外而为固，汗不复出矣。

喻嘉言认为：中风，卫受风邪，营反汗出之证，营气本和，但卫强不与营和，复发其汗。俾风强从肌窍外出，斯卫不强而与营和。

按：卫弱而认作风强，误在非中风而认为中风耳。《金鉴》云：营气和而热仍不解者，是卫气不与和谐也。

吴人驹云：但热不解者，亦属营卫不和。

张锡驹云：受风邪不能卫外，故常自汗出而热不解。

愚按：三说，于本文“无热”而增出“热”字，较喻说更支离。

病人脏无他病，时发热，自汗出而不愈者，此卫气不和也。先其时发汗则愈，宜桂枝汤主之。

柯韵伯云：脏无他病，知病只在形躯；发热有时，则汗亦有时，不若外感者发热汗出不休也。《内经》曰：阴虚者，阳必凑之，故时热汗出耳。未发热时，阳犹在卫而未陷于营，用桂枝汤啜稀热粥，先发其汗使阴出之阳，谷气内充，而卫阳不复陷，是迎而夺之，令精胜而邪却也。上节是阳虚，此节是阴虚，皆令自汗，但以无热、有热辨之，以常汗出时汗出辨之，总以桂枝汤啜热稀粥汗之。

喻嘉言云：此见里无病而表中风，其汗出不愈者，必卫气不和也。故于未发热时，解肌，邪自不留矣。

按：喻氏见有“发热”字样，而云中风，尚近理。惟此中妙义，失之太远。

方中行云：表有风邪而不和。

程郊倩云：卫受风邪，未得解散。

汪有执云：及其发热自汗时，用桂枝汤发汗则愈，苟失其时，则风入里，病热必深，桂枝汤非所宜矣。

愚按：两节之论自汗，辨证精微，治法超妙。同一桂枝汤，有先发汗复发汗之殊，柯公注超绝，乃诸公误解若此，此等好书而不善读，惜哉？

伤寒，脉浮紧，麻黄汤主之。不发汗，因致衄。

陈修园云：其衄点滴不成流，虽衄而表邪未解，仍以麻黄汤主之，俾元府通，衄乃止，不得以衄家不可发汗为例。彼衄家为虚脱，此为邪盛；且衄家是素衄之家，为内因；此因不发汗，为外因。

柯韵伯将“麻黄汤主之”句，移于“脉浮紧”之下，谓脉浮紧无汗者，当用麻黄汤发汗，则阳气得泄，阴血不伤，所谓“夺汗者无血也”。不发汗，阳气内扰，阴络伤则衄血，是夺血者，无汗也。若用麻黄汤再汗，液脱则危矣。言不发汗因致衄，岂有因致衄更发汗之理乎？观少阴病无汗而强发之，则血从口鼻而出，或从目出，能不惧哉？故亟为校正，免误人耳。

《活人书》云：衄后脉浮者宜麻黄汤，脉微者宜黄芩芍药汤。

喻嘉言云：寒多风少证，寒多不发汗，故致衄。既衄则风得解，惟用麻黄以发其未散之寒也。

按：寒何以可致衄？此无理臆见。既衄矣，何以风可从衄解，寒不可从衄解，而有待于汗哉？大抵见有麻黄汤，则指为寒邪，犹之见桂枝汤，则指为风邪耳。毫无定见，故如此。

愚按：此节修园注，只就本文而完其说，究于理有碍。前既有“衄乃解”之文，而此则点滴不成流，然则流血几何，始为合格乎？柯公注自是正理，但此仍只就脉言，而未言及发热、身疼等症，究竟不免朦混，与“辨脉篇”何异。

伤寒，不大便，六七日，头痛有热者，与承气汤。其大便圊者，知不在里，仍在表也。当须发汗，宜桂枝汤。若头痛者必衄。

柯韵伯云：六七日仍不大便，其头痛身热，病为在里。外不解由于内不通也，下之里和而表自和矣。

若大便自去，则头痛身热病为在表，仍是太阳，宜桂枝汤汗之。若汗后热退而头痛不除，阳邪盛于阳位也。阳络伤故知必衄，衄乃解矣。“大便圊”从宋本订正，恰合“不大便”句，他本作“小便清者”谬。“宜桂枝”句直接“发汗”来，不是用桂枝汤止衄，亦非用在已衄后也。

陈修园云：伤寒六日，六经之气已周，七日又值太阳主气之期，头痛有热者，热盛于里，而上乘于头，与承气汤以泄其里热。若其头痛有热，而小便清者，知热不在里，而在表也。当以麻黄汤发汗，泄其表热，此一表一里之证，俱见头痛，若头痛不已，势必逼血上行而为衄，总可于未衄之前，以头痛而预定之。病在表者，宜麻黄汤；病在肌者，其邪热从肌以入络，亦必作衄，宜桂枝汤于未衄之前而解。

愚按：柯注直捷，陈注分在表、在肌，增多麻黄汤一层，不如柯注清楚。

喻嘉言云：头痛有邪热，多是风邪上壅，势必致衄。若兼寒邪则必有身疼、目瞑，此但头痛而无身、目等症，故惟用桂枝汤。

按：前说寒致衄，此又说风致衄，不过见麻黄则曰寒，见桂枝则曰风耳。且云兼寒必有身、目等症，何上节并无也？

《金鉴》云：其小便浑赤，是热已在里，即有头痛发热之表，亦为里热，与承气下之愈。

按：此说不是。观桂枝去桂加白术茯苓汤及小柴之小便不利，自知。

凡病若发汗，若吐，若下，若亡津液，阴阳自和者，必自愈。

陈修园云：汗吐下用之得当，则邪去而病愈；用之太过，固亡津液，且有亡阳之患。虽有应汗、吐、下之证，仍在不可复用汗吐下之法，姑慢服药，俟其阴阳之气自和，则邪气亦退，必自愈矣。

《来苏集》“亡津液”上多“亡血”二字。注云：必益血生津，阴阳自和矣；不益血生津，必不自和。

喻嘉言本有一节亦多“亡血”二字，其一在少阳经，照原文注云，汗吐下误用之，则病未去而胃液先亡矣。

《金鉴》云：不必施治，惟静以俟之。

愚按：既亡津液汗吐下不可再用，但不药以俟津回，又不如柯说生津液之为愈也。至于增多“亡血”二字，照文气论，可以不必。

大下之后，复发汗，小便不利者，亡津液故也。勿治之，得小便利必自愈。

陈修园云：亡津后勿用利小便之药治之，姑俟其津回，得小便利，则阴阳和而表里之证自愈矣。

柯韵伯云："勿治之"是禁其勿利小便，非待其自愈之谓也。以亡津液之人，不生其津液，焉得小便自利？欲利小便，治在益其津液也。凡看仲景书，当于无方处索方，不治处求治，才知仲景无死方，仲景无死法。

喻嘉言云：医事中之操霸术者，古今通弊。其人已亡津液，复强责其小便，究令膀胱之气不行，转增满硬、胀喘者多矣。

程氏亦同此说。

下之后，复发汗，必振寒，脉微细。所以然者，以内外俱虚故也。

陈修园云：气虚于外，不能熏肤充身，故振寒；血虚于内，本能营行经脉，故脉微细。所以然者，因误施汗、下，内外气血俱虚故也。

陈元犀云：此为内外俱虚，阴阳将竭，视上节较重。

柯韵伯云：内阴虚，故脉微细；外阳虚，故振寒。即干姜附子汤证。

愚按：振寒固是外阳虚，至脉微细，微属阳虚，细属血虚，气血俱虚，轻则芍药甘草附子汤，重则附子汤，均可随机应变，即真武四逆，有时亦不能不用。

喻嘉言云：未定所主之病，以虚不一也。然振寒、脉微，阳虚之故，已露一斑。

按：振寒即病也，何云未定所主之病乎？

下之后，复发汗，昼日烦躁，不得眠，夜而安静，不呕不渴，无表证，脉沉微，身无大热者，干姜附子汤主之。

陈修园云：下后复汗，亡其阳气，昼属阳，夜属阴，阳虚欲援同气之助而不得，故昼日烦躁不得眠；阳虚则阴盛，阴盛则相安于阴分，故夜而安静。不呕不渴，知非传里之热邪；无表证知非表实之烦躁；脉沉微者，阳虚于里也；身无大热者，阳虚于表也。此际不急复其阳，则阳气先绝而不可救矣，急以干姜附子汤主之。

愚按：此节阳虚已极，故日见烦躁，但未至亡阳，无“厥逆”“大汗”字样；其夜而安静者，夜非阳气用事也。不必说到阴盛，如阴盛则夜中阴气用事，必加剧矣。认证宜辨到精微，始无弊，不然者，以亡阳论，无怪王问樵驳其既亡阳，何以至夜而阳自复也。就阳虚立论，庶面面俱圆。

程郊倩云：外见假热，内系真寒，宜从阴中回阳。

按：烦躁不是假热真寒，何不从昼夜处思其所以然？

《金鉴》云：表里无阳内外俱阴，独阴自治，孤阳自扰，宜助阳以配阴。

按：此说成独阴无阳、烦躁不得卧寐之死证，不知彼少阴病，有自利以别之；其不得卧，无夜而安静以别之。彼是阳气外脱，此不过阳虚而已，犹可治。《金鉴》又作存疑，则未尝认真研究也。

喻嘉言云：昼日烦躁不得眠，其为阳虚可知。

愚按：喻公注本论每多臆断。此独从昼夜处认证，可见得精细处。倘全书皆如此研究，则不至蹈前人三大纲之弊。

此条烦躁当以阳虚立论为是。至于此方，则无法度。烦躁而无吐利等，则茯苓四逆，自可交心肾；若吐利之烦躁，则有吴萸汤，四逆有甘草为节制。此实不成方。

◎干姜附子汤

干姜一两，附子一枚。

以水五升，煮取一升，去滓顿服。

方解论注已透。特无甘草以主之，究不若茯苓四逆汤之的也。

发汗后，身疼痛，脉沉迟者，桂枝加芍药生姜各一两，人参三两，新加汤主之。

陈修园云：发汗后身仍疼痛，倘为表邪未解之痛，则仍有发热、头痛等症，而脉仍浮数也。今无发热头痛矣，而脉且沉，则非表邪之浮脉矣。沉而迟，迟为血虚，则此痛非脉紧数之表邪疼痛。既血虚无以养身，即当主以新加汤，俾血运则痛愈矣。

《金鉴》云：营卫虚寒，故宜此汤以温补营卫。此说太泛。

喻嘉言云：身疼痛，阳气暴虚，寒邪不能尽出所致，脉沉迟吏无疑矣。故以此汤补正。

愚按：阳虚，亦有身体痛，少阴病之附子汤证是也。彼与此俱脉沉，彼则有手足寒，及骨节痛以辨之，附子汤证之脉沉，必沉微。此条脉沉，沉而迟，所以为血虚。《来苏集》改“加芍药生姜”为“去芍药生姜”，谓此证为表虚，不宜姜之辛散，脉沉迟为在里、在脏，宜远阴寒，故去芍药。加人参名新加者，表未解无补中法，今因脉沉迟故用之，与用四逆汤治身疼脉沉之法同义。

愚按：桂枝汤和阴阳，即双补阴阳也。加人参则补血液生始之源，加生姜以通血脉循行之滞，加芍药之苦平，欲领姜、桂之辛，不令走于肌腠而作汗，但潜行于经脉而定痛。名新加者，邪甫净而新议补血也。如谓表虚不宜生姜之散，何解于真武之虚证，亦用生姜乎？如谓在里宜远阴寒，何解于附子汤之虚，痛亦用芍药乎？至四逆之治身疼痛、脉沉者，其身疼为发热头痛之太阳证，而脉反沉，其热为假热，是舍证从脉；此之脉沉迟，则其身痛为血虚。新加汤补血者也，是汗后血虚所宜。

◎桂枝加芍药生姜各一两人参三两新加汤

桂枝三两，芍药四两，生姜四两，甘草二两（炙），大枣十二枚，人参三两。

以水一斗二升，微火煮取三升，去滓，分温服一升，余如桂枝法。

方义于论注中已详。

发汗过多，其人叉手自冒心，心下悸，欲得按者，桂枝甘草汤主之。

柯韵伯云：汗多则心液虚，心气馁，故悸；叉手自冒，则外有所卫，得按则内有所凭。桂枝、甘草重用，辛甘化阳，胸中心阳宣，悸自止矣。

《金鉴》、方氏、二程、喻氏、陈氏俱同。

《金鉴》云：气液两虚，故用此汤以补阳气，而生津液。

方中行云：汗多则伤血，血伤则心虚，心虚则悸，二物盖敛阴救阳也。

程扶生云：阳受气于胸中，胸中阳气衰微，故心悸。

程郊倩云：心悸欲得按者，阳虚不能自主也。然心悸有心气虚，有水气乘，水气亦因心气虚，此为阳气虚，故用此方，还上焦之阳，回旋于胸中也。

喻氏就阳虚说，未说到阴血上，究竟泛说阳，而不就心阳上论，不若柯注、程注之精。

◎**桂枝甘草汤**

桂枝四两，甘草二两（炙）。

以水三升，煮取一升，去滓，顿服。

柯韵伯云：此补心之峻剂。

精义已详论注中。

发汗后，其人脐下悸者，欲作奔豚，茯苓桂枝甘草大枣汤主之。

陈修园云：汗后伤其肾气，肾阳虚，则水邪挟肾气而上冲，故脐下悸，欲作奔豚。然犹未作，当先其时以茯苓桂枝甘草大枣汤，伐其水邪，一鼓而趋下也。

柯韵伯云：脐下悸者，肾水乘火而上克也。

喻嘉言云：心气虚而肾气发动也。肾邪欲上凌心，故脐下先悸。用茯苓、桂枝直趋肾界，预伐其邪，所谓“上兵伐谋”也。

《金鉴》及程知同。

◎**茯苓桂枝甘草大枣汤**

茯苓半斤，桂枝四两，甘草四两（炙），大枣十五枚。

以甘澜水一斗，先煎茯苓，减二升，纳诸药，煮取三升，去滓，温服一升，日三服。作甘澜水法，取水一斗，置在盆内，以杓扬之，水上有珠子五六千颗相逐，取用之。

柯云：甘澜水又名劳水。

古愚云：此治发汗而伤其肾气也。桂枝保心气于上，茯苓安肾气于下，二物皆能化太阳之水气；甘草、大枣补中土而制水邪之溢，甘澜水速诸药下行，此心悸欲作奔豚，图于未事之神方也。

发汗后，腹胀满者，厚朴生姜半夏甘草人参汤主之。

陈修园云：汗后外邪已解，汗多伤其中气，致中气虚，不能运行升降，乃生胀满，当以厚朴、生姜、半夏、甘草、人参令升降转运则胀消矣。

周镜园云：太阳发汗，所以外通阳气，内和阴气。发汗不如法，致太阳之寒，内合太阴之湿，故腹满之病作。

张锡驹云：其人脾气素虚，今汗后愈虚，则不能转输，浊气不降，清气不升而胀满作矣。

柯韵伯云：汗后反见有余证，邪实故用朴、夏，正虚故用参、草。

按：此犹未识升降之原。

喻嘉言云：脾胃气虚，津液搏结，阴气内动，故壅而为满也。

按：此竟说成饮邪成胀，非此方之主旨。

成氏云：吐后腹胀满，与下后腹胀满，皆为实者，言邪气乘虚入里，而为实也。发汗后则外已解，腹胀满知非里实，由太阴不足，脾气不通也。此方和脾胃而降逆气。

按：言下后实证，未读“厥阴篇”也。

愚按：“太阳篇”汗后腹胀满，用厚朴生姜半夏甘草人参汤；“阳明篇”吐后腹胀满，用调胃承气汤；“厥阴篇”下后腹胀满，用四逆汤。同是腹胀满，而证有虚实，方分攻补，此中消息宜仔细参透。

◎厚朴生姜半夏甘草人参汤

厚朴半斤（炙），生姜半斤（切），半夏半升（洗），人参一两。

以水一斗，煮水三升，去滓，温服一升，日三服。

张令韶曰：此治发汗而伤脾气。汗乃中焦水谷之津，汗后亡津液而脾气虚，脾虚则不能转输，而胀满矣。夫天气不降，地气不升，则为胀满，厚朴色赤，性温而味苦泄，助天气之下降也；半夏感一阴而生，能启达阴气，助地气之上升也；生姜宣通滞气，甘草、人参所以补中而滋生津液也。津液足而上下交，则胀满自消矣。

伤寒，若吐，若下后，心下逆满，气上冲胸，起则

头眩，脉沉紧，发汗则动经，身为振振摇者，茯苓桂枝白术甘草汤主之。

唐容川云：此与下真武证，同有头眩、身振摇之症，《浅注》未互勘，故其解略误。盖心下逆满，是水停心下，气上冲心，是水气上泛，与真武证之心下悸同义；起则头眩，与真武证之寒水上冒头眩同义。若不发其汗，则虽内有寒水，而经脉不伤，可免振寒之证。乃再发汗，泄其表阳，则寒气浸淫，动其经脉，身遂为振振摇，与真武证之振振欲擗地亦同。但真武证重，故用附子以温水；此证轻，故用桂枝以化水也。《浅注》不知脉沉紧是寒水在内之诊，而解为肝之脉，非也；解气上冲胸为厥阴证，解头眩为风木棹眩，不但与真武不合，即与本方苓桂治法亦不合。

按：此说甚的。

陈修园云：此为汗伤肝气也。吐、下后中气伤矣。心下为脾之部位，土虚而风木乘之，故逆满也；其气上冲胸者，即厥阴病之气上撞心也；起则头眩者，即《内经》所谓“诸风掉眩，皆属于肝”也；沉紧为肝脉，发汗则动经，身为振振摇者，经脉空虚，风木动摇之象也。《金匮》“知肝之病，当先实脾”，宜以茯苓桂枝白术甘草汤主之。

此注本之张隐庵。

愚按：厥阴肝木之病，有心中疼热、消渴等，而无头眩、身摇等，此证与真武证同。彼之心下悸，与此之心下逆满，气上冲胸同为水气上凌；彼之头眩，此则起而后眩，觉此轻而彼重；彼身瞤动，振振欲擗地，是动之极，此则振振摇，较彼为轻。故苓、桂、术、甘，药力已足。若肝气受伤，补肝自有乌梅丸，先实脾之说不确。

张令韶注与修园同，谓方内只用桂枝一味以治肝，其余白术当先实脾也。

柯韵伯云：吐、下后胃中空虚，木邪为患，脉沉紧是木邪内发，援厥阴气上撞心以为例。

愚按：厥阴之气上撞心，有心中疼热、饥不欲食等，此不得援以为例。况厥阴提纲，未言沉紧之脉，柯氏以沉紧为肝脉，陈氏亦然，唐以沉紧为寒水在内，究竟此证实为中气虚，水邪上逆，有各证可据，不必执脉，亦已可定也。试观真武证之剧，彼文安有提出沉紧之脉哉？如只泥脉而论，则结胸热实，何尝非脉沉紧，亦可用术附乎？柯氏辨紧与弦之脉，非不清楚，但认证之秘钥，在彼不此也。

喻嘉言云：寒邪搏饮，塞涌于胸，所以起则头眩。脉沉紧，系饮中留结外邪。若但发汗以解外，外虽解而津液尽竭，反足伤动经脉，身为振摇矣。必一方中涤饮与散邪并施，乃克有济。故以桂枝加入制饮药内，俾饮中之邪尽散，津液得以四布，以养经脉。千百年孰解其批郤导窍之微旨乎！

愚按：此注既指为水饮上逆，何以又说外邪？不过因其发汗耳。沉紧为里证之脉，安得指为留结外邪乎？发汗既云外解，何以又必于一方中兼及散邪？试问振摇是外邪乎？抑内虚乎？不过见方中用术苓则曰有饮，用桂枝则曰有邪云尔。虽五苓散有布津主义，然彼方为消渴而设，此方为散饮补虚而设。仲景微旨，如是如是，喻氏每多夸大之言。

◎茯苓桂枝白术甘草汤

茯苓四两，桂枝三两，白术二两，甘草二两（炙）。

以水六升，煮取三升，去滓，分温三服。

方解当以唐容川论注为的。陈修园亦本之张令韶耳，不确。

发汗，病不解，反恶寒者，虚故也，芍药甘草附子汤主之。

陈修园云：虚人不可发汗，汗之则为虚。虚发汗后，病仍不解，而反恶寒者，其人本虚故也。虚则宜补，补正即以却邪，以芍药甘草附子汤主之。

陈元犀云：各家以发汗虚其表阳之气，似是而非。于“病不解”三字说不去，且“虚故也”三字亦无来历。盖太阳之邪，法从汗解，汗而不解，余邪未净，或复烦发热，或如疟状，亦有大汗亡阳明之津，用白虎加参法，亡少阴之阳，用真武四逆法，《论》有明训也。今但云“不解”，可知病未退，亦未加也。恶寒而曰“反”者，前此无恶寒症，因发汗而反增此一症也。恶寒若系阳虚，四逆辈犹恐不及，竟以三两之芍药为主，并无姜、桂以佐之，岂不虑恋阴以扑残阳乎？师恐人因其病不解而再行发汗，又恐因其恶寒而迳用姜、桂，故特切示曰“虚故也”。言其所以不解、所以恶寒，皆阴阳素虚之故。补虚即以却邪，不必他顾也。方中芍药、甘草苦甘以补阴，附子、甘草辛甘以补阳，附子性猛，得甘草而缓，芍药性缓，得附子而和，且芍草多而附子少，皆调剂之妙，此阴阳双补之良方也。《论》中言虚者，间于节中偶露一二语，单言虚而出补虚之方者，只此一节，学者当于此一隅反三。

按：此注精警异常。

柯韵伯云：汗后反恶寒，里虚也。表虽不解，急当救里，于桂枝汤去桂、姜、枣，加附子以温经散寒、芍草以和中。

此注尚隔靴搔痒。

喻嘉言云：汗出营卫新虚，故用法以收阴固阳，而和其营卫。

此注于“反恶寒”处未了。

唐容川正《浅注》云：虚则宜补，究是何处虚？应补何处？《浅注》只此一“虚”字了之，岂能切当哉？须知“虚故也”，是指太阳膀胱之阳虚。盖因发汗大泄其阳，卫阳不能托邪出外，故病不解。阳虚，故反恶寒，用附子以补膀胱之阳，其芍药、甘草，只调营气以戢其汗而已。解“虚”字必指膀胱而言，乃于汗后恶寒，反用附子，非笼统言也。

愚按：唐注谓此“虚”字为太阳膀胱之阳，因汗泄其气，不能托邪出外，故病不解，是只泥汗出膀胱，不知本论有汗伤中气、汗伤肾气等。即真武证之重，亦有不解仍发热，此证亦只伤膀胱之阳乎？如伤膀胱之阳，则用附子是矣，乃反重用芍药乎？独不虑阳不敌阴乎？至云“调营气以戢其汗”，更支离。本文言发汗，非言汗出不止也，何戢为？当以陈注为的，唐君能味元犀注，必无此论。

◎芍药甘草附子汤

芍药三两，甘草三两（炙），附子一枚（炮，去皮）。

以水五升，煮取一升五合，去滓，分温服。

方解陈灵石论说精极。

发汗，若下之，病仍不解，烦躁者，茯苓四逆汤主之。

陈修园云：汗、下病仍不解，忽增出烦躁者，以太阳底面即是少阴，汗伤心液，下伤肾液，少阴之阴阳水火离隔所致，烦者阳不得遇阴，躁者阴不得遇阳也。急以茯苓四逆汤，交其心肾主之。

柯韵伯云：未经汗、下而烦躁为阳盛；汗下后而烦躁，是阳虚。汗多既亡阳，下多又亡阴，故热仍不解。姜、附以回阳，参、苓以滋阴，则烦躁止而外热自除，此又阴阳双补法。

按：此注犹未的，未悉少阴水火离隔之理。至烦躁止而热自除，颇合本旨，凡汗下不如法，病不解而虚证出者，或急当救里乃攻其表，如伤寒医下之，下利清谷之类，或里和表自和，如其人仍发热，用真武汤，仍头项强痛发热无汗，用桂枝去桂加苓术汤，及此证之类，皆不必顾表，得里和则了。

喻嘉言云：汗下不解，转增烦躁，则真阳有欲亡之机，而风寒之邪，在所不计。当用此方温补兼行，以安和其欲越之阳，俾虚热自退，烦躁自止，乃为合法。

愚按：此注温补兼行，风寒之邪所不计，是里和表自和之秘钥。至云真阳欲脱，尚未悉水火离隔之秘旨。

汪氏云：假热之象，只宜温补，不当散邪。

按：此注浮浅。

《金鉴》云：阴盛格阳，故昼夜见此扰乱之象，又作存疑。

按：此注因有昼日烦躁、夜而安静一症，乃谓此为阴盛格阳。不知格阳者，四逆而反见假热之谓。其存疑者识未透耳。

◎茯苓四逆汤

茯苓四两，人参一两，附子一枚，生用，甘草二两（炙），干姜一两半。

以水五升，煮取三升，去滓，温服七合，日三服。

张令韶云：茯苓、人参助心主以止阳烦，四逆汤补肾脏以定阴燥。

精义已详论注中。

发汗后恶寒者，虚故也。不恶寒，但热者实也。当和胃气，与调胃承气汤。

陈修园云：发汗后不恶寒但热者，因发汗以致胃燥，而为实热之证，当和胃气，与调胃承气汤。甚矣！温补凉泻之不可泥也。

喻嘉言云：汗出表气未虚，反加恶热，则津干胃实，故用此方以泄实而和中。然曰“与”，大有酌量，其不当径行攻下，以重虚津液，从可识矣。

柯韵伯云：虚实俱指胃言。汗后正夺则胃虚，故用附子、芍草；邪气盛则胃实，故用大黄、芒硝；此自用甘草，是和胃之意。此是和剂而非下剂也。

按：“恶寒”非胃虚证，上节“反恶寒证”已言之透切。

陈修园云：此一节总结上文数节之意，言虚证固多，而实证亦复不少。又提出“胃气”二字，补出调胃承气一方，其旨微矣。

陈按：太阳病从微盛为转属，阳微则转属少阴为虚证，以太阳与少阴相表里也；阳盛则转属阳明为实证，以太阳与阳明递相传也。

太阳病，发汗后，大汗出，胃中干，烦渴，不得眠，欲得饮水者，少少与饮之，令胃气和则愈。若脉浮，小便不利，微热，消渴者，与五苓散主之。

陈修园云：存津液为治伤寒第一要义。太阳病，发汗过多，阳明水谷之津已竭，故胃中干，土躁于中，心不交肾则烦，肾不交心则躁，土躁则胃不和。《内经》云：胃不和则卧不安。欲得饮水者，人身津液为水之类，内水耗竭，欲得外水以自救，宜少少与之，令胃不干，斯气润而和则愈，切不可误与五苓散也。若脉浮、小便不利，乃脾不转输，而胃之津液不行，其微热者乃表邪未净尽也。消渴者，饮入而消也，皆脾不转输，有津而不能四布，与五苓散布散水气可以主之。此节当作两截看，自“太阳病”至“胃气和则愈”，言津液干竭；“若脉浮”至末，言津液不行。

愚按：此烦躁之轻者。细按之大有疑义，以但欲饮水，少与即愈之轻证，安得而烦躁哉？烦躁是重证，断无少少与水可了，改作“烦渴”更合，当是传抄之误也。

喻嘉言云：水入不解，脉转单浮，邪还于表，热邪得水，虽不全解，势必衰其大半。所以邪既还表，其热亦微，兼以小便不利，证成消渴，则腑热全具，故不从桂枝汤之单解，而从五苓之双解也。

愚按：上截是津竭，得水则愈；下截是有津而不能转输，非热渴也。热渴有白虎，喻氏尚未分清。

柯韵伯云：汗多则离，中水亏，无以济火，故烦；肾中水衰，不能制火故躁，精气不能游溢以上输于脾，脾不能为胃行其津液，胃不和，故不得眠；内水不足，须外水以相济，故欲饮水。但勿令恣饮，以免水停作喘等证，少与则愈矣。若汗后脉浮，微热，表未尽，虽不烦，而渴特甚，饮水即消，小便反不利者，卫外之阳，不足御邪，故寒水得以内侵，而心下有水气，胸中之阳，又不足以散水，故消渴而小便不利。必上焦得通，津液得下，五苓运水必先上焦如雾，然后下焦如渎，何有消渴癃闭之患哉？

按：此注不如陈注之直捷。

陈元犀云：苓者，令也。化气而通行津液，号令之主也。猪苓、茯苓、泽泻皆化气之品，有白术从脾以转输之，则气化水行矣。然表里之邪，不能因水利而两解，故必加桂枝以解之，作散以散之，多服暖水以助之，使水精四布，上滋心肺，外达皮毛，微汗一出，而表里之烦热两蠲矣。白饮和服，亦即桂枝汤啜粥之义也。

按：此注甚精当。

唐容川云：陈注脾不转输，津液不行，究属一间未达，不知人口中津，即膀胱所化之气也。气上于口，即化为津，如釜中煎水出气，熏于盖上，即为气水也。凡人所饮之水从三焦膜油之中，下入膀胱，有似釜中之水；凡人鼻间吸入天阳之气，从肺历心，由气管下抵丹田胞室之中，有似釜底添薪，似煎水也；是为心火下交，以火煮水，而膀胱中水，乃化气上行是为津，有似釜盖上之水；其既化不尽之水质，则泄为小便，小便利而津液布，其理如此。若空言脾不转输，则其理不实。此证之小便不利、消渴，是因大汗出，阳气外泄，则胞室气海之中，无火以蒸其水，是以水不化气也。方中桂枝为主，导心火下交于水以化气，白术升津，茯苓利水，此所以化气之理也。

愚按：本文明明云大汗出，胃中干，欲得水饮，是明明说口之津液，由胃而出，胃干故欲引外水以自救，即生津之意。五苓不是生津，故不能用。若脉浮、发热、小便不利、消渴是有津而不能运，非津竭，故用五苓转输以化气。唐注谓汗出阳气外泄，则胞中气海无火以蒸水，故用桂枝导心火下交云云，独不思气海无火非姜附不为功。观少阴证之火虚无以致水，必用姜、附，即釜底加薪之义；又谓吸天阳之气，从肺历心，以抵丹田，不知人之心中，自有君火，汗多亦能伤及心气，岂吸天阳而可补助者？若以唐氏化气生津之说，则胃中干，亦可用五苓以生津乎？彼认不清楚，尚讥陈注一间未达乎？

◎**五苓散**

猪苓十八铢，泽泻一两六铢，白术十八铢，茯苓十八铢，桂枝半两（嫩尖）。

五味捣末，以白饮和服方寸匕，日三服，多饮暖水，出汗愈。

方解详论注中。

发汗已，脉浮数，烦渴者，五苓散主之。

陈修园云：胃干之烦渴，当以五苓散为禁剂矣。若审系脾不转输之烦渴，虽无微热与小便不利症，而治以五苓则一也。发汗后，其邪已，则脉当缓；今不缓而浮数，以汗为中焦水谷之气所化，汗伤中气，则变其冲和之象也。其烦渴者，汗伤中气，脾不转输而水津不布散也，以五苓散主之。五苓散降而能升山泽通气，通即转输而布散之，不专在下行而渗泄也。

柯韵伯云：表未尽除，水气内结，故用五苓。若无表证，当用白虎加参。

按：五苓为转输之剂，若津无可输，则宜白虎加参。用白虎加参，是辨其有津无津，非辨其有表证、无表证也。上节微热为有表证，此无表证也。

喻嘉言云：津液为热所耗而内燥，此非细故，宜用二苓以滋内，桂枝以解外。

按：此无微热，则何所见而云热耗？倘是热燥，非白虎安能清热？若用五苓，是增热也。

《金鉴》云："脉浮数"之下，当有"小便不利"四字。若无此，当为阳明内热口燥之烦渴，白虎证也。以其有小便不利，则为太阳水热瘀结，五苓证也。况无小便不利而用五苓，则犯重竭津液之禁矣。脉浮数仍邪在表。

按：此必据小便不利为水结，抑知小便不利，亦有亡津液之证乎？要之，此等微茫证，当于诊时审其渴，而舌不焦，绝无津竭证，则此确固汗伤中气，脾不输津而竭者。否则烦渴用白虎，《金鉴》亦非无见。

伤寒，汗出，心下悸，而渴者，五苓散主之。不渴者，茯苓甘草汤主之。

陈修园云：汗有血液之汗，有水津之汗。如汗出而渴，水津之汗也。汗出则脾虚，津液不上输而致渴，五苓散主之。若汗出而不渴，血液之汗也。心主血脉，以茯苓甘草汤主之。方中茯苓、桂枝以保心气，甘草、生姜调和经脉。

按：此是随文衍义，本之张隐庵。

唐容川云：汗出而渴者，是伤寒皮毛开而汗自出，膀胱之卫阳外越，因之水不化气而津不布，故用五苓散，化气布津，津升则渴止。其汗出不渴者，亦是伤寒皮毛开而汗自出，不渴则内水尚能化气布津，只汗自出是膀胱阳气，随汗发泄，而邪反不得去，故用茯苓以渗为敛，使不外泄，用桂姜专散其寒，寒去汗止，与桂枝证之自汗出，仍发之使出，使汗得透快而无滞留也。此证之汗自出，是太透快，恐其遂漏不止，故不用芍药之行血，而用茯苓之行水，使水气内返，则不外泄矣。

愚按：唐氏旁参西医，多主其说，自诩透识汗之原委，而此注偏有未合。其解汗出而渴，为卫阳外越，因之水不化气而虚矣；其解汗出不渴，阳气随汗发泄，尚能化气布津；又云此汗之自出太透快，恐其遂漏不止，而不知本文并未说到大汗，而竟恐其遂漏乎？本文并无“病不解”字样，何以又说邪不得去？只见方中有桂枝、生姜，故云然耳。亦是随文衍义。

柯韵伯云：“汗出下”当有“心下悸”三字，不然汗出而渴，是白虎汤证；汗后不渴，而无他证，是病已瘥，可勿药矣。二方皆因心下悸有水气而设。

愚按：柯公增多“心下悸”一证，甚有见解。以水停心下故悸，不输于上故渴，五苓散布散其水，则不悸不渴矣。若不渴而仅心下悸，故用茯苓甘草汤，亦即桂枝甘草之意。但彼有叉手自冒，彼证重于此证，故此证用茯苓甘草汤，其力已足。是此节加入“心下悸”一证，则辟一境，确有此证，可见仲圣立法，无微不到。不然，则原本直衍文耳。柯公聪明，能悟出其脱落“心下悸”三字也。然非者，不渴是无病，若商善后，当以所现之证为据，茯苓甘草汤实无着落。

◎茯苓甘草汤

茯苓三两，桂枝二两（嫩尖），甘草一两（炙），生姜三两。

以水四升，煮取三升，去滓，分温三服。

愚按：此条当依《来苏集》其方乃的，否则直衍文耳。

中风，发热，六七日不解而烦，有表里证，渴欲饮水，水入则吐者，名曰水逆。五苓散主之。

陈修园云：五苓散不特可以布散水津，亦可治表里证之水逆，如中风发热至六日，六经已尽，七日又来复于太阳，发热不解，而又内烦。发热为表证，烦为里证，加以渴欲饮水，因风为阳邪，阳热甚则渴，不关于发汗亡津液所致。《内经》云：饮入于胃，游溢精气，上输于脾，脾气散精，上输于肺。今脾不能散精归肺，以致水入则吐者，其名水逆，谓水逆于中土而不散也。五苓散主之，助脾以转输。

愚按：陈注脾虚不能散精归肺，故水入则吐。五苓以散水，输津于上则渴止，输津于下水顺流而不逆。方中用桂枝，多饮暖水，汗出则表里双解，自是的论。至云阳热甚则渴，此有未当，盖此证为脾不转输，非热甚也。热甚自宜白虎矣，桂枝、白术非所宜也。

唐容川云：是水不化气，则津不升，总以化气行水为主。解为阳热，岂合方义哉？

按：此说甚的。

柯韵伯云：心下有水气，因离中之真水不足，则膻中之火用不宣，邪水凝结于内，水饮拒绝于外，既不能外输于玄府，又不能上输于口舌，亦不能下输于膀胱，此水逆所由名也。五苓散因水不舒而设，是小发汗，不是生津液；是逐水气，不是利水道。

喻嘉言云：汗多伤液，转增烦渴，饮水则吐者，乃热邪挟积饮上逆，所以外水格而不入也。

《金鉴》亦主是说。

愚按：本文并无“发汗”字样，汗多伤液非是。伤液而至烦渴，非白虎不为功。至云邪热挟水饮，无热安能挟？倘热邪，岂桂枝白术能清热者？

发汗后，饮水多必喘，以水灌之亦喘。

陈修园云：发汗后，肺气已虚，若饮水多，则饮冷伤肺，必作喘；以水灌之，则形寒伤肺亦作喘。此岂五苓所能治哉？

柯韵伯云：因形寒饮冷，方乃主五苓。

按：水饮已成，五苓只能运水，安能治水哉？

喻本合于“汗下不可更行桂枝汤”节下，谓内无大热，故形寒饮冷，伤肺作喘，亦主麻杏甘石汤。

按：此方岂寒饮所宜者？小青龙可加减用。

唐容川讥《浅注》不解水停气不化之理，故添一“冷”字，而以“饮冷伤肺”为解，不免略差一黍云云。

按：水本冷质，人身热力充足，即冷水饮入，亦消化不停；倘热力不足，即百沸热水，亦停而冷。水气上逆则喘，《经》言饮冷伤肺，非必饮冷水之谓，谓水本冷质也。不然者，常有强壮之人，好饮冷水，卒无小恙者，热力充也。容川解以水灌之，为其人不欲饮而强灌之，如米饮浆水，迭进以冀其愈，不是以水泼其身，而不知汉有水攻之法。形寒伤肺，亦其人热力不足也。水停气不化之理，已包在内。

发汗后，水药不得入口为逆，若更发汗，必吐下不止。

陈修园云：汗本于阳明水谷之气而成，今以大汗伤之，则胃气大虚，不能司纳，故水药不得入口，此是治之之逆也。若不知其胃虚，而更发其汗，则胃虚阳败，中气不守，上下俱脱，必吐下不止矣。更与五苓何涉哉？

喻嘉言云："为逆"者是言水逆，未尝说到其变愈大，为凶逆也。且本文不云"更与桂枝汤"，而只云"更发汗者"，见水药俱不得入，则中满已极，更发汗以动其满，凡表药皆可令吐、下不止。

按："为逆"之"逆"，非言水逆也。水逆可与五苓散，此"逆"为误治胃虚，"一逆再逆"之"逆"。若更发汗，虚者愈虚，吐下不止，此为剧烈，理中、吴萸，不能稍缓，喻公尚作此宽泛语。

柯韵伯云：阳重之人，大发其汗，有升无降，故水药拒膈间不得入也。若认为中风之干呕逆，而更汗之，则吐不止，胃气大伤矣。此热在胃口，须用栀子汤、瓜蒂散，因其势而吐之，亦通因通用之意，不可认为水逆而用五苓散。将"必吐下不止"改为"必吐不止"，删去"下"字，改"重"为"轻"。

愚按：此证水药不得入口，是胃极虚不纳，不是有升无降之实证，若用瓜蒂再吐，是速之死也。瓜蒂散是攻剂，胃虚安能任此？更发汗，且变吐下不止，况再吐乎？

程郊倩云：此由未汗之先，其人已是中虚而寒，故一误不堪再误也。

《金鉴》云：更发汗则胃逆益甚，不能司纳，不特药入方吐，且无时不吐也。亦删去"吐下"之"下"字。

按：无时不吐，删去“下”字，未见此证之险。

陈修园云：此三节以反掉为结尾，故不出方。然读仲景书，须于无字处求字，无方处求方，方可谓之能读。

发汗、吐、下后，虚烦，不得眠，若剧者必反覆颠倒，心中懊侬，栀子豉汤主之。若少气者，栀子甘草豉汤主之。若呕者，栀子生姜豉汤主之。

陈修园云：少阴君火居上，少阴肾水居下，而中土为之交通。若发汗吐下后，上中下三焦俱为之伤，是以上焦君火，不能下交于肾，下焦肾水，不能上交君火，火独居上，阳不遇阴，故心虚而烦；胃络不和故不得眠，若剧者不得眠之极，必反覆颠倒；烦之极则心中不爽快而懊侬。以栀子入心以下交于肾，豆豉入肾以上交于心，水火交而诸证自愈。若少气者，为中气虚，而不能交于上下，宜栀子甘草豉汤主之，即《内经》所谓“交阴阳者，必和其中也”。若呕者，为热气搏结不散而上逆，宜栀子生姜豉汤主之，取生姜之散以止呕也。

柯韵伯云：阳明之表，当吐而不当汗，非若太阳之表，当汗而不当吐也。

按：以栀豉为吐剂，谓吐亦能解表，实未悉太阳虚烦宜交心肾之理。柯氏谓虚烦是对胃家实热言，是空虚之虚，非虚弱之虚。

喻嘉言云：只虚热内壅，即名虚烦，此与不得眠等证，俱热邪逼处，无法可除，故用栀豉以涌其余热，乃因汗吐下后，胸中阳气不足，最虚之处，便是客邪之处，正宜因其高而越之耳。

愚按：胸中阳气果不足，又恐邪乘虚入，此亟宜助其阳气。如脉促、胸满，桂枝去芍汤；若微恶寒，桂枝去芍加附子汤，岂有涌吐以虚虚者？即高者越之之瓜蒂散之精意，为寒邪在胸，实证而非阳虚也。要之，此证非胸中阳气不足，亦非因其高而越之，乃上火下水，心肾宜交之理。柯氏虽认栀豉作吐剂，然尚知入心、入肾之品，喻氏只谓解表涌泄，误也。

方中行、程郊倩诸家，俱认栀豉为吐剂。

《金鉴》云：《本草》不言栀子为吐品，此则以其味苦，故用以涌其热也。

按：泥苦可作涌，则吴萸味苦，亦可吐热乎？

二张以下后虚烦，无复吐之理，此因瓜蒂散用香豉而误传之也。各家认为吐剂者以此，当将方后“得吐者，止后服”数字删去，免误后学。要之，吐与不吐皆药力胜病之效也。其不吐者所过者化，即雨露之用也；一服即吐者战则必胜，即雷霆之力用也。方非吐剂，而病间有因吐而愈者，所以为方之神妙。

◎栀子豉汤

栀子十四枚（生用，擘），香豉四合。

以水四升，先煎栀子得二升半，纳豉，煮取一升半，去滓，分为二服，温进一服。

旧本有“得吐者，止后服”等字。

◎栀子甘草豉汤

栀子十四枚（生），甘草二两（炙），香豉四合。

以水四升，先煮栀子、甘草，取二升半，纳豉，煮取一升半，去律，分温二服。

◎栀子生姜豉汤

栀子十四枚（生），生姜五两，香豉四合。

以水四升，先煎栀子、生姜，取二升半，纳豉，煮取升半，去滓，分温二服。

古愚云：中气虚不能交通上下，故加甘草以补中；呕者汗吐下后，胃阳已伤，中气不和而上逆，故加生姜暖胃解秽而止逆也。

发汗，若下之，而烦热，胸中窒者，栀子豉汤主之。

陈修园云：汗、下后，其热宜从汗下解矣。乃不解而烦热，且留于胸中而窒塞不通者，栀子豉汤主之。盖胸中为太阳之里，阳明之表，其窒塞为烦热所致，必令烦热止而窒塞自通矣。

唐容川驳陈氏调和中气之说，谓上焦为心肺所居，非中焦事。

按：栀豉则自上而下，何有于中？

方氏云：窒塞者，邪热壅滞而窒塞，未至于痛，较痛为轻也。

诸家俱就吐说。

伤寒，五六日，大下之后，身热不去，心中结痛者，未欲解也，栀子豉汤主之。

陈修园云：五六日六经已周，大下后热不去，而增多心中结痛者，是太阳之里、阳明之表搏结未欲解，栀子豉汤主之。

柯韵伯云：此证轻于结胸，而甚于懊憹。结胸是水结胸胁，用陷胸汤，水郁则折之义；此乃热结心中用栀豉汤，火郁则发之义。

《金鉴》云：身热不去，邪仍在表也；心中结痛，过下里寒也。此表热里寒之证，既两相碍，惟以栀子干姜两得之矣。

改为栀子干姜汤。

按：以过下里寒解心结痛，改用干姜，特难解于里寒之用栀子也。如因表热，栀子非治表之品，况旧微溏尚不可用栀子，岂下后里寒而可用乎？

喻嘉言云：此表证昭著故用栀豉解散余邪，主表不主里也。

按：栀豉岂解表之剂？

伤寒，下后，心烦，腹满，卧起不安者，栀子厚朴汤主之。

陈修园云：下后多属虚寒，然亦有热邪留于心腹胃，而为实证者。热乘于心，则心中热而烦热；陷于腹，则腹不通而满；热留于胃则胃不和而卧起不安者，以栀子厚朴汤主之。取枳实之平胃，厚朴之运脾，合栀子之止烦，以统治之也。

诸家俱同。

喻氏云：此是邪凑胸表腹里之间，无可奈何之象，故取栀子以快涌其邪，而合枳实、厚朴以泄腹，亦表里双解法。

按：此证不必说到无可奈何，“表里”字亦强。

◎**栀子厚朴汤**

栀子十四枚，厚朴四两，枳实四枚（炒，水浸去穰）。

以水三升，煮取一升半，去滓，分温二服。

方解论注已了。

伤寒，医以丸药大下之，身热不去，微烦者，栀子干姜汤主之。

陈修园云：伤寒中有栀子证，医者不知，反以丸药大下之，则丸药留中，而陷于脾，故身热不去。此太阴湿土本脏之热，发于形身也。其微烦者，以脾为至阴，内居土，上焦之阳，不得归于中土也。此热在上，而寒在中，以栀子干姜汤主之。

按：此解太强。

《金鉴》改此方为栀豉汤，谓身热不去，表邪未罢也。微烦者，热陷于胸也。但既轻且微，惟宜栀豉吐中有散之意，此证当是栀豉汤，心中结痛当是栀子干姜汤，安有烦熟用干姜，结痛用香豉之理？

柯韵伯云：攻热不远寒，寒气留中，丸药大下之咎也。栀子解烦，干姜逐寒，而散寒，寒因热用，热因寒用，二味成汤，三法备矣。

按：此说甚是。但所谓寒气留中，而未有见证，既非下利不止，又无寒邪等发现，干姜逐寒，不过因丸药大下耳！前节大下之后，而至心中结痛，此痛或是寒下余气，《金鉴》拟改用此方亦非无见。总之，下后有虚有实，全靠眼光体认，万不可轻忽，陈注亦有弊。

唐容川云：《浅注》以为太阴脾土之热，发于形身，只因强就干姜之性而误注也。不知干姜是治大下之后，利尚未止，故急以姜温脾；与烦热原两歧，故用药有寒热之异；解者幸勿扯杂，观下文“病人旧微溏者，不可与栀子汤”，则此方用干姜，正是大下微溏泻，故用干姜救之；而仍不废栀子者，以原有身热微烦之症，其泻特暂时病，故用干姜足矣。不似下节之“旧微溏”也。而热烦仍其原有之证，故仍用栀子，寒热并用，较量极精。

愚按：唐注似面面俱到，而不然也。陈注太阴脾土之热，因丸药大下而留于形身，此不是也。明言身热不去者，非前无热，因下而增热也。唐注谓干姜是治大下之后，利尚不止，故急以干姜温脾，是说亦因干姜而设耳。本文并未说到“利遂不止”字样，是利已止矣。倘未止何能任栀子之寒哉？且下文有病人旧微溏者，不可服栀子，微溏而曰旧，尚不可服，岂现在利不止而可服乎？虽有干姜，何补于栀子乎？试观少阴之下利而烦，是否犹用栀子乎？况烦而微者乎？《论》中下后利止，且有从热化者，栀子治烦，实有其法，但与干姜并用，以为下后脾虚而设，乃未见脾虚之证，此等骑墙之见，《金鉴》别执一说，非为无理，唐容川仍未细究，柯韵伯亦就干姜一味以完其说耳！甚矣！此书不易读，非平心校勘，且富于经验者，几无所适从。

陈古愚云：栀子性寒，干姜性热，二者相反，何以同用之，而不知心病而烦，非栀子不能清之，脾病生寒，非干姜不能温之，有是病则有是药，有何不可？且豆豉合栀子，坎离交姤之义也；干姜合栀子，水火相生之义也。

按：此论甚有理，但“脾病生寒”句，尚未有见证，非若附子泻心之确有据也。

◎栀子干姜汤

栀子十四枚，干姜二两。

以水三升半，煮取一升半，去滓，分二服，温进一服。

一连数条看，各说自明白。

凡用栀子汤，病人旧微溏者，不可与服之。

陈修园云：脾气素虚之人，病则不能化热，必现出虚寒之象，即有当用栀子汤，而其人旧微溏者，亦断不可与服之。栀子虽能止烦清热，然苦寒之性却与虚寒之体不宜也。

陈元犀云：栀子下禀寒水之精，上结君火之实，既能起水阴之气而滋于上，复能导火热之气而行于下，故以上诸证，仲师用之为君，然惟生用之真性尚存，今人相沿炒黑，则反为死灰无用之物矣。

喻本将栀豉汤三节文并此合为一节。

柯本移在“阳明篇”中，作掉转之笔，谓胃气不实，即栀子汤亦禁用，用承气者，可不慎欤？

按：本文就本汤掉尾作结，不拘何经，不拘何证，下“凡用”二字，活泼泼地。

《金鉴》云：病势向下，涌之必生他变。

喻嘉言云：粪微溏则大腑易动，服此汤不能上涌，反为下泄矣。又引《内经》先泄而后生他病者，治其本，必先调之，后乃治其他病，以证此。

按：此说则是本节为便泄者戒，非为用栀子汤者叮咛，作者全神俱失矣。

卷二 辨太阳病脉证篇

汉·张仲景原文 顺德黎天祐庇留编注

太阳发汗，汗出不解，其人仍发热，心下悸，头眩，身瞤动，振振欲擗地者，真武汤主之。若重发汗，复加烧针者，四逆汤主之。

陈修园云：太阳发汗，其热当解，今不解者，正气虚也。不解则徒虚正气，而热仍在，汗伤心液，故心下悸。夫津液和合成膏，上补益于脑髓，今津液不足，则脑亦为之不满而头眩矣。身者脾之所主，今脾气因过汗而虚，不能外行于肌肉，则身无所主而瞤动，动极不能撑持而欲擗地者，以真武汤主之。

唐容川云：卫阳已泄而汗出，寒仍不解，留于肌肉而发热；内动膀胱之水，上凌心为心下悸；水气挟肝脉上冒，为头眩；寒水之气，又复触发其筋脉，则身瞤动振振欲擗地。总由阳气外泄，寒水暴发也。《浅注》伤心液则悸，脑不满则眩，脾气不行于经脉则振动，不免求深反浅。此证与桂苓甘术证相似，彼轻而此重也。

按：陈注非不深，唐氏只泥一说言。

愚按：此是元阳不足，汗出不解，而虚象现矣。心阳不宣，下焦水气得以凌心而悸。水气上冲，头为诸阳之首，阳虚不能御水，故眩。阳气者精则养神，柔则养筋，筋脉失养，则振动欲擗地。总不外元阳素虚，故一汗遂至此。余临证数十年，愈此不少，即其人仍发热，不必因表未解而不敢用真武也。且里和表自和，往往服三五剂，元阳渐复而热因之而退。若泥其发热而重发汗，或加温针以冀表解，则虚者愈虚，虚极则脱，不必四肢厥逆，宜以四逆汤主之。“脚挛急”一节，末有“若重发汗”一笔，与上文不相联属，当是衍文，移之此处最宜。陈修园注此节别是一种经义，《海论》曰：髓海不足者，有眩冒等症。《经脉篇》云：督脉实则脊强，虚则头重，高摇之如大虚。知此则知补脑之善法，论理非不精妙，脑为髓海，发源督脉，肾为之根，此方补肾神品也。知此则更有奇方以补脑矣！容川好讲西医，而圣圣相传之神技，反多未悟到，惜哉！

喻嘉言云：“振振欲擗地”句，是形容亡阳之象，如绘，汗多卫气解散，其人似乎全无外廓，故振振然四顾彷徨，无可置身，思欲擗地而自处其内也。观婴儿出汗过多，神虚畏怯，常合面偎入母怀者可验矣。

◎真武汤

茯苓三两，生姜三两，芍药三两，白术二两，附子一枚（炮）。

以水八升，煮取三升，去滓，温服七合，日三服。

真武汤加减法：

咳加五味子半升，干姜细辛各一两，去生姜，小便利去茯苓，若下利去芍药，加干姜二两，呕去附子，加生姜足前半斤。

罗东逸云：小青龙汤，治表不解有水气，中外皆寒实之病也。真武汤治表已解有火气，中外皆虚寒之病，真武者北方司水之神也，以之名汤者，藉以镇水之义也。夫人一身，制水者脾也，主水者肾也。肾为胃关，聚水而从其类，倘肾中无阳，则脾之枢机虽运，而肾之关门不开，水即欲行，以无主制，故泛溢妄行而有是证也。用附子之辛热，壮肾之元阳，则水有所主矣；白术之温燥，建立中土，则水有所制矣；生姜之辛散，佐附子以补阳，于补火中寓散水之意；茯苓之淡渗，佐白术以健土，于制水中寓利水之道焉，而尤重在芍药之苦降，其旨甚微。盖人身阳根于阴，若徒以辛热补阳，不少佐以苦降之品，恐真阳飞越矣。芍药为春花之殿，交夏而枯，用之以亟收散漫之阳气而归根，下利去芍药者，以其苦降涌泄也。加干姜者，以其温中胜寒也。水寒伤肺则咳，加细辛干姜者，胜水寒也；加五味子者，收肺气也。小便不利者去茯苓，恐其过利伤肾也。呕者去附子倍生姜，以其病非下焦，水停于胃，所以不须温肾以行水，只当温胃以散水，且生姜功能止呕也。

◎**四逆汤**

甘草二两（炙），干姜一两半，附子一枚（炮）。

以水三升，煮取一升二合，去滓，分温再服，强人可大附子一枚，干姜三两。

古愚云：四逆汤为少阴正药，此证用以招纳欲散之阳；太阳用之以温经，与桂枝汤同用以救里；太阴用之，以治寒湿；少阴用之，以救元阳；厥阴用之，以回薄厥。

灵石云：生附、干姜，彻上彻下，开辟群阴，迎阳归舍，交接十二经，为斩旗夺关之良将，而以甘草主之者，从容筹划，自有将将之能也。

咽喉干燥者，不可发汗。

陈修园云：汗之不可轻发，必于未发之先，审察分别而预断不可。咽喉为三阴经脉循行之处，足太阴脾之脉挟咽，足少阴肾之脉循喉咙，足厥阴肝脉循喉咙之后，三阴精血虚少，不能上滋而干燥者，不可发汗，或误发之，命将难保，不必再论其变证也。

程郊倩云：遇可汗证，必当顾上焦津液。

喻嘉言云：其人津液素亏，不可发汗以重夺其津液。

方中行云：津液素亏，本于肾水不足，发汗则津愈亡。

《金鉴》云：津液不足，更发其汗则益结。

愚按：少阴证，口燥咽干者当急下。此则不可发汗，动关要害陈注洞悉其源，诸家犹浅也。

淋家不可发汗，发汗必便血。

陈修园云：有淋证，名曰淋家，其津液久虚，不可发汗以走其津液。若发之，则津竭于外，而血动于内，干及胞中，必患便血。《内经》云：膀胱者津液藏焉，又曰：膀胱者，胞之室。是胞为血海，居于膀胱之外而包膀胱，虽藏血与津液有别，而气自相通，参看太阳热结膀胱血自下证，则恍然悟矣。淋家病为膀胱气化不行于皮毛，津液从下走而为淋，膀胱已枯，若再发其汗，必动胞中之血，非谓便血自膀胱出也。

程扶生云：膀胱里热则淋，更发汗则膀胱愈燥而小便血矣。

《金鉴》云：淋家湿热蓄于膀胱，水道涩痛，若发其汗，湿随汗去，热必浊流，水府告竭，迫其本经之血从小便出矣。

喻嘉言云：淋者热闭而气不行，更发其汗，则膀胱愈扰而便血矣。

各家俱不及陈注之明白的当。

疮家虽身疼痛，不可发汗，发汗则痉。

陈修园云：疮家久失脓血，则充肤热肉之血虚矣。身虽疼痛，患太阳之表病，亦不可以麻黄汤峻发其汗。若发汗，必更内伤其筋脉，血不荣筋，则强急而为痉矣。

喻氏、《金鉴》同。

柯韵伯云：与外感不同，其疼痛指疮家血气壅遏言。

愚按：此证就表证言，见虽当汗之证，因其为疮家亦不可汗也。柯注谓身疼痛为血气壅遏，而不就表言，非也。观本文下一“虽”字，知可太阳应汗之证也。

衄家不可发汗，汗出，必额上陷，脉紧急，直视，不能眴，不得眠。

陈修园云：凡素患衄血之人，名曰衄家。是其三阳之血俱虚，故不可发汗。汗出则重亡其阴，必额上陷、脉紧急、直视、不能眴、不得眠矣。盖太阳之脉起目内眦，上额交巅；阳明之脉起于鼻，交额中，旁纳太阳之脉；少阳之脉起于目锐眥，三经互相贯通，俱在额上鼻目之间，三阳之血不荣于脉，故额上陷脉紧急也；三阳之血不贯于目，故目直视、不能眴也；阴血虚少，则卫气不行于阴，故不得眠也。

此三阳之危证也，本张隐庵。

柯韵伯单就太阳说，仍未尽其义。

喻云：清阳之气素伤，故更汗则额陷等证作矣。

按：此说不是一线，只各句自为解耳。

《金鉴》云：衄家谓亡血而言。阴气暴亡，汗出液竭，故有各证。皆由热灼其脉，引缩使然，无非阳盛阴微之危候。

按：热灼其脉不是。

唐容川云：发汗则重亡其阴，非也。汗出气分属阳，汗出必额陷，以衄家阴血已亡，惟赖有阳气，尚能保其额之不陷，若再汗以亡其阳，则额间阴血、阳气，两者均竭，是以虚陷，论详《金匮》。读者于阴阳气血，当认真。

按：唐氏解汗必就气分言，何以新加汤之补血，独非发汗后血虚者乎？

亡血家，不可发汗，发汗则寒慄而振。

陈修园云：血并冲、任而出，为吐血、下血，多则为脱，凡一切脱血之人，名曰亡血家。血属阴，亡血即亡阴，故不可发汗。若发汗是阴亡而阳无所附，阳从外脱，其人则寒慄而振。

唐容川云：亡血家即是阴筋失养，复发汗以亡其阳，则寒气发动，筋脉不能自持，故寒慄而振。衄家是督脉、额上之血已亡，若发汗再亡其阳，则只是督脉所司之额上陷；亡血家是周身之血，或吐或下，从内泄外，则周身筋脉失养，故汗之再亡其阳，则不单在额上陷，而周身亦皆寒振。《浅注》既知此节发汗是阳从外脱，而注上筋乃云亡阴，实属自相矛盾。

愚按：唐注辨督脉之血、与周身之血，似较《浅注》略为清楚，而不知《浅注》已包括言之矣。至驳《浅注》汗出伤阴之义，只谓亡血节为是，独不思亡血节，《浅注》亦就亡阴言，阴亡则阳无所附，非谓汗出亡阳也。夫汗出可亡阴，亦可亡阳，大汗出，四肢厥逆，治以四逆汤，此亡阳也；汗漏不止，四肢微急，治以桂枝加附子汤，亦伤阳气也；大汗出，大烦渴，治以白虎加参，此伤阴也。唐氏言汗，只汗出于膀胱之阳，而于全部书之汗后变证，未能悉心研究，且好旁参西医，不肯向仲祖书细释，而先致力于宋元诸家，安见能升堂入室也？于其论疫证及血证可见矣。

魏念庭云：与其汗亡阳，方救阳，何若汗未出，先救阴以维阳，不令汗出亡阳之为愈也。

按：此亦唐氏之见也。

《金鉴》云：失血之初，固属阳热；亡血之后，热随血去，热固消矣；气随血亡，阳亦危矣；再汗则阳气衰微，力不能支，故寒振。盖发阴虚之汗，汗出则亡阴，即发衄家之汗也；发阳虚之汗，汗出亡阳，即此是也。

按：此仍分亡阴、亡阳，虽不同唐氏之单就亡阳立论，究不知修园说为的。

汗家重发汗，必恍惚心乱，小便已，阴疼。与禹余

粮丸。

陈修园云：平素患汗病之人，名曰汗家。心主血，汗为心液，汗家心血先虚，若重发其汗，则心主之神气无依，必恍惚心乱，且心主之神气虚，不能下交于肾，而肾气亦孤，故小便已时，前阴溺管之中亦因之而疼。宜与禹余粮丸。

柯氏、喻氏同。

唐容川驳《浅注》不合，谓前阴溺管乃膀胱下窍，膀胱有津以润此窍，则小便利而溺管不疼。《内经》云“气化则能出”，此“出”字是言气化，为津液，下出以润溺管，上出以充皮毛。汗家之津液，既从皮毛发泄，又重发其汗，则津液尽从皮毛外出，而下行之津液反竭，是以溺枯涩而小便疼也。心乱是阳气飞越，与火迫劫亡阳必惊同义，汗太多则心阳外泄也。

愚按：陈注心虚不能交肾，而肾气亦孤，解小便已阴疼甚精，小便时疼者为实证，既已而疼为肾气虚。余每治以天雄散，神效，此仲圣不传之秘也。《金鉴》谓禹余粮为涩痢之药，与此证不合，“与禹余粮丸”五字，当是衍文，甚有见地。唐容川谓阴疼是津枯不能下润阴管，若诚然则淋家之津更竭，何以发汗后小便已而不疼乎？且其解心乱为心阳外泄，精矣。此又云津液枯竭，何以衄家亡血家之发汗，不就亡津解，而疮家淋家之发汗，又何不驳其亡津乎？凡注书当以经勘经，乃的。

程郊倩云：重汗心失所养，神恍惚而多怔忡之象。小肠与心相表里，心液虚而小肠之水亦竭故阴疼。

亦不切。

张钱塘云：下动膀胱之所藏，则小便已而阴疼矣。禹余粮生于山泽中，秉水土之专精，得土气则谷精自生，得水气则阴疼自止，此方失传或有配合。

《金鉴》云："与禹余粮丸"五字作衍文，谓禹余粮为涩痢之药，与此证不合。云重汗血液大伤，心失所恃，故神情恍惚，心志不宁也；液竭于下，宗筋失养，故小便已阴茎痛也。

两注皆非。

病人有寒，复发汗，胃中冷，必吐有蛔。

陈修园云：汗乃中焦之汁，素有寒病之人复发汗，更虚其中焦之阳气，其胃中必冷，且无阳热之气，则阴类之虫频生，故必吐蛔。他如胃热之吐蛔，又不在此例矣。

愚按：胃冷之蛔，宜理中汤送下乌梅丸，若胃热则不在此例。忆壬午年在乡医谭姓一少女，前医见其消渴吐蛔腹痛，投以乌梅丸方，其渴更甚，次日延余医。视其面部焦燥，舌焦黑，谵语，此蛔乃胃热，非畏寒也。急与白虎而愈，可知胃热亦有吐蛔者。

柯韵伯云：有寒是未病时原有寒也，内寒则不能化物，饮食停滞而成蛔。内寒之人，复侵外邪，当温中以逐寒。若复发其汗，汗生于谷，谷气外散，胃脘阳虚，无谷气以养其蛔，故蛔动而上从口出也。蛔多不止者死，吐蛔不能食者亦死。

喻嘉言云：寒亦痰也。有痰无感，误汗重亡津液，即有损阳气，故胃冷吐蛔也。

按：本文“寒”字指寒气言，安得误认为痰？无烦渴安得认为亡津？本文明明说有寒，又明明说胃冷，何苦自寻荆棘，汇为痰证哉？

张令韶云：本论逐节之后必结胃气一条，以见不特吐、下伤其胃气，即汗亦伤胃气也。治伤寒者，慎勿伤其胃焉，斯可矣。

伤寒，医下之，续得下利清谷不止，身疼痛者，急当救里；后身疼痛，清便自调者，急当救表。救里宜四逆汤，救表宜桂枝汤。

陈修园云：太阳伤寒无可下，医误下之，正气内陷，续得下利清谷不止，虽明知身之疼痛为表邪，而此时不暇兼顾，急当救里。救里之后，清便自调，里证已愈，惟其身仍疼痛，是表证未解，此时乃可急救其表。救里宜四逆汤，以复其阳，救表宜桂枝汤，以解其肌，生阳复肌腠解，表里和矣。

柯氏、《金鉴》同。

愚按：此节最为握要。凡治病当知所急，伤寒虽有表邪，而陷里之下利清谷，最为重要，若不急起直追，浸假而四肢厥逆，大汗出则危矣！虽有表邪，在所缓也，且里既和，往往有表亦因之而和者。如下利止，其表邪亦退，则且无俟桂枝之解肌者矣。此等治效颇多，惟必病家笃信，乃能告厥成功。倘以庸医而参末议，安见表邪未解，能施四逆也？

喻嘉言云：下利清谷者，脾中之阳气微，饮食不能腐化也；身疼痛者，在里之阴邪盛，而筋脉为其阻滞也。阳微阴盛，急当救里，以止利与痛，救后便调，里阳已复，而身痛不止，明是表邪未尽所致，又当急救其表。

愚按：本文甚易明白，何以下利之时，身疼竟误认为阴邪，利止而身仍痛，方知为表邪耶？同一身痛，而有表邪、里邪之异，不过见四逆汤则云里阴，见桂枝汤则云表邪耳。彼未识汉文之劲，故有此误解。设本文云“下利清谷，虽身疼痛者”，则便悉其痛为表未解，然彼亦未免粗心，同是疼痛，岂下利时而表自已解，下利止而从新增一表邪乎？细玩经文自知。

王三阳云：此证须照顾协热利，须审其利之色何如与势之缓急何如，不可轻投四逆、桂枝也。

按：此是不善读书而假小心者，善读仲圣书，必无此虑。

病发热，头痛，脉反沉，若不差，身体疼痛，当救其里，宜四逆汤。

陈修园云：发热头痛，为太阳表病，脉宜浮，而反沉者，此正气内虚也。若既汗之而不差，其身体之疼痛，仍然不退，须知其表热为外发之假热，脉沉为内伏之里寒，当凭脉以救其里，宜四逆汤。《内经》云：太阳本寒而标热。此只见标证之发热，不见本证之恶寒，以本寒之气沉于内，外无恶寒，而内有真寒也。

愚按：此节太阳病未经陷里，但见脉沉，即宜四逆汤，是舍证从脉之最握要者。然必外形有一种不足情状，始可用此，修园谓外无恶寒，以本寒之气沉于内，此实不确。太阳无不恶寒，此之不言恶寒者，省文耳。认此证者眼当别有在也。

《来苏集》移入“少阴篇”四逆证中，谓太阳脉反沉者，必有里证伏而未见，藉其表阳之尚存，乘其阴寒之未发，迎而夺之，庶无下利、厥逆之患，里和表自和矣。此以脉为定，脉有余而证不足则从证，证有余而脉不足则从脉。有余可假，不足为真，此仲师心法。

《金鉴》云：“身体疼痛”之下，当有“下利清谷”四字，方合“当救其里”之文。观伤寒医下之，续得下利用四逆，此虽未下，但脉反沉，可知里寒矣。此必有错简也。

按：此亦有理，所谓救里者，必里有寒象也。

《金鉴》云：太阳表证而得少阴里脉也。若下利清谷，防其阳从阴化，变厥惕亡阳之逆，虽有表证，决不可谓病在太阳，无可温之理也。

按：观少阴病之脉沉，即用四逆汤，未有下利等，尚用之，可知此条不必加入“下利”字样矣。

太阳病，二日，反躁，反熨其背而大汗出，火热入胃，胃中水竭，躁烦，必发谵语，十余日振慄自下利者，此为欲解也。余衍文。

陈修园云：二日正当阳明主气之期，以太阳之病，而得阳明之气，阳极似阴，故反扰动而躁。医者误认为阴躁，反以火熨其背，背为阳，阳得火热，而大汗出，汗乃胃中水谷之津，火热入胃，则胃中之水津告竭，遂下伤水阴之气而躁，上动君火之气而烦，中亡胃中之津，必发谵语。十余日值少阴主气之期，得少阴之气以济之，则阴气复而阳热除，振慄一番，旋而自下利者，此为阳明得少阴之气，阴阳和而欲解也。

愚按：少阴有不烦而躁，厥阴有躁无暂安，然少阴之躁有下利，厥阴之躁有肤冷可辨，此太阳值阳明之气，热极之躁，安可用熨？至于烦躁、谵语，非承气不为功，幸十余日得少阴阴水之气以相济，乃可解。然此十余日中不药而俟其自解，则此十余日中，已不知若何苦况矣。况值小阴之期，未必得少阴之气以相济，则何勿早以承气治之之为得也。下截多不可解，不必为其强解也，直衍文耳。无怪诸家皆牵强也。

太阳病，中风，以火劫发汗，邪风被火热，血气流溢，失其常度，两阳相熏灼，其身发黄。阳盛则欲衄，阴虚则小便难，阴阳俱虚竭，身体则枯燥，但头汗出，剂颈而还，腹满微喘，口干咽烂，或不大便，久则谵语，甚者至哕，手足躁扰，捻衣摸床，小便利者，其人可治。

愚按：太阳中风，风为阳邪，桂枝汤用之得当，可以了事；乃以火劫发汗，风为阳，火亦为阳，两阳相灼，一团阳邪，至于阴阳虚竭，全体俱是热气，至邪热亢盛，手足躁扰，捻衣摸床，俱为真阴立亡之象，恐非药力所能挽，当验其小便尚利者，为一线之真阴亡而未亡，其人犹有可治之处，然而危矣。

汪苓友云：诸家皆言小便自利，夫上文既言小便难，岂有病剧而反有自利之理？必须用药以探之，其人小便利，犹为可治之证，如其不利，治亦罔效。探法猪苓汤、茵陈蒿汤均妙。

按：甲申年黄君悍气一证，目上视，眼全白，手足躁扰，遇物入口则咬，其可医者，亦恃小便利也。

喻云：仲师以小便利一端辨真阴之亡与未亡，最细。盖水出高源，小便利则津液不枯，肺气不逆可知也；肾以膀胱为腑，小便利则膀胱之化行，肾水不枯可知也。

伤寒，脉浮，医以火迫劫之，亡阳，必惊狂，起卧不安者，桂枝去芍药加蜀漆牡蛎龙骨救逆汤主之。

愚按：伤寒脉浮当以汗解。盖太阳与君火相合而主神，心为阳中之太阳。乃医者妄以火劫之使汗，遂亡君主之阳，致神气飞越，必惊狂起卧不安。救心阳者，当以桂枝去芍药加蜀漆牡蛎龙骨救逆汤主之。凡亡肾中之阳，宜四逆汤。亡心中之阳，宜救逆汤，亡心阳以惊狂为据，与白虎及桃仁承气又不同。彼为实证，此为虚证也。

柯云：亡离中之阴，亡阴而曰亡阳者，心为阳中之太阳也。阴不藏精，惊发于内；阳不能固，狂发于外。起卧不安者，起则狂，卧则惊也。

精理透辟。

柯伯韵疑当时另有蜀漆，非常山苗也。

喻嘉言谓蜀漆能飞补，猛药也。

愚每以茯苓代之，屡效。

《金鉴》云：火劫之误，热气从心，且大脱津液，神明失倚也。然不用四逆辈者，以其为火劫亡阳也。

此未悉心阳之亡。

◎桂枝去芍药加蜀漆牡蛎龙骨救逆汤

桂枝三两（嫩尖），甘草二两（炙），大枣十二枚，生姜三两，龙骨四两，牡蛎五两，蜀漆三两（洗去腥）。

为末以水一斗二升，先煮蜀漆，减二升，纳诸药，煮取三升，去滓，温服一升。

张令韶云：桂枝色赤入心，取之以保心气，佐以龙骨牡蛎者，取水族之物以制火邪，取重镇之品治浮越也；芍药苦平，非亡阳所宜，故去之；蜀漆取通泄阳热，故先煮之；神气生于中焦水谷之精，故取甘草、生姜、大枣以资助中焦之气也。病在阳，复以火劫，此为逆也，故曰救逆。

太阳病，以火熏之，不得汗，其人必躁，到经不解，必圊血，名为火邪。

陈修园云：太阳之汗，从下焦血液而生，若以火熏之，则血液伤而不得汗。下焦液生于肾，肾伤其人躁。如经气已周七日之数，复到于太阳之经，而不得汗解，其火邪下攻，则必圊血。《内经》云：阴络伤则便血，因火所致，名曰火邪。

《来苏集》改“到经”为“过经”，着眼此二字，谓劫汗而得汗者其患速，不得汗者其患迟。火邪则但治其火，前此风寒，无庸虑矣。

愚按：此“躁”字为热躁，不比少阴之“不烦而躁”

之"躁"。血者下血也，宜三黄泻心入竹茹、丝瓜络之类，无庸理太阳本证也。

脉浮，热甚，反灸之，此为实，实以虚治，因火而动，必咽燥唾血。

陈修园云：热甚为阳气实，不宜灸，而反灸之，此为实证，既实反以陷下之法灸之，是实证而作虚证治之，因火而动，必上攻于咽而咽燥，内动其血而唾血。盖火气通于心，《经》云：手少阴之脉上膈夹咽是也；火气循经，上出于阳络，《经》云：阳络伤则血外溢是也。亦主三黄泻心。

微数之脉，慎不可灸，因火为邪，则为烦逆。追虚逐实，血散脉中，火气虽微，内攻有力，焦骨伤筋，血难复也。

陈修园云：微为虚脉，数为热脉，虚热盛则真阴虚，慎不可灸。若误灸之，因致火盛为邪上攻则为烦逆。阴本虚也。更追以火，使虚者愈虚；热本实也，更遂以火，使实者愈实。阴主营血而行于脉中，当追逐之，余无有可聚之势，以致血散脉中。艾火之气虽微，而内攻实为有力，焦骨伤筋大为可畏。所以然者，筋骨藉血以濡养之，今血被火而散于脉中，血一散则难复也。终身为残疾之人，谁职其咎耶？

愚按：虚热之人，当以此为戒。若阳虚阴盛，旋至阴霾四布，往往姜附用至数十斤，乃能复元，则不可同日而语矣。世人鉴于此节文，每以热药为戒，而不知虚热人不可犯此，非谓虚寒人用火灸之，即焦骨伤筋也。世人不善读书，动多偏板，若认真研究仲圣之书，断无此弊。

按：当下速用芍药甘草汤加入竹茹等，大剂频服，可救十之一二。

脉浮，宜以汗解，用火灸之，邪无从出，因火而盛，病从腰以下，必重而痹，名火逆也。欲自解者，必当先烦，乃有汗而解，何以知之？脉浮故知汗出解也。

陈修园云：火灸则阴血受伤，不能作汗，邪无从出，因火势而加盛，火性上炎，阳气俱从火而上腾，不复下行，故病从腰以下，必重而痹。《内经》云：真气不周命曰痹，此因火而累气，故不名气痹，名火逆也。

《尚论篇》《来苏集》《金鉴》俱将"欲自解者"以下自为一节，修园谓心之血液欲化为汗，必当先烦，诚如是，则先服桂枝汤反烦者，无庸刺风池风府，可听其自汗而解矣。且谓据脉浮有外出之机，则凡脉浮者，亦可知其能自汗出解乎？修园不过望文生义而已，实则下半截非仲景文，可删也。

烧针令其汗，针处被寒，核起而赤者，必发奔豚。气从少腹上冲心者，灸其核上各一壮，与桂枝加桂汤。

陈修园云：汗为心液，烧针令汗，心液虚于内，外寒遂薄于针处，现出心火之本色，故核起而赤也。少阴上火而下水，火衰则水得而乘之，故必发奔豚。其气从少腹上冲心者，灸其核上各一壮，助其心火，并散其寒，再与桂枝加桂汤，以温少阴之水脏，而止其虚奔。

喻嘉言云：肾邪一动，势必上逆冲心。即此例推之，凡发表入寒药，服后反加壮热，肌肤起赤块，畏寒，腹痛，气逆而喘者，或汗时盖被未周，被风寒复侵，红肿喘逆，其证实同。一妇病外感，服表药忽面若装朱，散发叫喘，双手上扬，知其奔豚也。用此方顷之即定。

◎桂枝加桂汤

桂枝五两，芍药三两，生姜三两，甘草二两（炙），大枣十二枚。

以水七升，煮取三升，去滓，温服一升。

古愚云：少阴上火而下水，太阳病以烧针令其汗，汗多伤心，火衰而水乘之，故发奔豚。用桂枝加桂，使桂枝得尽其量，上能保少阴之火脏，下能温少阴之水脏，一物而两握，其要也。核起而赤者，针处被寒，灸以除其外寒，并以助其心火也。

火逆，下之，因烧针，烦躁者，桂枝甘草龙骨牡蛎汤主之。

陈修园云：火逆证，医者误认为胃实而下之，下之不愈，因复烧针，是下既夺其里阴，烧针复逼其虚阳，阴阳两相乖离，而烦躁，以桂枝甘草龙骨牡蛎汤主之。

喻嘉言云：此外邪未尽之候，亦真阳欲亡之机，故用桂枝解外，龙、牡安内。

愚按：此注未识证、未识方。桂枝解外，系指桂枝汤，言非一味桂枝，遂作解外，小建中及桃仁承气之桂枝，亦解外乎？龙、牡之交阴阳，非泛言安内也。

◎桂枝甘草龙骨牡蛎汤

桂枝一两，甘草二两，龙骨二两，牡蛎二两。

为末，以水五升，煮取二升半，去滓，温服八合。

古愚云：太阳病因烧针而为火逆者多，今人不用烧针，而每有火逆之证者，炮、姜、桂、附、荆、防、羌、独之类，逼其逆也。火逆则阳亢于上，若遽下之，则阴陷于下，阳亢于上不能遇阴而烦，阴陷于下不得遇阳而躁。故取龙、牡水族之物，抑亢阳以下交于阴；取桂枝辛温之品，启阴气以上交于阳；最妙在甘草之多，资助中焦，使上下阴阳之气交通于中土而烦躁自平也。

太阳伤寒者，加温针，必惊也。

陈修园云：邪在经脉，当用针刺，若在表、在肌，则宜发表解肌，不宜针刺矣。若加温针，则伤其经脉，经脉之神气外浮，故必惊也。《内经》所谓“起居如惊，神气乃浮”是也。

柯韵伯云：寒在形躯，而用温针，寒气内迫于心，故惊也。

按：此解未的。

喻嘉言云：温针足以攻寒，孰知针用火温，营血得之，反增其热，营气通于心，引热内逼神明，必致惊惶也。

按：温针即可攻寒，此寒证，是对证矣，何增热之有？此说之差，在不知经脉之界线耳。

《金鉴》云：伤寒之人，卒然加以温针，其心畏而必惊也，非针后必生惊病也。

按：此说“惊”字，与“起居如惊”之“惊”不同，是“惊讶”之“惊”，非此义也。

张令韶云：此以上历言火攻之害，今入于伤寒病，动辄便灸，草菅人命，可胜悼哉？

薛步云按：火劫发汗，今人少用此法，而荆、防、羌、独、姜、桂、芎、芷、苍、橘之类，服后温覆逼汗，皆犯火劫之禁。读仲景书，宜活看，不可死板。

太阳病，当恶寒发热，今自汗出，不恶寒发热，关上脉细数者，以医吐之过也。一二日吐之者，腹中饥，

口不能食，此为小逆。三四日吐之者，喜糜粥，不欲冷食，朝食暮吐，以医吐之所致也。

愚按：此节书诸多费解，太阳病不应吐而吐，必伤中气，中气伤安能除病？修园注谓汗出而外证自微，谓关上脉细数为脾胃气不足，因吐所致，是矣，而除病则未必也。其解腹中饥，口不能食，为一二日阳明主气，因吐则胃伤而脾不伤，独何解于一日太阳也？不喜糜粥，但欲冷食，为胃太阴主气，因吐则脾伤，而胃不伤，又何解于三日少阳乎？朝为阳，胃为阳土，只朝能食，胃阳未伤；暮为阴，脾为阴土，暮吐者，脾阴已虚，误吐所致。上两段言脾胃，以主气之日论，此则不计日而以朝暮论，均望文生义，而实未为的解论。

《来苏集》将“此为小逆”句，移在“以医吐之过也”句下，谓其故乃庸医妄吐所致。吐后恶寒发热之表虽除，而头项虽痛仍在，则自汗为表虚，脉细数为里热也。此其人胃未伤，犹未至不能食，尚为小逆云云。

按：太阳病，头痛发热恶寒，相因而至，不恶寒发热，即不头痛矣。而云头痛仍在，臆断也。吐后中气伤，其自汗为卫阳不固，则脉细数为伤液，非里热也。其谓一二日热正在表，当汗而反吐，则伤胃气，但未至无火，故不能食，而犹饥耳。谓其寒邪乘虚入胃，宜矣。谓三四日发热于里，当清热而反吐，胃伤已止，故不喜谷食，而反喜瓜果，是除中也，则不然矣。倘有实热当清，吐之何至亡其胃阳？夫除中云者，是“寒中而误施寒剂撤其热，反能食”之谓，非“有热当清”之谓。朝食暮吐，是火衰不化物，而云热邪不化物，则非也。

喻嘉言云：一二日为病在太阳，三四日为病在阳明，故见各证，皆胃气受伤也。

按：此更不识证。

《金鉴》云：一二日病在太阳，吐之者伤胃未深，故饥不能食。三四日病在阳明，吐之者复伤津液，故不喜糜粥，欲冷食。五六日病入阴经，吐之者胃中虚冷，故朝食暮吐，谓“欲食冷食”之下，当有“五六日吐之者”六字。

按：此注优于陈柯喻三君。要之，以日计，太阳阳明固未合，即五六日入三阴，亦未合也。总之，太阳病，非有应吐之证而吐之，必伤胃而食减，其始则不能食，而仍饥，伤之浅也；浸假而渐深，则并不饥。“不喜其糜粥，欲食冷食”句，必有脱文。糜粥尚不喜，则胃火虚微，安有欲食冷食之理？当改为“喜糜粥，不欲冷食”为宜。至于朝食暮吐，则几无火化矣。诸家注未得真谛，实由顺文敷衍，而未悉本文之多脱落也。

太阳病，吐之，但太阳病当恶寒，今反不恶寒，不欲近衣者，此为吐之内烦也。

陈修园云：太阳病不当吐而吐，伤上焦心主之气，阳无所附而内烦也。

柯韵伯云：此因吐而伤膻中之气，其人阳盛，热入阳明，而成胃实。移入“阳明篇”。

喻嘉言云：此因吐而伤胃中之阴，故内烦不欲近衣，虚热之证。

《金鉴》云：吐后内生烦热，是为阴气已伤之虚烦，宜竹叶石膏汤，于益气中清热宁烦可也。

愚按：此无难解，陈注、喻注、《金鉴》是矣。柯注阳明胃实不是。但本文“今反不恶寒”句，即“不欲近衣”之谓，而覆之，未免非汉文耳。

病人脉数，数为热，当消谷。引食而反吐者，此以发汗，令阳气微，膈气虚，脉乃数也。数为客热，不能消谷，以胃中虚冷故吐也。

陈修园云：阳受气于胸中，阳气微故膈气亦虚，脉乃数也。客热非胃中本热，无热不能消谷，虚冷故吐也。

柯韵伯云：未汗脉浮数，是卫气实；汗后脉浮数，是胃气虚。宜因证论脉，不可拘脉谈证，故切居四诊之末。

按：此诚见道之言。

程郊倩云：热为客热，寒为真寒，只由发汗令阳气微，然则阳气珍重如此，而可误伤乎哉？

程扶生、《金鉴》同。

太阳病，不解，热结膀胱，其人如狂，血自下，下者愈。其外不解者，尚未可攻，当先解外。外解已，但少腹急结者，乃可攻之，宜桃核承气汤方。

愚按：膀胱为太阳水府，太阳肌腠之热，由胸膈而下结于膀胱，膀胱之外为血海，在少腹之间，《经》曰“膀胱者，胞之室也”，胞为血海，居膀胱之外，热结膀胱，熏蒸胞中之血，血阴也。阴不胜阳，故其人如狂，而其胞中之血，因迫而自下，血下则热亦随之而下，故自愈。若其外邪未解者，尚未可攻当先解外邪，外邪解，但无形之热邪结而为有形之蓄血，故少腹急结，乃可以桃仁承气汤攻之。

柯韵伯云：抵当证，表证仍在，全不顾表者，因邪甚于里，急当攻里也。此证外邪已解，未忘桂枝者，因邪甚于表，仍当顾表也。

按：柯氏以方内桂枝为顾表，抑何不玩本文“外解已乃可攻”句？用此方在“外解已”后，无表可顾，其用桂枝者，取其行气而入血分，气行血乃行耳。抵当汤用虻虫、水蛭之猛，则不假桂枝也。

喻嘉言云：膀胱者，太阳寒水之经也。水得热邪，必沸腾而上侮君火，故其人如狂。

按：膀胱为太阳水府，内藏津液，结热于内，外迫血海之血，《内经》云：血在下如狂，以热结血瘀也。且膀胱津液为热蒸干，而后移祸血海，安所得水之沸腾而上耶？水之沸腾者，惟奔豚一证似之，然奔豚证未有如狂也。如狂为血热，故用此方。若是热在水分，则茵陈汤可矣。况下文有以小便不利辨水分者，至谓桂枝为解外，则与柯氏同解，而未悉其作用也。

程知云：加桂枝以通血。

《金鉴》云：邪随太阳经来，故又加桂枝以通营而解外也。

按：抵当汤证独非随太阳经来耶？何以不加桂枝耶？

此节《浅注》据张隐庵本，编次在柴胡加龙骨牡蛎汤节之前，上下节绝不联属，是错简也。移回此处，连论太阳蓄瘀有轻重之分，乃为原文。

◎桃仁承气汤

桃仁五十个，大黄四两，甘草二两，桂枝二两，芒硝二两。

以水七升，煮取二升半，去滓，纳芒硝，更上火，微沸下火先食，温服五合，日三服，当微利。

张令韵云：桃得阳春之生气，其仁微苦而涌泄，为行血之缓药，得大黄以推陈致新，得芒硝以清热消瘀，得甘草以主持于中，俾诸药遂其左宜右有之势。桂枝用至二两者，注家以为兼解外邪，而不知辛能行气，气行而血乃行也。

太阳病，六七日，表证仍在，脉微沉，反不结胸，其人发狂者，以热在下焦小腹当硬满，小便自利者，下血乃愈。所以然者，以太阳随经瘀热在里故也，抵当汤主之。

愚按：表证仍在，而脉微沉，是邪由表入里矣。入里则结胸，反不结胸，则不结于上，必结于下矣。热结下焦，凝聚血海，逼乱神明，因而发狂者，其小腹按之当硬满，但小便与血，俱在小腹，蓄则必硬满，如小便自利者，是不关膀胱之气分，而在冲任之血分也。当以猛药下其瘀血乃愈，以太阳之表热，随经而瘀热在小腹之里故也，抵当汤主之。

柯本“表证仍在”之下，有“而反下之”句，谓太阳病六七日不解，脉反沉微，宜四逆汤救之，此因误下，热邪随经入腑，结于膀胱，故少腹硬满。

按：太阳病脉反沉，用四逆者，言表热为外发之假热，脉沉为内伏之真寒，发热外无他病，此则显有发狂之剧证，岂因误下乃然？况彼之脉沉，未经误下，尚须四逆汤，岂误下脉沉而有反蓄血之剧证乎？至以此为结于膀胱，则未悉此中界线，因未悉此证轻重也。膀胱居血海之内，桃仁承气证，是热结在膀胱，蒸动血海，其证尚轻，故血可自下；此证为结正血海，血被其灼烧竭，以致发狂，必仗猛烈破瘀之剂，否则干血不去，新血不生，大命不保矣，乌可与热结膀胱同日而语哉？

愚按：“脉微而沉”句，当作“脉微沉”。“微”字作“略”字解，言不浮而略沉，是入里之脉，不比脉反沉，沉为里阴之脉，较更醒。非然者微为阳虚，无怪唐容川误解也。唐容川谓阳虚脉微者，狂为阴分之血实，而阳分之气反虚也。独不思阳虚则脉微，阴虚则脉细，若血虚则脉应细，血瘀为实证，脉必有力而不细，必不以阳虚之微脉，诊血瘀也。本论之脉多要活看，如迟脉在新加汤证，则主血虚；在阳明食难用饱，则主胃弱；阳明大承气证，亦见迟脉。同是迟脉，虚实判若天渊。即本证下一节脉沉结，结为难治之脉，为阴寒至极，乃此证则为瘀血，可知不可仅泥脉以论证也，况传抄又不免有错误哉？

◎抵当汤

水蛭三十个（熬），虻虫三十个（熬，去翅足），桃仁三十个（去皮尖），大黄三两（酒浸）。

四味剉如麻豆，以水五升，煮取三升，去滓，温服一升，不下再服。

柯韵伯云：瘀血不去，则新血不生；营气不流，则五脏不通，而死可立待。岐伯曰：血清气涩疾，泻之则气竭矣；血浊气涩疾，泻之则经可通也。非得至峻之剂，不足以抵其巢穴而当此重任矣。蛭，昆虫之巧于饮血者也；虻，飞虫之猛于吮血者也。兹取水陆之善取血者攻之，同气相求耳。更佐桃仁之推陈致新，大黄之苦寒以荡涤邪热。名之曰抵当者，谓直抵其当攻之所也。三承气之热实，是糟粕为患；桃仁抵当之实结，是蓄血为眚，在有形中又有气血之分也。凡论中用硝、黄，是荡热除秽，不是除血，后人专以气分血分对讲，误认糟粕为血，推大黄为血分药，不知大黄之芳香，所以开脾气而去腐秽，故方名承气耳。若不加桃仁，岂能破血？非加虻蛭，何以攻坚？是血剂中又有分轻重也。凡癥瘕不散，久而成形者，皆畜血所致，今人不求其属而治之，反用三棱等气分之药，重伤元气，元气日衰，邪气易结，盖谓糟粕因气行而除，瘀血因气伤而反坚也。明此理则用抵当方，得治癥瘕及追虫攻毒之效。水蛭赋质最柔，秉性最险，暗窃人血而不知，若饮水而误吞之，留恋胃中，消耗血液，腹中或痛或不痛，令人黄瘦而死，观牛腹中有此必瘦，可类推矣。虻虫之体，能高飞而远举，专吮牛血，其形气猛于苍蝇，观苍蝇取人血汗最痛，误吞入胃，即刻腹痛，必泻出而后止。可知飞虫为阳属，专取营分之血，不肯停留胃中，且更有大黄以荡涤之，毒物与蓄血俱去而无遗祸。然二物以毒攻毒者也，若非邪气固结，元气未虚者，二物不可轻用矣。

太阳病，身黄，脉沉结，少腹硬，小便不利者，为

无血也。小便自利，其人如狂者，血证谛也，抵当汤主之。

愚按：此节申明上节“小便自利”之义。身黄为血瘀而色变之谓，小便与血，俱在小腹。少腹硬，蓄瘀与蓄水皆有之。若小便不利者膀胱水蓄，非血海之血蓄，其小便自利而其人如狂者，非水聚正血聚，其为血瘀剧证之真谛也。“谛”字下得妙，必如是乃为真谛，乃可主以抵当汤，否则切勿轻试也。

喻嘉言云：此条为法中之法。见血证为重证，抵当为重药，后人不当用而用，与夫当用而不用，成败在于反掌，故重申其义也。

柯本“血证谛”作“血结证”，则语妙全失矣。至谓水结、血结，俱膀胱病，则未悉其界线也。夫小便不利为膀胱病，此胞中停瘀，非在膀胱也。谓同为小腹病则可，谓同为膀胱病则不可。

凡大实、大虚等证，辨之必毫厘不爽，乃可放心放胆，投以大药，否则成败所关，不堪设想。若故为慎重，动以不着搔痒之药，敷衍了事，自谓和平，实则鼠首偾事矣。

甲申年在甘竹乡医简保开之妻，分娩后五日，腹膨如缸，下部已难动，审其所产，实为死胎，产时血与水点滴全无，其体强健异常，由是腹胀日甚一日，临诊时几有欲破之势，难坐难卧，而热气一团，烦渴喜饮，余断此为水血相混，腐败成脓，腹内如结一大疮然，急以桃仁承气汤合大陷胸汤与之，下脓血大半桶，臭恶不可向迩，次日腹消九成，所余茶壶大，坚痛异常，非猛烈者不足捣其巢穴，乃拟抵当汤直捣中坚，一鼓而下。是役也，设游移不决，则生命难保矣。然当订方时几经审慎，而后出其离奇猛烈之方也。故认证为医家第一要义，虻虫、水蛭，未经人用，经方无奇不有，圣之所以为圣也。

又己卯岁里海乡冯氏子，病发热未退，而其人如狂，少腹硬满，杂药乱投，无效，延余诊。余断为瘀热在里，细审其息高，为生气上脱，即断为不治，亦不出其抵当汤也。主家次日延一该处之医名大噪者，据云不过外感未了耳，勿过虑，乃朝诊之，而暮作古矣。设早用抵当汤则可救矣。

伤寒，有热，小腹满，应小便不利，今反利者，为有血也。当下之，不可余药，宜抵当丸。

愚按：此条变汤为丸，分两轻而连滓服，又法外之法也。不外辨小便之利、不利为归血分、气分耳。上节已辨清楚，此又不嫌辞烦者，该证凶险，故辨之不嫌其详。如谓血结阴位，卒难荡涤，投药过多，恐伤中气，故当缓缓下之，然又恐药力太微，病根深固难拔，故应用之药，连滓服之，不可更留余药，是以改汤为丸，实则丸药不及汤之迅速，择而用之，无所不可。

柯韵伯云：少腹满而未硬，其人未狂，因小便利，预知其蓄血，故小其制而丸以缓之。

按：此注是轻看此证也。此节重在“有热”二字，见所有之热，归并血海，证更深剧，故连滓与服，少许胜多许也。本文言腹痛，不言硬者，互文也；不言发狂者，承上而省文也。数节中文气自一串，不然只小便利腹满一证，可遽预知蓄血而妄用此峻剂乎？

喻嘉言云：伤寒蓄血，较中风更为凝滞，故当变汤为丸，煮而连滓服之。

按：此易汤为丸，着眼“有热”二字，其证较重，非以伤寒而异也。就血治血，论其轻重，岂计风与寒！且太阳蓄血，中风如是，伤寒亦如是，况前条只云太阳证入里之蓄血，非有提明中风之蓄血，此条亦非谓其蓄血，为伤寒之蓄血。如果看书不求本旨，则本节且无脉况结腹硬满如狂等，亦将谓其非血瘀，而只是伤寒乎？

◎抵当丸

虻虫二十个（去翅足，熬），水蛭二十个（熬），桃仁三十五个，大黄三两。

四味捣分为四丸，以水一升，煮一丸，取七合服，不可余药，晬时当下血，若不下者更服。

陈修园云：变汤为丸，以和洽其气味，令其缓达病所。曰不可余药者，谓连滓服下，不可留余，庶少许胜多许，俟晬时下血，病去而正亦无伤也。

太阳病，小便利者，以饮水多，必心下悸，小便少者，必苦里急也。

张钱塘云：上节以小便利、不利，而辨其血之有无，此节又以心下悸、不悸，小便之多少而验其水之有无，并以结前三节之意，以见不可概认为血证，其章法之精密如此。

陈修园云：饮水多而小便利，则水气下泄，应无心下悸之病矣。若不下泄而上凌，必心下悸，心恶水制也。若小便少者，气化不行，必苦里急也。里急岂必为血证哉？

柯本“饮水多”，在“小便利”句之上，谓小便利，则水结上焦，不能如雾，故心下悸。如小便少，则水蓄下焦，不能如渎，故里急可必。火用不宣，致水停心下而悸；水用不宣，致水结膀胱而里急也。

按：此注甚堂皇。特是小便既利，是三焦气化乃能下出，下焦如渎，必上焦如雾也，安有水停心下而作悸者？修园谓若不下泄而上凌，必心下悸，又与“小便利”句不合，两注皆有毛病。要之，本文必有传抄之误，曷不曰“太阳病，饮水多，小便少者，不心下悸，必苦里急也”，较为明快。凡小便不利，非必里急也。

其人肾气虚，三焦气不化，则小便不利，必水气上凌心部，乃心下悸。若因热蓄下焦，其小便不利，则蓄为里急也。如茵陈蒿汤之腹满、小便不利是也。唐容川之所谓小便不利，分水之在上、在下者即此。

唐容川云：小便利者，水不结于下，以饮水过多，必停在胸膈间，上凌心火而心下悸，是水在上，故膀胱不里急也。若小便不利者，以饮水多，不停胸膈间，必下结于膀胱，无上凌心悸之证。

按：以此分小便不利、水之在上在下，究未悉其本源。

《金鉴》云：饮水多而胃气不充，即使小便利，亦必停中焦而为心下悸，若更小便不利，则必苦里急也。

按：肠胃不充，火不化水，不但心下悸，且有胸满、呕逆等症，不必论及下焦也。

喻嘉言云：小便利则水未入腹，先与邪争，故悸。小便少者，邪热足以消水，故为里急也。

按：水未入腹，先与邪争，故悸，不合理。夫水之与邪争，或为水逆，五苓证之渴而吐；或为热被水却，不得去，则肉上粟起；欲饮不渴，未见有心悸者。至谓邪热足以消水，水消更安有里急者哉？

病发于阳，而反下之，热入，因作结胸。病发于阴，而反下之，因作痞。所以成结胸者，以下之太早

故也。结胸者项亦强，如柔痓状，下之则和，宜大陷胸丸。

陈修园云：太阳病发主外，宜从汗解，反下之，则热邪乘虚而入，结于胸膈有形之间，因作结胸。病发于少阴，少阴主里，当救里，而反下之，少阴上火而下水，若邪结于下，则为脏结。今不结于脏，而结于心下，因作痞。其所以成结胸，以下之太早故也。结胸者，气结于内，不能外行于经脉，以致经输不利，太阳经之项亦强，如柔痓反张之状，下之令内之结气一通，外之经输自和，宜大陷胸丸。

《来苏集》“阳”字指外之形躯言，“阴”字指内之心胸言，发阳、发阴俱指发热，结胸与痞俱是热证。作痞不言热入者，热原发于里也。若谓痞非热证，泻心汤不得用芩、连、大黄矣。

按：柯氏不悉痞证之源，故泻心诸方多不了了也。

喻嘉言：“阳”字作“风为阳邪”解，谓病发于中风；“阴”字作“寒为阴邪”解，谓发于伤寒。

按：本文不计风寒，何得硬作风寒？至云痞结亦由热入，试问发于阴邪，阴寒何以言热？本文所无者，则以为省文，无理取闹。“结胸者下”，喻本另作一节，谓胸间邪结紧实，项势常昂，有似柔痓之状，故恐大陷胸汤过而不留，其丸又恐滞而不行，故煮而连滓服之，俾下行而缓。此解颇精。

张钱塘云：此言结胸脏结之所因，而于脏结之中，复又推言痞结，以见痞之同发于阴，而不与脏结同者。脏结结于下，而痞结结于上也。结于下者，感下焦阴寒之气；结于上者，感上焦君火之化也。

◎大陷胸丸

大黄半斤，葶苈子半升（熬），杏仁半升（去皮尖，炒黑），芒硝半升。

四味捣筛二味，次纳杏仁、芒硝，合研如脂，和散取弹丸大，一枚别捣甘遂末一钱匕，白蜜二合，水二升，煮取一升，温顿服之，一宿乃下。如不下，更服，取下为效，禁如药法。

古愚云：大黄、芒硝，苦咸以泄火热，甘遂苦辛以攻水结，其用杏仁葶苈奈何？以肺主皮毛，太阳亦主皮毛，肺气利，而太阳之结亦解也。其捣丸而又纳蜜奈何？欲峻药不急于下行，亦欲毒药不伤其肠胃也。

结胸证，其脉浮大者，不可下，下之则死。

陈修园云：结胸亦有不可下者，当以脉为断。结胸证寸脉当浮关脉当沉，今其脉竟浮而大者，浮为在外，大为正虚，邪结于中，而正气反虚浮于外，若误下之，里气一泄，正气无所归，外离而内脱，则涣散而死。

柯韵伯云：结胸虽因热入，然脉尚浮大，恐热未入，则水未结，下之利不止，必待脉沉紧，始可下之。

按：既曰“结胸”，则固已热入水结，何以恐其未结乎？未结，安得谓之结胸？如此剧证、危脉，竟反恐未结耶？就令未结误下，竟遂断为死证耶？要之，只凭脉以断不可下，亦属微茫，况大脉在阳明则为实脉，陈注正虚又一说。

喻嘉言云：脉浮大是表邪未尽，下之是令其结而又结，故主死。

按：既结胸，而乃谓结而又结主死，夫此证之死，因结而又结乎？

结胸证悉具，烦躁者亦死。

陈修园云：结胸外之项强、内之硬痛悉具，以太阳病而动少阴之气，烦躁者，阳病入阴，虽未误下，亦死。

柯韵伯云：结胸为热实，烦躁为正虚，故死。

按：正虚邪实未必死，此之死非仅正虚邪实也。

喻嘉言云：烦躁者津液已竭，胃气垂绝之征也。

按：胃气绝，无生理，岂惟结胸一证？此烦躁非胃绝之谓。

《金鉴》云：结胸证悉具，较之大结胸为尤甚，此时宜急下之，或有生者。若还迁延，必至邪胜正负，形气相离，烦躁不宁，下亦死，不下亦死矣。

愚按：结胸为太阳重证，烦躁为少阴危证，以阳证之至重者入少阴，安得不死？结胸当下，少阴又不便下，且不必计其下、不下，阳病入阴，不死何恃？抑之太阳大青龙证，邪盛之极，而致烦躁，亦可谓阳证入阴乎？况阳明经大承气证，亦有绕脐痛、烦躁，何以不列死证耶？《金鉴》较有理。

伤寒六七日，结胸，热实，脉沉而紧，心下痛，按之石硬者，大陷胸汤主之。

陈修园云：结胸亦有不因下而成者。六七日当太阳之期，不从表解，而结于胸，则伤寒之邪，郁而为热实，其证重矣。脉又沉而紧，沉为里，紧为痛、为实，其心下痛按之如石硬者，他药所不能攻，必以大陷胸汤主之。

喻嘉言云：中风误下结胸，伤寒误下成痞，然间有中风误下成痞，伤寒误下结胸者。中风误下成痞者，十之一二；伤寒误下结胸者，亦只十之一二也。

按：此实臆说耳。非实见乎风寒之所以分为结胸与痞之故，不过见本文有“风寒”字，于是不究结胸与痞之由，竟以风寒硬分，忽见风激水气证、热实脉沉紧证，又谓中风有痞证，伤寒亦有结胸，可知其无定见也。夫结胸与痞，在六经则分乎阴阳，太阳误下与入里，不拘风寒，俱可结胸。若少阴误下，不在下而在上则成痞。

喻云：浮紧主伤寒无汗，沉紧主伤寒结胸。此与中风之阳邪迥别，故不言浮也。

按：结胸病在里，在中焦，故关脉必沉。其有紧、有不紧者，证有轻重也。非以此判风寒，但太阳入里，便可结胸，不因误下，其证更重。要之，此必麻黄证之重而失汗者，不为烦躁，而入里成结胸，甚于烦躁也。

柯氏着眼“热实”二字，谓当辨结胸有热实，亦有寒实。太阳误下，成热实结胸；太阴误下，成寒实结胸。沉为在里，紧则为寒，此正水结胸胁之脉；心下满痛，按之石硬，此正水结胸胁之证。然其证、其脉，不异寒实结胸，故必审其为病发于阳，误下热入所致，乃可用大陷胸。

按：此为热实，非因误下，由其郁之而成也。泥上条误下一例，差矣，本文无“下之”字样也。至谓太阴误下成寒实结胸更非也。

唐容川云：凡紧脉今法只断为寒，不知紧是绞结迫切之形，无论寒热，但是绞结迫切等证，皆能见此脉形，通考仲景脉法自见。

程郊倩云：表热盛实，不入胃腑，而陷入于胸则成结胸，不必其误下也。

《金鉴》亦云不因下而成。

方中行云：石硬而痛，不但脉沉紧，且至有伏而不见者。

◎大陷胸汤

大黄六两，芒硝一升，甘遂一钱匕。

以水六升，先煮大黄取二升，去滓，纳芒硝，煮一两沸，纳甘遂末，温服一升，得快利，止后服。

古愚云：大黄、芒硝，苦咸之品，借甘遂之毒，直达胸间之饮邪，不专荡胃中之邪秽也。汤与丸分者，恐丸下之太急，故连滓和蜜服之，使留中之邪，从缓而下；汤恐下之不急，取三味之过而不留者，荡涤必尽也。

伤寒十余日，热结在里，复往来寒热者，与大柴胡汤。但结胸无大热者，从为水结在胸胁也。但头微汗出者，大陷胸汤主之。

陈修园云：热结在里者，以胸中为太阳之里也。若得少阳枢转，复作往来寒热者，乃太阳藉枢转而欲出，可与大柴胡汤，迎其机以导之；若不往来寒热，但结胸而无大热者，此为太阳寒水之气，不行于肤表，而内结在胸胁也。身无汗，但头微汗出者，水逆于胸不能外泄也，以大陷胸汤主之。

张钱塘云：此言太阳不能从枢以外出，以致水逆于胸而成结胸也。太阳寒水之气，内出于胸膈，外达于皮肤，从枢以外出，则有往来寒热之象；不从枢以出，而结于胸胁有形之间，则无形寒水之象，遂结为有形之水矣。

喻嘉言云：结胸者结在胸间，未全入里也。此热结在里，非必定在胸上，加以往来寒热，仍兼半表，故主大柴而不取陷胸。

按：胸为太阳之里，热结在里，即在胸也。其不遽用陷胸者，幸有往来寒热，现出少阳枢转之象，故可用大柴，借枢为出路耳。倘无枢可出，但寒水之气结在胸胁，则主陷胸矣。

太阳病，重发汗而复下之，不大便五六日，舌上燥而渴，日晡所小有潮热，从心下至少腹，硬满而痛，不可近者，大陷胸汤主之。

陈修园云：汗、下亡津液于下，故不大便五六日；津液亡于上，故舌上燥而渴；阳明旺于申酉，故日晡所小有潮热。是兼见阳明之燥证，然从心下至少腹，硬满而痛不可近者，阳明又不致如此危恶，承气恐不能四面周到，当以大陷胸汤主之。

喻氏同，《金鉴》同。

柯氏仍云下后热入水结所致。

按：此是亡津燥结，虽同是下后，但非水结。惟既结胸，则就结治结，大陷胸乃合。

吴人驹云：一腹之中，上中下邪气皆盛，证之全实者，其脉常沉伏，勿生疑，下之，脉渐生。

张钱塘云:《内经》谓“二阳为维”，谓阳明统维于胸腹之前也。夫太阳由胸膈而出入，是胸膈为太阳出入之门户；心下至少腹，又阳明之所纲维，两经交相贯通，故病太阳兼有阳明潮热之证也。

愚按：此等剧证，失治则死。

小结胸病，正在心下，按之则痛，脉浮滑者，小陷胸汤主之。

陈修园云：小结胸病，只从胸而结于胃络，正在心下，不比大陷胸之高在心下，且下连小腹也。邪在络，故按之始痛，不比大结胸之痛不可按也。其脉浮滑者，浮为在外，滑则为热，里虽结热，而经气仍欲外达之象，当以小陷胸汤主之。

张令韶云：气分无形之邪，结于胸膈之间，以无形而化有形，故痛不可按，为大结胸证；结于胸中脉络之间，入于有形之经络，而仍归于无形，故正在心下，按之则痛，而为小结胸证。小陷胸汤，所以导心下脉络之结热，从下而降也。若大结胸证而用此方，药不及病多死。

徐灵胎曰：大承气所下者燥屎，大陷胸所下者蓄水，此方所下者黄涎，涎者轻于蓄水者也。

程郊倩云：结胸不拘在心下与胸上，只在痛、不痛之分别，故痞证亦有心下硬者，但不痛耳。

魏念庭云：大、小结胸，其高下、坚软、轻重、浮沉之间，病机、病情、治法昭然已。

柯韵伯云：大结胸是水结胸腹，故脉沉紧，宜硝、黄、葶、遂等下之；小结胸是痰结心下，故脉浮滑，宜连、蒌、半夏等消之。

按：此说不若张令韶之精。

喻嘉言云：其人外邪陷入原微，但痰饮素盛，挟邪热而内结也。

按：此说未悉病源，至谓痰饮素盛，更属浮映。现在之证，尚未研究，何必论其平素也。

◎小陷胸汤

黄连一两，半夏大者一枚，栝蒌实半升（洗）。

以水六升，先煮栝蒌，取三升，去滓，纳诸药，煎取二升，去滓分温三服。

张令韶云：气，无形者也；经，有形者也。以无形之邪，结于胸膈之内，故用大黄、甘遂辈，从有形之肠胃而解；结于脉络之间，又用黄连、半夏辈，从无形之气分而散，此经气互相贯通之理。

病在阳，应以汗解之，反以冷水潠之。若灌之，其热被却不得去，弥更益烦，肉上粟起，意欲饮水，反不渴者，服文蛤汤。若不差者，与五苓散。寒实结胸，无热证者，与三物小陷胸汤，白散亦可服。

陈修园云：此证在表之阳热，被冷水止却不得去，较前更烦，热因水阻，则汗孔闭，而肉上结粒如粟起，热却于内，故意欲饮水；外寒制其内热，故反不作渴，宜服文蛤散，散其水气。若不差者，与五苓散，助脾土以转输，仍从皮肤而散之；如水寒实于外，阳热却于内，而为寒实结胸，无肌表之热证者，与三物小陷胸汤，苦寒泄热，白散辛温散结，二方均攻下，故亦可以服。

按：《浅注》自是明白，但方后“身冷皮粟不解”后，当从柯本删去。

柯本自“寒实结胸”下数句另为一节，移入“太阴篇”中；将“三物小陷胸汤”改“三白小陷胸汤”；“白散亦可服”改为“散亦可服”，谓太阴腹满，时痛，自利，而反下之，寒邪与寒药相结，成寒实结胸，无热证者，不四肢烦疼也。名曰三白者，三物皆白，异于黄连小陷胸也。旧本误作“三物”，以黄连、栝蒌投之，阴盛则亡矣；又误作“白散”，是二方黄连、巴豆，寒热天渊，云亦可服，岂不误人？且妄编入“太阳篇”中，今移在太阴胸下结硬之后，其证其方，若合符节。

按：太阴自利益甚，再下必利不止，安有仅胸下结硬之理？若更以白散攻之，必死。柯说大不合。

◎文蛤散

文蛤五两。

一味为散，以沸汤和一方寸匕服，汤用五合。

◎**文蛤汤**

麻黄三两，甘草三两，生姜三两，文蛤五两，石膏五两，大枣十二枚，杏仁五十枚。

以水六升，煮取二升，温服一升，汗出即愈。

古愚云：《金匮》云：渴欲饮水不止者，文蛤散主之。又云：吐后渴欲得水，而贪饮者，文蛤汤主之。审证用方，则彼用散而此则用方为宜。

按：此证有肉上粟起，是表邪未净，不有麻黄等，焉能退其表邪？非若彼证之仅渴而贪饮也。古愚易方，有大见地。

◎**白散**

桔梗三分，贝母三分，巴豆一分（熬黑，去皮心，研如脂）。

二味为散，纳巴豆，更于臼中杵之，以白饮和服，强人半钱匕，羸者减之，病在膈上必吐，在膈下必利，不利进热粥一杯，利不止，进冷粥一杯。

古愚云：巴豆辛热，能散寒实而破水饮，贝母开胸结，桔梗开肺气，不作汤而作散，取“散以散之”之义也。进热粥者，助巴豆之热势以行之也；进冷粥者，制巴豆之热势以止之也；不用水而用粥者，藉谷气以保胃气之无伤也。

柯韵伯云：《论》中之用粥者，以草木之性，各有所偏，惟稼穑作甘，为中和之味，人之精神气血，皆赖之以生，故桂枝汤以热粥发汗，理中汤以热粥温中，此以热粥导利，复以冷粥止利，神哉！今人服大黄后用冷粥止利，其亦仲师遗意乎？

太阳与少阳并病，头项强痛，或眩冒，时如结胸，心下痞硬者，当刺大椎第一间，肺俞，肝俞。慎不可发汗，发汗则谵语，脉弦，五六日谵语不止，当刺期门。

陈修园云：二阳之经脉交会于头项，受邪则头项强痛；二阳之经脉皆起于目内眦，而行于头，受邪则目眩，而头如覆戴而冒。夫病在太阳则结胸，病在少阳则胁下痞硬，今两阳并病，原非结胸，而时如结胸，不为胁下痞硬，而为心下痞硬者，当刺大椎第一间，以泄太少并病之邪；不已，更刺肺俞以通肺气，则膀胱之气化行，而邪自不留，复刺肝俞以泻少阳之邪，盖以胆与肝相表里也。慎不可发汗以竭经脉之血津；若误发其汗，经脉燥热而谵语，相火炽盛而脉弦，五六日谵语不止，六日值厥阴主气之期，恐少阳之火，与厥阴之风相合，火得风而愈炽矣。当刺肝之期门穴，通其气以夺之。

《金鉴》云：曰或曰时如者，未定病状也。病状未定，不可以药，当刺肺俞以泻太阳，刺肝俞以泻少阳。

按：此之用刺，非因病状未定也。古用针灸，仲师以汤代之，诚如《金鉴》云云，然则汤药之设，病状定而后用乎？况时如结胸，心下痞硬，即病状也，何云未定？

柯本移入“少阳篇”中，“脉弦”二字在“头项强痛”之上。云脉弦属少阳，头项强痛属太阳，眩冒、结胸、心下痞两阳皆有之证，两阳并病，阳气重可知，然经脉为眚，吐、汗、下之法，非少阳所宜，若不明刺法，不足以言巧。

按：葛根汤是太阳入经输，何尝不从汗治？此之刺法，非就少阳立论也，编入少阳不合。

妇人中风，发热，恶寒，经水适来，得之七八日，热除而脉迟，身凉，胸胁下满，如结胸状，谵语者，此为热入血室也。当刺期门，随其实而泻之。

陈修园云：病在经脉，而如结胸，不独男子有之也。妇人中风，表邪方盛，则发热恶寒，其时经水适来，经水乃冲、任、厥阴之所主，而冲、任、厥阴之血，又皆取资于阳明，今病至七八日，值阳明主气之期，病邪乘隙而入，邪入于里，则外热自除而身凉，其脉转迟，是表证已罢，惟冲任厥阴俱循胸胁，故胸胁下满如结胸状，且热与血搏，神明内乱而发谵语者，此为热入血室也。治者握要以图，只取肝募，当刺期门，随其实而泻之。

柯韵伯云：人之十二经脉，应地之十二水，故称血为经水。将此条移入阳明谵语证中。

按：男子亦有十二经脉，其血亦称经水乎？《内经》云：月事以时下，言其有常耳。经者，常也。又其血去者自去，生者自生，如水之流而不竭，故谓之经水。

汪氏云：仲师恐人误认为阳明胃腑实证，轻用三承气以伐胃气，故特出一刺期门法以疗之。

按：此亦未识汉前之用针灸，仲师乃以汤液代之也。

唐容川云：《浅注》言冲、任、厥阴循胸膈之间，不知冲、任、厥阴起于血室，而血室即下焦油膜中一大夹室也，上连两胁之板油，又上连胸膈之油膜，热入血室，连及板油，胸膈则胀满，如结胸状矣。又期门穴在胁骨尽处，当胸前膈膜之端，膈膜前连胸，后连肝，故称期门穴为肝募，募即膜也。

喻本以此三节及“血弱气尽”节，谓脏腑相连，其痛必下，正形容如结胸之状，四节互文，俱一连列在“少阳篇”。

按：此各节各有要义，须于同中异、异中同处求之。

妇人中风，七八日续得寒热，发作有时，经水适断者，此为热入血室。其血必结，故使如疟状，发作有时，小柴胡汤主之。

陈修园云：热除而续得寒热，发作有时，而经水已来而适断者，虽与适来者不同，而经水断于内，则寒热发于外，此为热入血室，其血为邪所阻，则必结于冲、任、厥阴之经脉，内未入脏，外不在表，而在半里之间，故使如疟状，发作有时，以小柴胡汤主之，达经脉之结，仍藉少阳之枢以转之，俾气行而血亦不结矣。

柯韵伯云：血室空虚，热气乘虚而入，其余血之未下者，干结于内，故适断耳。用小柴胡以和之，使结血散，则寒热自除矣。

方氏云：前经水适来，因热入血室，血出而热遂遗也；此适断者，热乘血来而遂入之，与后血相搏，俱留而不出，故曰“其血必结”也。

按：血出热遗非也。此不过血适出，而热适入耳。

唐容川云：血结下焦膜网之中，阻其卫气，相争则发寒热，卫气已过，则寒热止，是以发作有时，与疟无异。原文“故使”二字，明言卫气从膜中出，血结在膜中，故卫气不得达也。邪在半表里间，只能往来寒热，而不发作有时，惟疟证邪客风府，或疟母结于下焦膜油之中，卫气一日一周，行至邪结之处，欲出不得，相争为寒热，所以发作有时也。

妇人伤寒，发热，经水适来，昼日明了，暮则谵语，如见鬼状者，此为热入血室。无犯胃气，及上二

焦，必自愈。

陈修园云：热入血室，不独中风有之，而伤寒亦然，妇人伤寒，发热时经水适来，过多不止，则血室空虚，而热邪遂乘虚而入也。昼为阳而主气，暮为阴而主血，今气分之阳无病，故昼日明了；血分之阴受邪，故暮则谵语；如见鬼状者，此非阳明胃实所致，乃热入血室也。勿以下药犯其胃气，及上焦不可以吐伤胃脘之阳，中焦不可以汗伤胃中之汁，惟俟其经水尽，则血室之血复生于胃腑水谷之精，必自愈。切不可妄治，以生变端也。

唐容川云：经水不止，热随经血而下泻，故其热自愈。《浅注》血复生于胃，非自愈之确也。不知无犯胃气及上二焦，明明血室在下焦膜中，不可妄治中上焦也。又谵语见鬼，《浅注》言因经水适来，始能辨其非阳明证明，不知仲景“阳明篇”，并无“见鬼”之文，如见鬼状，专属热入血室，阳明证只谵语，不见鬼也。鬼者魄也，血死即为死魄，魄掩其魂，故如见鬼。阳明热合心包，故多言妄语。不干魄气，故亦不见鬼。热入血室，乃见鬼也。修园此注不免有误。

按：容川驳修园以为阳明无见鬼状，抑何粗率乃尔，何不全读“阳明篇”，其中有“潮热独语如见鬼状”，此证非热入血室也。“阳明篇”男子亦有热入血室，辨证处在下血，谵语，但头汗出，诚如唐氏之说，血死为死魄，则男子热入血室，亦当以见鬼为据矣，何以不见也？唐氏立论好新，而何必好新也？

方中行云：谓俟其经行血下，则邪热得以随血而俱出，犹之鼻衄红汗，故自愈。

按：此理甚精，与热结膀胱、血下自愈，同一正比例。瘀血在里，是热结在血海，少腹硬满，故剧烈，非抵当不能下；热结膀胱，非结在血中，故血下可愈。此之热入血室，较上二证更轻，且女子月事以时下，有自然之理，无病亦照常下也。此虽如见鬼状，举家仓皇，但谨吐、汗、下之戒，借小柴胡加入竹茹、丹皮血分之药，必自愈。此证经验甚多，皆以小柴加味了之。如医者妄药转剧，宜加重桃仁、丹皮等。

伤寒，六七日，发热，微恶寒，支节疼痛，微呕，心下支结，外证未去者，柴胡桂枝汤主之。

陈修园云：七日值太阳主气之期，病太阳之标，故发热；病太阳之本，故恶寒；病气不从胸而出入，结于经脉之支、骨节之交，故支节疼痛；经气郁而欲疏，故呕；不结于经脉之正络，而结于支络，故心下支结。外证未去者，以其寒热犹在也。柴胡桂枝汤主之，达太阳之气，而解支节之结。

柯本“支节疼痛”作“支节烦疼”，谓六七日正寒热当退之时，反见发热恶寒之表证，而兼心下支结之里证，表里未解也。然恶寒微则发热亦微，但肢节烦疼则一身不烦疼可知。支如木之支，即微结之谓也。表证微故取桂枝之半，里证微故取柴胡之半。

喻嘉言云：支结者，邪结于心下之偏旁不正中也。夫支结之邪，其在外者方盛，其陷入者原少，故但合柴桂和解二法以治其表，表去支结自开矣。

唐容川云：心下支结，即支饮、支满同义。心下指膈中言，膈中行气行水管窍，支分派别，西医书图，管窍如树枝贯串。支结者，指此膈间管窍不通也。陈修园注支节为经脉之支络，注心下支结，亦是支络，语涉含糊也。

按："支节"照柯本作"肢节"，唐注仲景"支节"，皆言四支，汉文通用，陈注经脉之支、骨节之交，未免欠清楚。至云不结于经脉之正络，而结于支络，中医所谓脉络，即西医所谓管窍也。修园所谓经脉之支别，即唐容川所谓管窍之支分派别也。何必据西医以诋中医哉？

◎柴胡桂枝汤

柴胡四两，黄芩一两半，人参一两半，半夏二合半（洗），甘草二两半（炙），桂枝一两半，芍药一两半，生姜三两，大枣十二枚。

以水七升，煮取三升，去滓，温服。

方解论注中已详。

伤寒，五六日，已发汗而复下之，胸胁满，微结，小便不利，渴而不呕，但头汗出，往来寒热，心烦者，此为未解也，柴胡桂枝干姜汤主之。

张令韶云：五六日厥阴主气之期也。厥阴之上，中见少阳，已发汗而复下之，则逆其少阳之枢，不能外出，故胸胁满，微结；不能下行，故小便不利；少阳之上，火气治之，故渴；无枢转外出之机，故不呕；但头汗出者，太阳之津液，不能旁达，惟上蒸于头也；少阳欲枢转而不能，故有往来寒热之象也；厥阴内属心包而主脉络，故心烦；此病在太阳，而涉厥阴之气，不得少阳之枢以外出，故曰“此为未解也”。柴胡、桂枝、黄芩，转少阳之枢而达太阳之气；牡蛎启厥阴之气，以解胸胁之结；蒌根引水液以上升而止烦渴；汗下后中气虚矣，故用干姜甘草以理中。

按：此以汗下后而言中气虚，但本文无“中气虚”明文，则干姜不若生姜矣。

愚按：微结者不似大、小结胸之显，“微”字对“显”字言，其见证皆太阳、少阳，其方则达表、转枢、解结、止渴，各丝丝入扣，惟理中一节，指干姜言，但本文虽汗、下后，而中气未有被伤明文，修园所注理中，则本之张令韶，皆属望文生义也。

唐容川云：此证皆寒水之气，闭其胸膈腠理，而火不得外发，则反于心包，故心烦。用柴胡以透达膜腠，用桂姜以散撤寒水，又用栝蒌黄芩以清内郁之火。夫散寒必先助其火，本证心烦，已是火郁于内，初服桂姜，反助其火，故仍见微烦；复服则桂姜之性，已得升达，而火外发矣，是以汗出而愈。

按：唐氏不讲转枢，故此条欲独开生面而有碍。其云桂、姜撤寒，又云散寒必先助其火，栝蒌黄芩清内郁之火，是矣。既助火，而又清火，此何谓哉？初服桂、姜助火，故仍见微烦，是助火增烦也；复服则火宜更增，乃云得升达汗出愈者，不过见服方后自注云尔。讵知本条已有“心烦”，则“初服微烦”衍文也。本论多有衍文，方后犹多，不改则贻累后学。

《金鉴》云：小便不利，渴而不呕，非停水之故，乃汗下损其津液，较唐氏所云汗则阳气外泄，下则阳气下陷，水饮内动，逆于胸胁，水结则津液不升故渴之说，则《金鉴》尚就少阳立论，胜于唐氏矣。

◎柴胡桂枝干姜汤

柴胡半斤，桂枝三两，干姜二两，黄芩三两，牡蛎二两，甘草二两（炙），栝蒌根四两。

以水一斗二升，煮取六升，去滓，再煎取三升，温服一升，日三服，初服微烦，复服汗出便愈。

方解论注中已透。

太阳少阳并病，而反下之，成结胸，心下硬，下利

不止，水浆不下，其人心烦。

陈修园云：太少二阳并病，当从少阳之枢转。医者不知转枢之义，而反下之，逆其枢于内，则成结胸，心下硬；逆其枢于下，则下焦不阖，而下利不止；枢逆于上，则上焦不纳，而水浆不下；枢逆于中，则胃络不和，故其入心烦，此并病误下之剧证也。

薛步云云：误下后，太少标本水火之气，不能交会于中土，火气不归中土，独亢于上则水浆不下，其入心烦；水气不交于中土，独盛于下，则下利不止。此不可用陷胸汤，即小柴胡亦未甚妥，半夏泻心汤庶几近之。

按：甘草泻心证，有下利、心下痞硬、干呕、心烦不得安，与此尽同，则为甘草泻心汤更妥。

柯韵伯云：心烦是结胸证悉具，烦躁者死也。

按：此条烦而不躁，且无结胸之痛，究是太阳误下之坏证，不是阳病入阴之剧证，不得遽断死证也。

喻嘉言云：并病即不误下，已如结胸，心下痞硬矣，况加误下乎？“其入心烦”句，似未了语，然结胸证，有其证悉具，烦躁者死，意者谓其入心烦者死乎？

按：此更认证未真，曷不将此十数条细玩自了然矣。

程扶生云：上下俱病，而阳明之居中者，遂至水浆不入而心烦也。

按：此只随文敷衍。

《金鉴》云：上不人而下常出，中空无物，其入心烦，而成坏证，即刺法亦无所用耳。

按：此论亦未融会数节书，故自处于无用耳。

太阳中风，下利，呕逆，表解者乃可攻之，其人漐漐汗出，发作有时，头痛，心下痞硬满，引胁下痛，干呕，短气，汗出不恶寒者，此表解里未和也，十枣汤主之。

柯韵伯云：中风下利呕逆，本葛根加半夏汤证，若表既解而水气淫溢，不用十枣攻之，胃气大虚，后难为力矣。然下利呕逆，固为里证，而本于中风，不可不细审其表也。若其人漐漐汗出，似乎表证，然发作有时，则病不在表矣。头痛是表证，然既不恶寒，又不发热，但心下痞硬而满，胁下牵引而痛，是心下水气泛溢，上攻于脑而头痛也。与伤寒不大便六七日而头痛与承气汤同例。干呕汗出为在表，然而汗出有时，更不恶寒，干呕而短气，为里证也明矣。此可以见表之风邪已解，而里之水气不和也。然诸水气为患，或喘，或渴，或噎，或悸，或烦，或利而不吐，或吐而不利，或吐利而无汗，此则外走皮毛而汗出，上走咽喉而呕逆，下走肠胃而下利，浩浩莫御非得此利水之峻剂，以直折之，中气不支矣。此十枣之剂，与五苓青龙泻心等法悬殊矣。

按：此注精警之极。

陈修园云：水有潮汐，则汗出亦发作有时，水搏则过颡，水激则在山。

唐容川云：发作有时，不得比为水有潮汐，头痛不得比为水激在山。盖水停胸胁在膜油中，与疟邪之客于膜原同也。膜原即三焦之油膜也。邪在膜中，正气过此，与之相争，则疟发作。此节水留膈膜之间，卫气已过则止，与疟之发作有时，其理正同。卫气争而得出，则漐漐汗出，寒水之气，随太阳经脉上攻于头，则为头痛。

此即柯注之解，亦即陈注“水激在山”之解也，何必驳陈注。

按：此说水停胸胁膜油中，如疟邪之客于膜原，故发作有时，不知疟邪之客在膜原而不动，此条水邪泛溢全身，外而皮毛，里而肠胃，乌可以疟邪例之？

喻嘉言云：漐漐汗出，发作有时，便是表之征。头痛等乃邪结之本证，不得以表证名之。必不能待本证尽除，而后攻之，故重申之曰：汗出不恶寒，便是可攻之候。盖外邪挟饮，两相搏结，设外邪不解，何以得汗出津津乎？

按：“漐漐汗出”者，正其水邪之浩瀚横溢也。表解当认“不恶寒”三字，可知表未解，即漐漐汗出时，无有不恶寒矣。表解即宜攻里，固不待本证之除，倘本证如果尽除，便是尽愈，更有何可攻，惟各证断无自除之理也。

《金鉴》将“下利”改作“不利”，谓岂有上呕下利而用峻攻之理。“发作有时”改“发热有时”，谓无热则汗出，乃少阴真武证，且“作”字与上下文不相联属云云。而又引柯公“水走咽喉而呕逆，水走肠胃而下利，浩浩莫御”等注，则是自相矛盾，无容为其辨也。

◎十枣汤

芫花熬，甘遂，大戟，大枣十枚（擘）。

前三味等份，各别捣为散，以水一升半，先煮大枣肥者十枚，取八合，去滓，纳药末，强人服钱匕，羸者服半钱匕，温服之，平旦服。若下少，病不除者，明日更服，加半钱匕，得快下利后，糜粥自养。

古愚云：此汤三味皆辛苦寒毒之品，直决水邪，大伤元气。柯韵伯谓参、术所不能君，甘草又与之相反，故选十枣以君之，一以顾其脾胃，一以缓其峻毒。得快利后，糜粥自养，一以使谷气内充，一以使邪不得作。此仲景用毒药攻病之法，尽美又尽善也。

太阳病，医发汗，仍发热恶寒，因复下之，心下痞。表里俱虚，阴阳气并竭，无阳则阴独，复加烧针，因胸烦，面色青黄，肤瞤者难治。今色微黄，手足温者易愈。

《浅注》照张钱塘本，医发汗遂发热恶寒，谓发汗徒伤太阳之经而虚其表，遂致发热恶寒，比前较甚，因复下之，更伤太阴之脏，而虚其里，故心下作痞，责之表里俱虚，阴气与阳气并竭，竭则不交而为痞矣。

愚按：医发汗，遂发热恶寒，此“遂”字一若发热恶寒，由于发汗也者。不知太阳病固是发热恶寒矣，非因发汗始然也。修园明知难解，于是增多“比前较甚”字样，以免窒碍，究不若柯本将“遂”字改作“仍”字之为佳也。“阴阳气并竭，无阳则阴独”句，修园谓其理虽奥，医者不可以不明云云，而其所以然处，修园实未说明，无怪唐容川之曰：《浅注》云阴气谓之为阴，亦可谓之为阳，则混淆矣。“阴阳气并竭”与“无阳则阴独”句，实为难解云云，而实不难解也。“阴阳气并竭”是申明“表里俱虚”句来，表气为阳气，里气为阴气。泛言之，血为阴，气为阳；精言之，则是表之气为阳，里之气亦为阳也。表里气俱虚，则是无表里之阳，而只留内陷之浊阴而已。何等透亮？而修园则云自其浅者言之，则气阳也，血者阴也。自其深者言之，阳有阳气，而阴亦有阴气，阴气为无形之气，随阳气循行于内外，不同于有形之阴血，独行于经脉之中也。阴血只谓之阴，阴气可谓之为阴，亦可谓之为阳，如此说来，真令解人难索矣。独阴弥漫之痞证，大散阴邪则痞解矣，桂枝人参汤是也。倘复加烧针，伤其血脉之气，故胸烦；

土虚则木乘之，故面色青黄；肤瞤者脾伤而失其贞静之体，其肌肤瞤动而不安，此为难治也。今色微黄土气，复也手足温血气和也，得此则易愈，

柯韵伯云：此因汗下后加烧针以致虚烦，亦半夏泻心证。烧针伤肉，故面青肤瞤。色微黄，手足温，是胃阳渐回。

按：如此剧证，即表里双补，尚须善法，漫云泻心乎哉？

喻嘉言云："无阳则阴独"一语，正见所以成痞之故，此已括伤寒误下成痞大义。

按：此特痞证之一端。痞证源委，尚未之知，此可以括大义乎哉？

心下痞，按之濡，其脉关上浮者，大黄黄连泻心汤主之。

陈修园云：痞发于阴，实感少阴君火之气而成，故其病心下不通而痞，以手按之而濡，此病在无形之气也。其脉不同误下入里之紧，关上浮者，以关上为寸，浮为上升。此少阴君火亢盛之象，以大黄黄连泻心汤主之，泻少阴亢盛之火而交于下，则痞结解矣。

陈古愚云：心下痞，按之濡，而不硬，是陷内之邪，与无形之气，搏聚而不散也。脉浮在关以上，其势甚高，君火亢于上，不能下交于阴也，此感上焦君火之

化而为热痞也。方用大黄黄连，大苦大寒以降之，火降而水自升，亦所以转否为泰也。最妙在不用煮而用渍，仅得其无形之气，不重其有形之味，使 气味俱薄，能降而即能升，所谓“圣而不可知之谓神”也。

《来苏集》“按之濡”下，多“大便硬，而不恶寒，反恶热”句，谓当有此数证，故立此汤。观诸泻心汤治痞，俱攻补兼施，寒热并用，此则尽去温补，独任苦寒下泄之品，且用麻沸汤，渍绞浓汁，而生用，利于急攻，如此而不言及热结当攻诸证，谬矣。“按之濡”是无形之气痞，不当下；小结胸按之痛者，尚不用大黄，此汤比陷胸汤更峻，是必有当急下处，比结胸更甚者，故执照制此峻剂也。学者用古方治今病，如据此条脉病而用此方，下咽即死耳。勿以断简残文，尊为圣经，以遗祸后人也。

愚按：痞结感上焦君火之化，本论有病发于阴，而反下之，则作痞，此痞之专证，故用此方。至于各泻心之寒热并用，是因其兼证而用，神化莫测，更有用专补之桂枝人参汤，专用攻之瓜蒂散、十枣汤、五苓散，大柴胡之顾表里，旋覆黛赭汤之寓补养于镇逆，种种离奇变化，皆以治心下之痞，而无非因兼证而施，非若此证之心下痞外，绝无他证，的是。君火之化，此方渍汁取其轻清，柯公误认为急下，故加多各证以完其说，而为是危悚之言耳。要之，柯公绝大聪明，满腔热血，其论证治，字字从心坎中体认而出，从不人云亦云：如论桂枝二越婢一汤、麻黄升麻汤之痛诋，皆大有见地；麻杏甘石汤之改为无汗之类，皆善疑善悟。余初年习医，深慕修园本二张之旨，曾执笔批驳柯、喻二家。及临证三十余年，始觉柯君所改之独得真谛也。惟此条细绎之，当从张陈之论为是。况柯公加入“大便硬，不恶寒，反恶热”等，试问果多此等证，便可急下乎？阳明之三急下，少阴之三急下，俱非此等证。至谓小结胸之痛，尚不用大黄，不知小陷胸汤较此方更猛，浓煎与渍取清汁功力之轻重不侔也。下一条奥义更精细。

《金鉴》云：“濡”字上当有“不”字，若按之濡，乃虚痞也。补之不暇，岂有用大黄泻之之理？

按：此不识证、不识方。

喻云：按之自濡，乃身中之阴气上逆，而痞聚于心下也。阴气上逆，惟苦寒可以泻之。

按：既认为阴气，亟宜姜附以消阴翳，岂有反用苦寒之理？

◎大黄黄连泻心汤

大黄二两，黄连一两。

以麻沸汤二升渍之，须臾绞去滓，分温再服。

方解论注中已详。

心下痞，而复恶寒，汗出者，附子泻心汤主之。

陈修园云：心下痞为少阴君火内结之痞，乃得太阳本寒之气，而复恶寒，且汗出者，为太阳本寒之甚，而标阳又虚，难以自守之象，以附子泻心汤主之，盖太阳少阴，阴阳水火，非深明乎阴阳水火之理者，不足以语此。

柯韵伯云："心下痞"下当有"大便硬，心烦不得眠"句，故用此汤，夫心下痞而恶寒者，表未解也。当先解表，宜桂枝加附子，而反用大黄，谬矣。既用附子，复用芩连，抑又何也。若汗出是胃实，则不当用附子，若汗出为亡阳，又乌可用芩连乎？许学士云：但师仲景意，不取仲景方，盖谓此耳。

愚按：恶寒汗出，太阳证之病在肌腠者，桂枝汤足矣，无容加入附子，此之加附子者，盖以痞为少阴君火之病。"少阴篇"背恶寒，口中和者用附子汤，少阴汗出则曰亡阳，此方附子之加，实恐其亡阳也。泻心以攻痞，合附子以固其阳，且分渍合服法外之法，恶寒汗出，张陈主张太阳本寒立论，尚隔一层，夫表未解，因汗下心下痞而恶寒者，其恶寒为太阳之恶寒，宜桂枝汤，此恶寒为少阴之恶寒，此汗出为少阴之汗出亡阳，故加附子以固阳，柯公改多大便硬等证，欲以完其说。试问大便硬此数证，宜用泻心乎？抑宜加附子乎？胃实，亡阳，两难取决，而柯公无说以处此，不得已引许氏言，许氏门外汉也。柯公长沙功臣，何必引为同调。

唐容川云：此条火气实，水气虚，水中化气，即卫之阳气也，故用附子补水中之阳气。

按：此不知所谓。

喻氏云：痞者当切阴盛阳微之虑，今恶寒汗出，其事已着，故于三黄中，另煎附子汁和服，以各行其是，而成倾否之功。

按：此仍未说得透亮。

《金鉴》云：外寒内热，合而治之，故用此方。

浮泛。

◎附子泻心汤

大黄二两，黄芩一两，黄连一两，附子一枚（炮，去皮，破别，煮为汁）。

三味以麻沸汤二升渍之，须臾绞去滓，纳附子汁，分温再服。

方解论注已详。

本以下之，故心下痞与泻心汤，痞不解，其人渴而口燥烦，小便不利者，五苓散主之。

愚按：因下之而中土内虚，故心下痞。医者不识其痞之由，遂以泻心汤与之。其痞之不解者，由其人之脾不转输，故上则口渴，中则燥烦，下则小便不利，五苓散令津液四布，脾气健运痞亦解矣。此条甚易明白，独是劈头着一句“本以下之”，修园注为太阳本寒之本，谓只见太阳之本寒，不见太阳之标热，汗之尚宜慎，况下之乎？乃竟既汗而又下之，则汗伤中焦之汁，下伤中焦之气云云。

按：此条未见“发汗”字样，何必增多一“汗”字？且“本”字作“太阳标本”之“本”，未免牵强。唐容川谓“本”字下当有脱简，亦疑所当疑也。张隐庵注“以，因也”，本因下之，其“本”字训“本来”之“本”，较为直捷。修园读隐庵书，何必另寻枝叶？

柯韵伯云：此必心下有水气，故用五苓入心逐水。

按：五苓运水而非逐水，果心下有水气，小青龙已有成法，此之用五苓，非心下水气也。

喻嘉言云：五苓功擅润津、滋燥、导饮、荡热，所以能消痞满。

此亦未中肯。

唐容川补修园注云：痞是水火虚气，然亦有单水痞之实证，十枣汤是也；又有单水痞之虚证，五苓散是也。又原文“本”字下当有脱简。

按：此注未悉痞结之原。

伤寒，汗出，解之后，胃中不和，心下痞硬，干噫，食臭，胁下有水气，腹中雷鸣，下利者，生姜泻心汤主之。

陈修园云：汗解后胃不和则气滞而内结，故心下痞；胃不和则气逆而上冲，故干噫；胃之所司者，水谷也，胃和则谷消而水化，兹则谷不消而作腐，故食臭；水不化而横流，故胁下有水气；水谷不消，糟粕未成而遽下，逆其势则不平，所谓物不平则鸣也。生姜泻心汤主之。

柯本“干噫”作“干呕”，谓太阳寒水之邪，侵于躯壳之表者已罢，而入于躯壳之里者未罢，阳邪居胃上口，故心下痞硬，干呕而食臭；水邪居胃下口，故腹中雷鸣而下利；火用不宣故痞硬；水用不宣则干呕；邪热不杀谷则食臭；土虚不制水故肠鸣。

可与陈注互相发明。

喻嘉言云：津液因邪入而内结，因发汗而外亡，两伤告匮，故其入心下必痞硬。以伏饮搏聚，胃气不足以开之也。胃病故有干噫、食臭等症。

按：既云亡液，又云饮聚，总是眉目不清，自相矛盾，逊柯公远甚。

◎生姜泻心汤

生姜四两，甘草三两，人参三两，干姜一两，黄芩三两，半夏半升，大枣十二枚，黄连一两。

以水一斗，煮取六升，去滓，再煎取三升，温服一升，日三服。

陈平伯曰：君生姜之辛温善散者，宣泄水气，复以干姜、参、草之甘温守中者，培养中州，然后以芩连之苦寒者，涤热泄痞。名曰生姜泻心，赖以泻心下之痞，而兼擅补中散水之长也。倘无水气，必不用半夏、生姜之辛散；不涉中虚，亦无取干姜、参、草之补中。要知仲景泻心汤有五，然除大黄黄连泻心汤正治之外，皆随证加减之方也。

伤寒，中风，医反下之，其人下利日数十行，谷不化，腹中雷鸣，心下痞硬，而满，干呕，心烦不得安，医见心下痞，谓病不尽，复下之，其痞益甚，此非热结，但以胃中虚，客气上逆，故使硬也。甘草泻心汤主之。

陈修园云：不应下而下，虚其肠胃，则水寒在下，而不得上交，故其人下利日数十行，谷不化，腹中雷鸣；火热在上而不得下济，故其入心下痞硬而满，干呕，心烦不得安。此上下水火不交之理，本甚精微，医者不知，见心下痞，谓病不尽，复误下之，则下者益下，上者益上，其痞益甚，此非热结，但以误下以致胃中虚，客气乘虚上逆，故使硬也，甘草泻心汤主之。此交上下者，调其中之法也。

柯韵伯云：上条是汗解后水气下攻证，此条是误下后客气上逆证。总是胃虚，而稍有分别者。上条腹鸣下利，胃中犹寒热相半，故云不和；此腹鸣而完谷不化，日数十行，则痞为虚痞，硬为虚硬，满为虚满也明矣。上条水气下趋，故不烦不满，此条虚邪上逆，故心烦而满。

按：痞为虚痞，语尚欠圆，然则芩、连无着矣。因虚致痞较妥。

唐容川注上条胁下有水气、腹中雷鸣，谓陈注以“物不平则鸣”解“腹中雷鸣”为牵强，“水气”二字，仲景明言有水复有气，若有水不有气，则水停而气不鼓之，不雷鸣矣；有气不有水，则气行而水不激之，亦不雷鸣；惟水与气争趋，是以雷鸣下利。

按：唐氏以水气为雷鸣，何以此条雷鸣矣，而无“水气”字样？小青龙证心下有水气，而竟无“雷鸣”字样？少阴真武证，此为有水气，又不有“雷鸣”字样？则有水、有气，水气争趋，必致雷鸣之说不确矣。盖“水气”二字连读为宜，如热气、燥气、湿气之类，诚如“水气”二字分读，则各种病气亦可分读乎？

◎甘草泻心汤

甘草四两，黄芩三两，干姜三两，半夏半升，黄连一两，大枣十二枚。

以水一斗，煮取六升，去滓，再煎取三升，温服一升，日三服。

陈平伯云：虚者宜补，故用甘温以补虚；客者宜除，必藉苦寒以泄热。方中倍用甘草者，下利不止，完谷不化，此非禀九土之精者，不能和胃而缓中。方名甘草泻心，见泄热之品，得补中之力而其用始神也。

伤寒，吐下后，发汗，虚烦，脉甚微，八九日心下痞硬，胁下痛，气上冲咽喉，眩冒，经脉动惕者，久而成痿。

《金鉴》云：治之失宜，阳气、阴液两虚也。阴液虚，故虚烦；阳气虚，故脉微。阳气虚而不升，故眩冒；阴液虚而不濡，故经脉动惕。气液亏损，久之则百体失养，力乏筋软而痿成矣。大补气血，培养筋骨，尚需经年始能愈也。

陈修园云：吐、下后，又发汗以夺其经脉之血液，心主血，血虚故虚烦；心主脉，心血无以主脉，故脉甚微。八日值阳明主气乏期，九日值少阳主气之期，不能枢转，故心下痞硬，而胁下亦痛，甚至阴虚阳亢，虚气上冲咽喉，血不上荣头目，故眩冒。经脉之血告竭，无以养筋，遂为之动惕，久而不愈，将来肢体不为我用而成痿矣。

愚按：修园专就血虚立论，说本张钱塘，但解脉微句实有碍。脉细为血虚，微为阳虚，屡言之矣。此忽言脉微为血虚，不若《金鉴》就阳虚立论当也。《金鉴》气液亏损，当大补气血，自是此条治法。炙甘草汤、新加汤、当归四逆汤、真武汤附子汤，多服自效。

柯韵伯云：心下痞，胁下痛，气上冲咽喉，眩冒等证，亦半夏泻心汤证。吐、下复汗，治之失宜，致经脉动惕，久而成痿。若用竹叶石膏大谬，以各证皆属于虚也。

喻嘉言云：外邪痰饮，搏结有加，而脉反甚微，不与病情相协，日久则四肢失养，此后虽津液渐生，亦将与饮同事，故成痿也。

按：凡眩冒及胁痛者，非无饮邪为患，而此条经脉动惕，久而成痿，明明是气血失养，则眩冒及虚烦、脉微等，亦为气血两虚也明矣。喻氏不计失治致虚，而以脉微为与外邪痰饮不协，“动惕”“成痿”句，不得作痰饮论，则云元气以动而渐消，津液以结而不布，故痿。如此强完其说，非一线到底也。

后人治痿，独取阳明，谓水谷之气布化，则五脏有所禀，宗筋有所养，而不痿矣。宜虎潜丸。

按：此亦不外滋其血液，若然则炙甘草汤更为神品矣。后人板钝之时方，安可与经方同日而语哉？

伤寒，发汗，若吐，若下，解后，心下痞硬，噫气不除者，旋覆代赭石汤主之。

愚按：此证为病后所常有，凡汗、吐、下，邪虽解而中气不无损伤，不能下降，故心下痞硬；下焦不能承领归根，故上逆而为噫气。下利愈后，此证尤多，然非大碍，二证外亦无他苦，故旋覆代赭石汤可了。

陈修园云：此中气伤而虚气上逆也。

此条张隐庵集注不载。

按：此条为仲祖原文，大有理，不可删。

柯韵伯云：心气虚不得降而上出于声，君主出亡之象，噫者伤痛声，不言声而曰气者，气随声而见于外也。

按：此条自有妙义，乃不究其所然，而只辨“噫”之一字，而不知噫气即嗳气也，与呃逆相似。下后胃败呃逆为危证，此不过噫气则轻甚。

罗东逸云：发汗、吐、下后，邪虽去而胃之亏损亦多。胃气既亏，三焦亦因之失职，阳无所归而不升，阴无所纳而不降，是以浊邪留滞，伏饮为逆，故心下痞硬，噫气不除也。

◎旋覆代赭石汤

旋覆花三两，代赫石一两，人参二两，甘草三两（炙），半夏半升，生姜五两，大枣十二枚。

以水一斗，煮取六升，去滓，再煎取三升，温服一升，日三服。

罗东逸云：方中以人参、甘草养正补虚，姜、枣和脾养胃，所以安定中州者，至矣。更以赭石得土气之甘而沉者，使之敛浮镇逆，领人参以归气于下。旋覆之辛而润者，用之开肺涤饮，佐半夏以蠲痰饮于上，苟非二物承领上下，则何能除噫气而消心下之痞硬乎？观仲景治下焦水气上逆，振振欲擗地者，用真武汤镇之；利在下焦大肠滑脱者，用赤石脂禹余粮固之；此胃虚于中，气不及下，复用此法，领之而胸中转否为泰。其为归元固下之法，各极其妙如此。

太阳病，外证未除，而数下之，遂协热而利。利下不止，心下痞硬，表里不解者，桂枝人参汤主之。

陈修园云：外未除而数下，致胃气虚，虚极则寒，中气无权，既不能推邪托热以解肌，遂协肌热而利，利下不止，胃阳愈虚，而阴霾之气愈逆于上，弥漫不开，故心下痞硬。此为表里不解者，以桂枝人参汤主之。

桂枝人参汤以之医太阳外热未除，而下利，使理中止利，桂枝后下越出以解外，极效。

程郊倩云：协热而利，向来俱作阳邪陷于下焦，果尔则安得用理中乎？盖利有寒热二证也。

宾有按：此“协热”二字，与别不同。盖由肌热不从外解，故其方不离桂枝。

愚按：此之痞为虚痞，利为虚利。协热者协太阳之标热，下利则从寒化，阴寒上逆，故心下痞。用理中以止利即以开痞，妙在桂枝一味，后下，取其力锐越出以解表，是表里双清也。若葛根芩连汤专主清凉，施之天地不交之证，则危乎其危。此节其义甚精，则彼节为伪书何疑。

◎桂枝人参汤

桂枝四两，人参三两，白术三两，干姜三两，甘草四两。

以水九升，先煮四味，取五升，纳桂，更煮取三升，去滓，温服一升，日再服，夜一服。

方解论注中已详。

伤寒，大下后，复发汗，心下痞，恶寒者，表未解也。不可攻痞，当先解表，表解乃可攻痞。解表宜桂枝汤，攻痞宜大黄黄连泻心汤。

陈修园云：从外而内者先治其外，后治其内，故先解表而后攻痞。

愚按：表里先后，治无定法，按证之缓急，最为握要。如伤寒医下之，续得下利清谷不止，则急当救里，里证重急所当急也。此条无下利，则痞之里证为后，自当先从表解矣。上条下利而痞，桂枝人参汤，可以表里齐解更妙，然此亦视其病机有可双解耳。两节合观，表之邪热虽同，而里之变证各异，且表里同治，有用一方而为双解之法，双解中又有缓急之分；或用两方而审先后之宜，两方中又有合一之妙，仲师心法，活泼泼地。

伤寒，发热，汗出不解，心中痞硬，呕吐而下利者，大柴胡汤主之。

陈修园云：此之心中痞硬，邪虽已结聚，而气机仍欲上腾，故呕吐；又欲下行故又下利者，当因其势以达之。大柴胡从中而达太阳之气于外，可以主之。治痞者不可谓泻心外无方也。

柯韵伯云：痞硬既在心下，既非下后，则吐利实认为实证耳。

《金鉴》云：下利作“不利”，谓岂有上吐下利，而以大柴下之之理乎？

按：此犹是注十枣汤之偏见也。

喻嘉言云：攻之则碍表，不攻则里证已迫，计惟大柴一汤，表里两解耳。

愚按：未经数下而心下痞硬，下利即有吐呕，是其下利为气机欲下行，故用大柴。况由发热汗出，而心下痞硬，为实邪结聚，是大柴之用，当注意于发热之实邪，可与太阳阳明合病下利或呕之用葛根黄芩黄连汤同一例。此等吐利，当认其实邪的确，否则少阴之吐利，毫厘千里，误人不少。当认小柴胡证有喜呕，间有热迫津液而下利者，须认定发热口苦渴。余每以小柴胡去半夏加葛根，取陷者举之之义，奇效。亦由葛根黄芩黄连汤及此条而悟出者也。

◎大柴胡汤

柴胡半斤，半夏半升，芍药三两，黄芩三两，生姜五两，枳实四枚（炙），大枣十二枚。

以水一斗二升，煮取六升，去滓，再煎，温服一升，日三服。一方用大黄二两，若不加大黄，恐不为大柴胡也按此方原有两法，长沙并存其说而用之。

古愚云：方用芍药、黄芩、枳实、大黄，以病势内入，必取苦泄之品，以解在内之烦急也。又用柴胡、半夏，以启一阴一阳之气，生姜、大枣以宣发中焦之气。盖病虽已内入，而病情仍欲外达，此汤还藉少阳之枢而外出，非若承气之上承热气也。

汪切庵谓加减小柴胡、小承气为一方，未免以庸俗见测之也。

病如桂枝证，头不痛，项不强，寸脉微浮，胸中痞硬，气上冲咽喉，不得息者，此为胸有寒也。当吐之，宜瓜蒂散。

陈修园云：头项不强痛，病不在太阳之经脉。胸中为太阳出入之地，本寒之气塞其道路，故胸中痞硬。且气上冲咽喉，喘促至不得自布其鼻息者，此为寒气结于胸中，则太阳之气，不能从胸以出，宜取高者越之之义，亟以瓜蒂散吐之。

《尚论篇》此条不列入六经内，而另为痰证一类，谓此非外入之风，乃内蕴之痰耳。

按：此条胸中痰结，乃太阳结胸之一。明明太阳结胸之一，何以不列入六经？况三阳三阴，《伤寒论》以六经钳万病，试问不入六经，岂六经外，别有一经，空悬于形骸之外者乎？

愚按："经脉动惕，久而成痿"一条，亦有气上冲咽喉一证，但彼为虚证，此为实证。虚证有经脉动惕，此实邪上冲之极，至不得息，非高者越之，气将绝矣。一息不运则机针穷此之谓也。

庚辰年四月，余医甘竹乡胡芷轩之妻，发热未解，旋而气上冲咽喉不得息，不能言，辛苦万分，余即以瓜蒂散吐之，即气顺能言。

◎瓜蒂散

瓜蒂一分（熬黄），赤小豆一分。

二味各别捣筛为散，已合治之，取一钱匕，以香豉一合，用热汤七合，煮作稀糜，去滓，取汁和散，温顿服之不吐者，少少加得快吐乃止。诸亡血虚家，不可与瓜蒂散。《内台方》有"昏愦者亦可吐"句。

古愚云：方取瓜蒂之苦涌，佐以赤小豆之色赤而性降，香豉之黑色而气升，能使心肾相交，即大吐之顷神志不溃，此所以为吐法之神也。

脏结如结胸状，饮食如故，时时下利，寸脉浮，关脉小细沉紧，名曰：脏结，舌上白胎滑者，难治。

陈修园云：脏结发于少阴，不如结胸之发于太阳也。阴邪逆于心下，故外如结胸。不涉于胸胃，故饮食如常。下于脏气，故时时下利。寸脉浮为少阴之神气浮于外也，关脉小细为少阴之脏气虚于内也，沉紧为少阴之脏气结于内也。舌为心之外候，白胎滑为阴寒甚于下，而君火衰于上也吗，难治矣。

喻嘉言云：关脉居上下焦之界，外邪由此而下结，结气由此而上干，舌胎白滑则所感深重，互结之势愈炽，故难治。

柯韵伯云：脏结是结在脏，而不在腑，非若阴结之不能食，大便硬也。只五脏不通，五脏以心为主，舌胎白滑者，心火受水克而几熄，故难治。

按：脏结之饮食如故，时时下利，此证常多，当以四逆、理中等，加赤石脂以填补中土，且此证成之以渐，下焦既滑脱非需以时日，则阴寒未易猝除。

脏结无阳证，不往来寒热，其人反静，舌上白胎滑者，不可攻也。

陈修园云：脏结发于少阴，少阴上火下水，本热标寒，必得阳热君火之化则无病。今不得其热化，则为脏结无阳证。少阴主枢，今病不见往来寒热，是少阴之阳气不能从枢以出也。阳动而阴静，故其人反静。舌上胎滑者，为君火衰微，而阴寒气盛，不得不切戒之曰：不可攻也。

喻嘉言本移在“脏结死证”下，合为一节，谓舌上仍有胎滑者，丹田有热，胸中有寒耳，则其病不在表里而在上下，外感之阳热，挟痞气而反在下。不可攻之理，从来不讲，想因脏结之人，腹必拒痛，攻之是速其痛引阴筋而死，不攻则病不除，故以攻为戒。是在调其阴阳，使之相入，滑脉退而后攻之，则寒热消散而愈矣。

按：阴寒一证，绝不见阳，柯公所谓温以理中、四逆或可望生，乃竟说成寒热交错，有待于攻耶！脏结感下焦阴寒而成，柯、喻二家俱见不到。要之，柯公就阴寒说，尚知治法，喻公寒热交错，更不知所谓。

柯韵伯云积渐凝结而为阴，五脏之阳已竭。

按：此终道不着少阴病，到底未识脏结一证。

病胁下素有痞，连在脐旁，痛引少腹入阴筋者，此名脏结、死。

张钱塘云：此证惟阴无阳，气机不能从阴以出阳，是为死证，以结脏结之义也。素，见在也，谓胁下素有痞气。夫胁下乃厥阴之位，脐旁乃太阴之位，少腹阴筋乃少阴之位，阴筋即前阴肾脏所司也。痛引少腹入阴筋，乃三阴之气交结于内，不得上乘少阴君火之阳，故为不治之死证。

陈修园云：此病总是为肾阳衰败，致胸中之阳不布，肝木之荣失养，三阴部分皆虚矣。又值寒邪内入，则脏真之气结而不通。其痛从脐旁引少腹入阴筋者，少腹阴筋，皆厥阴之部，厥阴，为阴中之阴，不得中见之化，此名脏结，必死。可知结在少阴，无君火之化者，只曰难治，曰不可攻，以少阴上有君火，尤可冀其生也；结在厥阴，两阴交尽绝不见阳，必死无疑矣。

柯韵伯云：三阴肝肾脾之阴气，凝结于此不散，今人多有阴筋上冲小腹而痛死者，即是此类。然痛定便苏者，《金匮》所云“入脏则死，入腑则生”也。治之以茴香、吴萸等味而痊者，可以明脏结治法矣。

唐容川云：脏结，“脏”字如《金匮》“妇人脏燥”之“脏”，指血室胞宫而言。凡男子、女人皆有血室胞宫，乃下焦一大夹室也。上连胁下之板油，其下则有窍通于前阴，故痛引阴筋。盖此脏结，即今人所谓缩阴证也。入阴筋者，将阴引入于内，即缩阴证也。

按：以脏结为缩阴，何以章首所谓脏结者饮食如故，时时下利，而不以缩阴为言？可知张陈之说为是。此条盖脏结之极点，三阴阴寒，全不见阳也。唐君好西学，以形质言乃尔。

庚子年广芝馆之伴梁丽泉素有疝病，余每以五苓加入茴香、吴萸、橘核、荔核等而愈。五月五日因暑热误食鱼羹，寒气大作，痛引小腹入阴筋，伊服平日治疝之方不效，延余至诊，其四肢厥逆，汗出面无人色，少腹入阴筋，痛不可忍，余即主以大剂白通加吴萸，日二服，越日即能行走不痛矣。

丁酉年正月接肇庆峡何翰臣君函，是索方治病者。

何君曾患目疾，医误以苦寒药多剂致虚，到省商医于余而愈。旋梓后积饮成咳，函商治法而愈。此次据云胁下结痛连脐旁，上冲胸膈，痛不可耐，呕逆不能食，其昆仲何瑞南君，主以真武，附子用至一两，无效，迫得函商治法。余复函云：据是胁下痛、连脐旁，为脏结之险证，但不引入阴筋，而上逆，迫胸而呕，此阴寒逆迫，非寻常药剂可能为力。遂订大剂白通，附子用至三两，干姜二两，请其日服三剂，稍定则日二剂，大定则日一剂，愈后则以瑞南君之真武善其后。如此复去，七月时何君携乃弟到省录遗，何君居然康健胜常，谓照函守服，今可无恙。可知经方之神效，亦必深知笃信，乃能收效若斯也。附记之，以证此治效之难。余常有飞函治病，然必写证清楚乃可。

伤寒病，若吐若下后，七八日不解，热结在里，表里俱热，时时恶风，大渴，舌上干燥而烦，欲饮水数升者，白虎加人参汤主之。

陈修园云：吐、下后中气受伤，七八日病不解，则太阳之标热，与阳明之燥热，合之为热结在里。其表里俱热者，热伤表气，故时时恶风；热色里气，故大渴；感燥热之化，故舌上干燥而烦。其心欲饮水数升而后快者，必以白虎加人参汤，清阳明之络热而主之。此太阳之病在络，即内合于阳明之燥化也。

柯韵伯云：里热结而不散，急当救里以滋津液，里和表亦解。此七八日之不解，其先当表不表，吐则液亡于上，下则液亡于下，表虽不解，热已结于里矣。时时恶风，则有时不恶，表将解矣。

喻嘉言云：热结在里，所以表热不除，况加大渴饮水，安得不以清里为急耶？

《金鉴》“伤寒病”下有“若汗”二字，汗较吐、下伤液更多。“时时恶风”作“时汗恶风”，云时时恶风，是表不解，白虎汤在所禁，观发热无汗、表不解、不可与白虎汤一节自知。

张隐庵云：邪之中人，必先于皮毛，次入于肌，次入于络。肺主皮毛，脾主肌，阳明主络，然均谓之太阳病者，以太阳为诸阳主气，皮毛、肌络，皆统属于太阳也。

唐容川云：热结在里，对皮毛之表而言，非胃中也。张、陈注为热在阳明之络，然《金匮》云热伤阴络则下血，热伤阳络则衄血，此未言血且注中“络”字又不指出何物，安能的确？又“经络”二字混称，后人遂以直脉为经，横脉为络。《内经》又言胃有大络，脾有大络，五脏又皆有络，然则络是何物哉？盖人身内外之微丝血管也。西医名管，凡通气行血之窍道，皆油膜微丝血管。《内经》所谓脉络，西医皆名为管也。是络乃行气行血之道路，在内通于肠胃，而在外则行于肌肉之中。此证热在肌肉，肌者肥肉，肉者瘦肉，热在此间，从络通于肠胃，故口舌干燥。瘦肉属血分，肥肉属气分，皆脾与胃之所司，故能内合于胃也。

愚按：唐君据西医解“络”为通气行血之管，在外行于肌肉之中，热在肌肉，从络通于肠胃，故口舌干燥，是说移注下两节，未经汗、吐、下而燥渴欲饮则精矣。此条曾经吐下，津液伤而胃中干渴，其表仍不解，则表有热；燥渴是里热，表不解故恶风。饮水数升，干燥若此，即时时恶风，表未解，亦必以救里为急也。陈注中太阳之标阳，与阳明之燥气，相合而为热，就气化言，吐、下伤津，胃干为阳明燥甚，是于“热极伤络”之说，尚隔一层。唐君引《金匮》下血衄血之文，驳其未见血，而不知下血衄血，是指督脉任脉言，非指肌肉之络言也。热伤络之说，移注此节不的。至于《金鉴》增多“若汗”二字，谓汗伤津液较多，岂知吐下之伤津已不少矣。至谓时时恶风，为表不解，不可用白虎，引下节发热无汗、表不解、不可与白虎为例，而不知下节之不可与白虎者，无渴欲饮水之白虎证耳。

伤寒，无大热，口燥渴，心烦，背微恶寒者，白虎加人参汤主之。

柯韵伯云：无大热是表邪已轻，背微恶寒是恶寒将罢，燥渴心烦里热已甚，急宜清里，里和而表自解矣。

陈修园云：太阳标热，合阳明燥气，热盛于内，而外反无大热，阳明络于口，属于心，故口燥渴而心烦。太阳循身之背，阳明循身之前，热并阳明，则阳明实而太阳虚矣。可于其背之微恶寒者，知为阳明之燥益盛，白虎加人参汤主之。

伤寒，脉浮，发热，无汗，其表不解者，不可与白虎汤。渴欲饮水，无表证者，白虎加人参汤主之。

陈修园云：表不解者，与络热无与，不可与白虎汤。若渴欲饮水，为热极伤络，可断其无表证，故以白虎加人参汤主之。

柯韵伯云：发热，无汗，麻黄证尚在，更兼渴欲饮水，此谓有表里证，当用五苓散。若外热已解，是无表证，但渴欲饮水，是邪热内攻，故用白虎加参。若表不解而用之，热炽寒起，可立待矣。

愚按：陈注热极伤络，的是。太阳之热，由肌肉之微丝管入胃，合阳明之燥气，故渴欲水。唐君前条之注，移此乃合。为其未经汗、吐、下，津液未曾伤，谓之热由络入胃，灼伤津液所致，亦一说。然以气化言，则传经之说，太阳可传阳明而为烦渴也，即太阳标热合阳明燥热之谓。

太阳少阳并病，心下硬，颈项强而眩者，当刺大

椎、肺俞、肝俞，慎勿下之。

陈修园云：太阳病归并少阳，少阳证汗、下俱禁，今在经而不在气，经则当刺以泄在经之邪，慎勿下之。“小结胸篇”戒勿汗者，恐其谵语；此戒勿下者，恐其成真结胸也。

愚按：此条成无己、程扶生、柯韵伯、喻嘉言及《金鉴》各家之注，俱无异议。但此条与结胸条，同是太阳少阳并病，彼证戒汗，恐其谵语，此证戒下，而无下后变何证，陈注恐成真结胸。要之，此条见证，与戒汗一条同，则亦在衍文之例也。

太阳与少阳合病，自下利者，与黄芩汤。若呕者，黄芩加半夏生姜汤主之。

陈修园云：太阳主开，少阳主枢，今少阳不能从枢以出，而反从枢以内陷，故自下利。与黄芩汤，以清陷里之热，而太阳之气达于外矣。若呕者乃少阳之枢，欲从太阳之开以上达，宜顺其势而利导之，用黄芩加半夏生姜汤，宣其逆气，而助其开以主之。

汪氏云：太少合病而至下利，则在表之寒邪，悉入而为里热，但热而不实，故与黄芩汤以清里热，里清则表邪自和矣。故不但太阳桂枝，在所当禁，并少阳柴胡，亦不须用也。

愚按：观太阳与少阳合病下利用黄芩汤，乃可知太阳与阳明合病之下利之用葛根汤为无当也。夫太阳为巨阳之气，阳明为燥热之气，少阳为相火之气，阳明中有三急下证，而少阳中则无剧证，太阳合少阳，尚且只用清里，太阳合阳明，而乃用麻桂乎哉？

◎黄芩汤

黄芩三两，甘草二两（炙），芍药二两，大枣十二枚。

以水一斗，煮取三升，去滓，温服一升，日再夜一服。

◎黄芩加半夏生姜汤

即黄芩汤加半夏半升，生姜三两。

煮服亦同。

古愚云：仲景凡下利证俱不用芍药，惟此方权用之以泄陷里之热，非定法也。

按：此对证的方，一定法也。

伤寒，胸中有热，胃中有邪气，腹中痛，欲呕者，黄连汤主之。

陈修园云：少阳三焦之气，游行于上、中、下，故逆于上焦则胸中有热，逆于中焦故胃中有寒，邪之气，逆于下焦，故腹中痛。其欲呕者三焦之气俱逆，故欲从枢而出也。治宜取小柴胡转枢之意，而加减之，俾寒热宜补内外、上下，丝丝入扣则愈，以黄连汤主之。

柯韵伯云：此热不发于表而在胸中，是未伤寒前所蓄之热也。邪气者即寒邪。夫阳受气于胸中，胸中有热，上形头面，故寒邪从肠入胃，令胃中寒邪，阻隔胸中之热不得降，故上炎作呕；胃脘之阳不外散，故腹中痛也。热不在表，故不发热，寒不在表，故不恶寒。虽无寒热往来于外，而有寒热往来于中，仍不离少阳之治法耳。欲呕而不得呕，似乎今人所谓绞肠痧、干霍乱证。

喻嘉言云：胸中有热，风邪在上也。胃中有邪，寒邪在中也。腹痛者阳邪欲下而不得下也，欲呕者阴邪欲上而不得上也。阴阳不相入，失升降之恒，故用黄连汤以理其阴阳。又云：因此法而推及脏结一证，舌上有胎者，又为寒反在上，热反在下，阴阳悖逆，既成危候。所谓不可妄攻者，非先之以和解，将立而视其死乎？学者请于此方着眼。

按：喻君自以此方为治脏结定倾扶危之要术，而抑知不识脏结为感下焦阴寒之气，望得阳为生路，更加舌上无黄黑芒刺之胎，只见白滑，是君火且衰于上，非湿家之舌上如胎者比，此际姜、附犹恐不及，可用黄连乎哉？其以舌胎认为上下寒热，必因“湿家之知上如胎，丹田有热，胸中有寒”句，而误认于脏结也。不知湿家所云舌如胎，非真胎也，且有渴不能饮等症。

汪氏云：《尚论篇》皆以风寒二邪分阴阳寒热，殊不知风之初来，未必非寒，寒之既入，亦能化热，不可拘也。

《金鉴》云：热邪在胸寒邪在胃，阴阳之气不和，失其升降之常，故以此汤调阴阳而和解之也。

◎黄连汤

黄连三两，甘草二两（炙），干姜三两，人参二两，桂枝三两，半夏半升，大枣十二枚。

以水一斗，煮取五升，去滓，温服一升，日三夜一服。

王晋三云：此即小柴胡汤变法，以桂枝易柴胡，以黄连易黄芩，以干姜易生姜。胸中热、呕吐、腹中痛者，全因胃中有邪气，阻遏阴阳升降之机，故用人参、大枣、干姜、半夏、甘草专和胃气，使入胃之后，听胃之气上下敷布，交通阴阳，再用桂枝宣发太阳之气，载黄连从上焦阳分泻热，不使其深入太阴，有碍虚寒腹痛。

伤寒，八九日，风湿相搏，身体疼烦，不能自转侧，不呕不渴，脉浮虚而涩者，桂枝附子汤主之。若其人大便硬，小便自利者，去桂枝加白术汤主之。

陈修园云：八九日当阳明少阳主气之期，宜从少阳之枢而外出矣。乃不解而复风湿相搏，寒邪拘束，故身体疼；风邪煽火，故心烦；湿邪沉着，故不能自转侧；邪未入里，故不呕不渴。脉浮虚而涩者，以浮虚为风，涩则为湿也。此风多于湿，而相搏于外，以桂枝附子汤主之。若其人脾受湿伤，不能为胃行其津液，故大便硬。愈硬而小便愈觉其自利者，脾受伤，而津液不能还入胃中也。此为湿多于风，而相搏于内，即于前方去桂枝加白术汤主之，湿若去则风无所恋，而自解矣。

唐容川云：仲景书凡“风寒”二字有通称不分别者，盖外感或系寒随风至，或系风挟寒来，故二字往往通用。此风湿是寒风，非热风也。须玩此“烦”字不是心烦，乃骨节烦疼谓其发作烦频也。风欲行而湿阻之，故烦疼；湿甚则胀，不能掉动，故不可转侧。盖筋生于瘦肉两端，而膜网则包着瘦肉，西医以筋是连网所生也，连网者中医所谓膜肉也。膜油即脾之物，脾主湿，故湿能从膜油而犯其筋节。膜又是三焦所司，至行小便，故三焦阳虚则能小便自利，脾之油受湿不运行，则大便反硬。会得此理，乃与仲景方相合也。

◎桂枝附子汤

桂枝四两，附子三枚（炮），大枣十二枚（擘），生姜三两（切），甘草二两（炙）。

以水六升，煮取二升，去滓，分温三服。

此方药品，与桂枝去芍加附子汤同，但分两之轻重不同，其主治亦别，仲景方法之严如此。

◎桂枝附子去桂加白术汤

白术四两，甘草二两（炙），附子三枚（炮），大枣十二枚，生姜三两（切）。

以水七升，煮取三升，去滓，分温三服。初服其人身如痹，半日许复服之，三服尽，其人如冒状，勿怪，此以附子术并走皮肉，逐水气，未得除，故使之尔。法当加桂四两，此本一方二法也。

方解论注已详。

风湿相搏，骨节烦疼掣痛，不得屈伸，近之则痛剧，汗出，气短，小便不利，恶风，不欲去衣，或身微肿者，甘草附子汤主之。

陈修园云：风湿相搏，见证较剧者，则骨节烦疼掣痛，不得屈伸，近之则痛剧，此风寒湿三气之邪，阻遏正气，不能宣通之象。其汗出气短，小便不利，恶风，不欲去衣，或身微肿者，卫气营气三焦之气俱病，总由于坎中元阳之失职也。务使阳回气暖，而经脉柔和，阴气得胞，而水泉流动矣。以甘草附子汤主之。

柯韵伯云：身肿痛剧，不得屈伸，湿盛于外也。恶风不欲去衣，风淫于外也。汗出气短小便不利，化源不清也。

《浅注》此一节承上节言风湿相搏，病尚浅者，利在速去；深入者妙在缓攻，恐前方三枚附子过多，其性猛急，筋节未必骤开，风湿未必遽走，徒使大汗出而邪不尽耳，故减去一枚，并去姜、枣，而以甘草为君者，欲其缓也。

此方甘草只用二两，而命方冠各药之上，大有深意。余尝对门人言，仲师不独审病有法，处方有法，即方名中药品之先后亦寓以法。所以读书当于无字处着神也。

此方中桂枝视他药而倍用之，取其入心也。盖此证原因心阳不振，以致外邪不撤，是以甘草为运筹之元帅，以桂枝为应敌之先锋也。

◎甘草附子汤

甘草二两（炙），白术二两，桂枝四两，附子二枚。

以水六升，煮取三升，去滓，温服一升，日三服。初服得微汗则解，能食，汗止复烦者，服五合。恐一升多者，宜服六七合为始。此言初服之始。

方解论注中极超。

伤寒，脉结代，心动悸，炙甘草汤主之。

陈修园云：非洞悉乎造化阴阳之本者，不可与言医。盖脉始于足少阴肾，生于足阳明胃，主于手少阴心。少阴之气，不与阳明相合，阳明之气，不与少阴相合，上下不交，血液不生经脉不通，是以心气虚而常动悸，以炙甘草汤主之，补养阳明，从中宫以分布上下也。

陈师亮云：代为难治之脉，而有治法者，凡病气血骤脱者，可以骤复；若积久而虚脱者不可复。盖久病渐损于内，脏气日亏，其脉代者，乃五脏无气之候，亦有垂绝而亦可救者，此其代脉，乃一时气乏，然亦救于万死一生之途，而未可必其生也。

按：此结、代为最难治之脉，亦必根据心动悸，乃可定其为经脉不通之证，非只结、代之脉，便决其难治也。仲祖论脉，无一不根于证若此。

柯韵伯云：寒伤心主，神明不安，故动悸。心不主脉，失其常度，故结、代也。结与代皆为阴脉，伤寒有此，所谓阳病见阴脉者死也。不忍坐视，姑制炙甘草汤，名复脉汤，以见仁人君子之用心，更欲挽回于天事已去之候耳。收合余烬，背城借一，不犹胜束手待毙乎？

喻嘉言云：伤寒而至脉结代、心动悸，真阴已亡，微邪搏聚者，欲散不散，故主炙甘草汤以复其后，俾内充胃气，外达肌表，不驱邪而邪自无可容矣。

◎炙甘草汤

甘草四两（炙），桂枝三两，生姜三两，人参二两，阿胶二两，大枣三十枚，麻仁半升，麦冬半升，生地一升。

以清酒七升，水八升，先煮八味，取三升，去滓，纳胶烊消尽，温服一升，日三服又名复脉汤。

周禹载云：本条不言外证，寒热已罢可知；不言内证，二便自调可知。第以病久正气太亏，无阳以宣其气，更无阴以养其心，此脉结代心动悸所由来也。方中人参、地黄、阿胶、麦冬、大枣、麻仁，皆柔润之品以养阴，必得桂枝、生姜之辛以行阳气，而结代之脉乃复，尤重在炙草一味，主持胃气，以资脉之本原，佐以清酒，使其捷行于脉道也。其煮法用酒七升，水八升，只取三升者，以煎良久，方得炉底变化之功，步步是法。要之，师第言结代者，用此方以复之，非谓脉脱者，以此方救之也。学者切不可泥其方名，致误危证。推之孙真人制生脉散，亦因其命名太夸，庸医相沿，贻害岂浅鲜哉？

卷三　辨阳明病脉证篇

七十七节，九方　汉·张仲景原文　顺德黎天祐庇留编注

阳明之为病，胃家实也。

柯韵伯云：阳明为传化之腑，当更实更虚，食入胃实而肠虚，食下肠实而胃虚。若但实不虚，斯为阳明之病根矣。胃实不是阳明病，而阳明之为病，悉从胃实上得来，故以胃家实为阳明一经之总纲也。然致实之由，最宜详审，有实于未病之先者，有实于得病之后者，有风寒外束、热不得越而实者，有妄汗、吐、下重亡津液而实者，有从本经热盛而实者，有从他经转属而实者，此只举其病根在实，而勿得以胃实为即可下之证。

又云：阳明提纲，与《内经》“热论”不同。“热论”重经络，病为在表；此以里证为主，里不和即是阳明病也。他条或有表证，仲景意不在表，或兼经病；仲景意不在经，阳明为阖，凡里证之不和者，又以阖病为主，不大便，固阖也，不小便，亦阖也，不能食、食难用饱、初欲食反不能食，皆阖也。自汗出，盗汗出，表开而里阖也；反无汗，内外皆阖也。种种阖病，或然或否，故提纲独以胃实为主。胃实不是竟指燥屎坚硬言，

只对下利言，下利是胃家不实矣。故汗出解后，胃中不和而下利者，便不称阳明病，如胃中虚而不下利者，便属阳明，即初硬后溏者，总不失为胃家实也。

沈尧封云：胃家实言以手按胃中实硬也。如大陷胸证按之石硬，即名实热；栀子豉证按之心下濡，即名虚烦。夫心下俱以濡硬分虚实，何独胃中不以濡硬分虚实乎？

此说可与柯公之论相表里。

陈修园云：燥气为阳明之本气，燥气太盛，无中见太阴湿土之化，则胃家实于内，故曰“胃家实”也。

太阳病，若发汗，若下，若利小便，此亡津液，胃中干燥，因转属阳明，不更衣内实，大便难者，此名阳明也。

柯韵伯云：此条明阳明转属之病因，有此亡津液之病机，成此胃家实之病根也。又按：仲景阳明病机，其原本“经脉篇”“主津液所生病”句来，故总归重在津液上，如中风之口苦咽干，鼻干不得汗，身目黄，小便难，皆津液不足所致；如腹满，小便不利，水谷不别等，亦津液不化使然。故仲景谆谆以亡津液为治阳明者告也。

陈修园云：胃中无津液而干燥，其太阳未解之邪热，因转属于阳明，不更衣为肠内之实，肠内实大便必难通，此名太阳转属之阳明也。

阳明病，外证，身热，汗自出，不恶寒，反恶热也。

柯韵伯云：阳明主里，而亦有外证者，有诸中而形诸外非另有外证也。胃实之外见者，其身则蒸蒸然，里热炽而达于外，与太阳表邪发热者不同，其汗则濈濈然，从内溢而无止息，与太阳风邪为汗者不同。表寒已散，故不恶寒。里热闭结，故反恶寒热。只因有胃家实之病根，即见身热汗自出之外证，不恶寒、反恶热之病情。然此但言病机发见，非即可下之证也。宜轻剂以和之，必谵语、潮热、烦躁、胀满诸证兼见，才为可下。此四条是阳明外证之提纲，故胃中虚冷，亦得称阳明病者，因其外证如此也。

喻嘉言云：以此辨阳明中风之外证，兼太阳也。

按：太阳中风之汗出者，其汗为风中肌腠，肌实则表虚不固，故汗出。若阳明则热自内迫而作汗，其汗不同太阳之汗，安得执汗出而认为阳明之中风乎？阳明之中风，以能食为据，至以发热汗出为兼太阳，更未识阳明之外证也。

本太阳病，初得病时，发其汗，汗先出不彻，因转属阳明也。伤寒，发热，无汗，呕不能食，而反汗出，

濈濈然者，是转属阳明也。照张钱塘本。

《来苏集》分为两节，“彻”字作“止”字解，“汗出不彻”，即“汗出多”之互辞；下节由“伤寒发热无汗”起，谓胃实之病机在汗出多，病情在不能食。初因寒邪外束，故无汗，继而胃阳遽发，故反汗多。即呕不能食时，可知其入胃家素实，与干呕不同，而反汗出，则非太阳之中风，是阳明之病实矣。

陈修园云：其太阳标热之气，不能随汗而泄，即与燥气混为一家，因此而转属阳明也。更有发热无汗，其时即伏胃不和之病机，故呕不能食。不因发汗，而反汗出濈濈然者，水液外泄则阳明内干，是转属外，又有一转属之阳明也。

张钱塘云：此言阳明有内外转属之不同，上截言转属阳明之在外者，下截言转属阳明之在内者。

伤寒三日，阳明脉大。

柯韵伯云：脉大者，两阳合明内外皆阳之象。阳明受病之初在表，脉但浮而不大，与太阳同，故亦有麻黄、桂枝证。至二日恶寒自止而反恶热，三日热势太盛，故脉亦洪大也。此为胃家实之正脉。

张钱塘云：夫六经之传，一日太阳，二日阳明，邪传阳明，便归中土，无所复传，故至三日而现脉大之阳明也。

修园注本此。

喻嘉言云：阳明气血俱多，其脉必大。

方氏、沈氏亦云然。

《金鉴》云：邪热入胃，而成内实之诊。

伤寒，脉浮而缓，手足自温者，是为系在太阴。太阴者，身当发黄，若小便自利者，不能发黄，至七八日，大便硬者，为阳明也。

柯韵伯云：太阳受病，转属阳明者，以阳明为燥土，此病机在小便。小便不利，是津液不行，故湿土自病，病在肌肉；小便自利，是津液越出，故燥土受病，病在胃也。

客曰：病在太阴，同是小便自利，至七八日暴烦下利，仍为太阴病，大便硬者，转为阳明病，其始则同，其终则异者，何也？曰：阴阳异位，阳道实，阴道虚，故脾家实则腐秽自去，而从太阴之开；胃家实，则地道不通，而成阳明之阖，此其别也。

陈修园云：此言阳明与太阴相表里之义。阳明之发热是身全热，今只手足自温，是为病不在阳明而系在太阴，太阴湿土，湿热相并，身当发黄，小便利得以下泄，故不能发黄。至七八日值阳明主气之期，遂移其所系而系阳明，胃燥则肠干，大便无不硬者，此为阳明也。

阳明中风，口苦，咽干，腹满，微喘，发热，恶寒，脉浮而紧，若下之，则腹满，小便难也。

柯韵伯云：数证似太阳、少阳、太阴，但三经证俱未备，故名为阳明中风耳。是知口为胃窍，咽为胃门，腹为胃室，喘为胃病矣。恶寒为阳明初病之表证，浮紧为潮热有时之定脉，若以腹满为胃实而下之，津液既竭，腹更满而小便难，必大便反易矣。此中风转中寒，胃实转胃虚，初能食而致反不能食之机也。伤寒中风，但见有柴胡一证便是，则口苦咽干，当从少阳证治。脉浮而紧者，当曰“弦”矣。

按：此注用小柴胡，较胜陈注之发汗。

陈修园云：此条言阳明之气，不特与太阴为表里，抑且与太阳少阳相合，涉于少阳之热化，故口苦咽干；涉于太阴之湿化，故腹满微喘；涉于太阳之寒化，故发热恶寒。阳明脉本浮大，以阳明协于太阳，故脉浮中不见大而见紧。浮紧之脉，宜从汗以解之；若误下则阳邪内陷于中土，则中土不运，而腹增满，少阳之三焦不能决渎，复增出小便难之新证也。注本张钱塘。

程郊倩云：此与太阳大青龙同，彼以风寒持其营卫，故有烦躁，而无腹满；此以风寒持住阳明，故有腹满。

按：大青龙是汗不出，郁热而烦躁，非风寒两伤也。此明明阳明中风，何得言风寒？且腹满之所以然亦未悉。

唐容川云：此只申明少阳阳明证，脉浮而紧，是弦脉也；发热恶寒少阳证也；口苦咽干，少阳证也。惟腹满微喘，兼在阳明，当借少阳而达于表，不可下肠胃而引入里也。少阳三焦司决渎，引入里则小便难。《浅注》牵引太阴太阳，反生葛藤。

愚按：陈注本之张钱塘，将口苦、咽干三证，分属少阳、太阴、太阳，似为现成，但全无阳明见证，则阳明中风句，反无着落，果尔，当改为少阳、太阴、太阳三经合病，不得为阳明中风矣。唐氏谓为少阳阳明发热恶寒，亦属少阳。按：少阳实往来寒热，发热恶寒，则属太阳，而阳明初病，亦有恶寒，则柯注为是。且腹满微喘，属之阳明，确为胃实可下之证，但初病阳明，则无此，亦是可疑处。若以本文论，则柯注引小柴作证为是。

阳明病，若能食名中风，不能食名中寒。

陈修园云：风能鼓阳明之气，故能食名中风；寒能闭拒阳明之气，故不能食名中寒。然此特初病则然，久之则为实满等证，虽能食者，亦归于不能食矣。要之，以食而辨风寒之气，即以食而验阳明之胃气，因正而辨邪，因邪而识正。善读者，能会心于文字之外则得矣。

柯韵伯云：此不特以能食、不能食别风寒，更以能食不能食审胃家虚实也。要之，风寒本一体，随入胃气而别，此条本为阳明初受表邪，先辨胃家虚实为诊家提纲，使其着眼，不是为阳明分中风、伤寒之法也。

喻嘉言云：本之张钱塘。亦云：风为阳，能消谷，寒为阴，不能消谷，以此辨风寒则有据。

阳明病，若中寒，不能食，小便不利，手足濈然汗出，此欲作固瘕，必大便初硬后溏。所以然者，以胃中冷，水谷不别故也。

陈修园云：阴寒过甚，不得本气燥热之化，则谷不消而不能食，水不化而小便不利。四肢为诸阳之末，胃阳虚而津液外泄，故手足濈然汗出。此欲大便固而仍不固，欲作大瘕泄，而仍不瘕，燥气用事，必大便初硬；寒气用事，而后半即溏。所以然者，以胃中冷水谷不能泌别故也。

柯韵伯云：胃实则中热，故能消谷。胃虚则中寒，故不能食。阳明以胃实为病根，更当以胃寒为深虑耳。凡身热，汗出，不恶寒，反恶热，称阳明病，今但手足汗出，则津液之泄于外者尚少；小便不利，则津液不泄于下。阳明所虑在亡津液，此更虑其不能化液矣。又云：固瘕即初硬后溏之谓，肛门虽固结，而肠中不全干也。溏即水谷不别之象，以癥瘕作解，谬矣。

按：大肠、小肠俱属于胃，欲知胃之虚实，必于二便验之。小便利屎定硬，小便不利，必大便初硬后溏，今人但知大便硬、大便难、不大便者，为阳明病，亦知小便难、小便不利、小便数少或不尿者，皆阳明病乎？

唐容川云：水谷不别，指出水从胃中，即散出而走膜膈也。西医所谓胃之通体有微丝血管，将水散出，《内经》所谓上焦为水之上源，即指出水从胃中而散入膜膈也。胃中冷，即总论所谓燥气不足。合观总论，而水谷之治法明矣。

喻嘉言云：固瘕即溏泄久而不止也。

阳明病，不能食，攻其热，必哕。所以然者，胃中虚冷故也。以其人本虚，故攻其热必哕。

柯本下节，即接以"若胃中虚冷，不能食者，饮水则哕"。

陈修园云：阳明病虽以胃家实为大纲，而治者当刻刻于虚寒上着眼。阳明病，胃气实则能食，今不能食，可知其胃虚矣。医者误攻其热，则虚不受攻，寒复伤胃，其人必哕，以其胃中虚冷故也。此胃气存亡之关头，不得不再叮咛曰：以其人胃气本虚，故攻其热必哕。

柯韵伯云：要知阳明病不能食者，虽身热恶热，而不可攻其热。不能食便是胃中虚冷，用寒以彻表热，便是攻非指用承气也。伤寒治阳明之法，利在攻。仲景治阳明之心，全在未可攻，故谆谆以胃家虚实相告耳。

张钱塘云：哕，呃逆也。

高子曰："遍阅诸经，只有哕而无呃，以哕之为呃也。确乎不易。《诗》云：鸾声哕哕，谓呃之发声有序，如车銮声之有节奏也。凡经论之言哕者，俱作呃解无疑。

唐容川云：此言胃气虚冷，无燥屎，虽有身热之阳明证，亦不可误攻其胃，非胃有燥屎，断不可攻也。《浅注》必扯胃家实为言，反添葛藤。

阳明病，脉迟，腹满，食难用饱，饱则微烦，头眩，必小便难，此欲作谷疸，虽下之，腹满如故。所以然者，脉迟故也。

柯本有"腹满"二字，《浅注》照张本无"腹满"二字。细按本文"腹满如故"，可知其先已有腹满矣。

柯韵伯云：阳明脉浮而大为中风，若脉迟为中寒、为无阳矣。食难用饱，因于腹满，腹满因于小便难，烦眩又因于食饱耳。食入于胃，油气归心，故烦。阳虚不能化液，则清中清者不上升，故食谷则头眩；池中清者不下输，故腹满而小便难。胃脘之阳不达于寸口，故脉迟也。《金匮》曰：谷气不消，胃中苦浊，浊气下流，小便不通，身体尽黄，名曰谷疸。当用五苓散调胃利水，而反用茵陈汤下之，腹满不减，而除中发哕所由来矣。所以然者，迟为在脏，脾家实则腐秽自去。食难用饱者，脾不磨也。下之则脾家愈虚，不化、不出故腹满如故也。

张钱塘、方中行、程郊倩、陈修园、《金鉴》注皆同。

喻嘉言云：得食微烦者，外邪助其内热也。热蒸食而上攻，故头眩。小便难者，湿热上攻水道必不通也。作谷疸者，水谷之湿，得热蒸而遍身发黄也。下之腹满如故者，病未除而脉愈迟也。

按：此注虚证误认为实证，不至病增剧烈不止，试问脉迟、食难用饱、不能食，何谓乎？

阳明病，法多汗，反无汗，其身如虫行皮中状者，此以久虚故也。

柯韵伯云：明阳气血俱多，故多汗。其人久虚，故反无汗。此又当益津液和营卫，使阴阳自和而汗出也。

陈修园云：胃气久虚，不能输精于皮毛，故无汗。《内经》云：输精皮毛，毛脉合精，行气于腑。可知内而经脉，外而皮毛，皆禀气于胃，胃虚则皮毛经脉俱无所禀矣。

《金鉴》云：邪热郁太阳之表，阳明肌膜不能宣发作汗故也。宜葛根汤小剂微汗。

按：葛根汤岂久虚者所宜？虚证认作实证，误也。

喻嘉言云：此胃热挟寒邪而郁于肌肤也。久虚是不能透出肌肤之故，非谓当补也。

按：末句欠妥，凡云虚则补法即在，大宜研究。

此证常器之用桂枝加黄芪汤，郭雍用麻桂各半汤，汪氏谓阳明无汗宜葛根汤。

愚按：黄芪建中较妥。

阳明病，反无汗，而小便利，二三日，呕而咳，手足厥者，必苦头痛。若不咳不呕，手足不厥者，头不痛。

柯韵伯云：小便利则里无瘀热可知，二三日无身热、汗出、恶热之表，而即见呕咳之里，更手足厥逆，此胃阳不敷布于四肢，故厥；不上升于头颅，故痛。缘邪中于膺，结在胸中，致呕咳而伤阳也。当用瓜蒂散吐之，呕咳止，厥痛自除矣。

按：论证则是，拟方则非，此胃阳虚寒上逆于头，不能灌于四旁，当以真武加干姜、细辛、北味，去生姜，加吴茱萸、半夏最合法。若用瓜蒂再吐，必吐、下不止，厥逆无脉，危乎其危。

张石顽云：邪不在内，而在外，不在下而在上，仍宜小青龙汤。

按：手足厥而无发热，则非在表；阳明寒气，牵连正气而上逆，并非在上。小青龙治外者也。此非所宜。

阳明病，但头眩，不恶寒，故能食而咳，其人必咽痛。若不咳者，咽不痛。

陈修园云：头眩有阳有阴，有寒有热，从何处辨起？惟不恶寒，知病属阳明而不属阴经矣。阳明病若能食名中风，故即其能食而知为阳，阳胃热，而非阳明胃寒矣。由是热气上攻，肺受火烁而发咳，咳极其人必咽痛。若热不上干于肺而不咳者，咽亦不痛。

柯韵伯云：此邪结胸中，而胃家未实也，当从小柴胡加减法。

愚谓胃热烁肺，竹叶石膏汤去半夏、加桔梗更妥。无往来寒热，小柴胡用不着。

喻嘉言云：此胃热挟风邪而上攻也。

阳明病，无汗，小便不利，心中懊侬者，身必发黄。

柯韵伯云：阳明病，法多汗，反无汗，则热不得越。小便不利，则热不得降。心液不安，故虽未经汗、下，而心中懊侬也。无汗、小便不利，是发黄之原，心中懊侬是发黄之兆，然口不渴，腹不满，非茵陈汤所宜，与栀子柏皮汤，黄自解矣。

按：中土郁热，正合瘀热在里意，且有小便不利及无汗等，当以茵陈汤较胜。栀子柏皮汤，主治热发于外之黄证，郁于中者未合也。然此三方可择用。

陈修园云：阳明之气，不能外达于皮毛，则无汗；不能下输于膀胱，则小便不利。热无可泄，郁于中土，故心中懊侬；郁于中者必现于外，故身必发黄。

本张钱塘。

《金鉴》主麻黄连翘赤小豆汤，外发内利。

阳明病被火，额上微汗出，小便不利者，必发黄。

柯韵伯云：阳明无表证，不当发汗，况以火劫乎？额为心部，额上微汗，心液竭矣。心虚肾亦虚，故小便不利而发黄，非栀子柏皮汤，何以挽津液于涸竭之余耶？

按：此条比上条更重，茵陈汤内有大黄可泄内热，《金鉴》亦主茵陈汤。

陈修园云：热郁于中，医者不知所以无汗之故，以火强迫其汗，热邪被火，燥极而其热不能外越，但上攻于额而微汗出，又不得下行，则小便不利。湿热相熏，亦必发黄，此借被火以言其更甚也。凡误服羌、独、荆、防及姜、桂、乌、附之类，皆以被火概之。

喻嘉言云：误火则热邪愈炽，津液上奔，额虽微汗，而周身之汗与小便愈不可得矣。

阳明病，脉浮而紧者，必潮热，发作有时，但浮者，必盗汗出。

柯韵伯云：阳明脉证，与太阳脉证不同，太阳脉浮紧者必身疼痛、无汗、恶寒、发热不休，此则潮热有时，是恶寒将自罢，将发潮热时之脉也，此“紧反入里”之谓，不可拘“紧则为寒”之说矣。太阳脉但浮者，本汗，今盗汗出，是因于内热，且与本经初病但浮无汗而喘者不同，又不可拘“浮为在表”之法矣。但浮而不合麻黄证，身热汗出而不是桂枝证，麻桂下咽，阳盛则毙耳。此脉从经异，非脉从病反，要知仲景分经辨脉，勿专据脉谈证。故善诊者，必据证辨脉，勿据脉谈证。

按：此即据脉谈证矣。两“必”字恐未可必也。孰若见潮热则医潮热，见盗汗则医盗汗之为得哉？

陈修园云：阳明主里，今仍见太阳表实无汗之脉，是阳明被太阳之寒邪外束，则阳气不能宣发，而为热，必乘申酉时而潮热，如潮水之发作有时。若脉但浮而不紧，是见太阳表虚自汗之脉，阳明被太阳之风邪外涣，则阳气尽浮于表，及卧而阴血归肝之顷，两不相顾，必为浮阳盗去而汗出。

喻嘉言云：脉紧与潮热，脉浮与盗汗，非的对之证，不过藉以辨阳阳之八九、太阳之一二耳。

此不确切。

阳明病，口燥，但欲漱水，不欲咽者，此必衄。

柯韵伯云：阳明经起于鼻，牵于口齿，阳明病则津液不足，故口鼻干燥。阳盛则阳络伤，故血上溢而为衄也。口鼻之津液枯涸，故欲漱水，不欲咽者，热在口鼻，未入里也。能食者胃气强也。以脉浮发热之病证，而见口干鼻燥之病机，知热不在气分，而在血分矣。此问而知之。

此注合发热口干鼻燥节而解。

陈修园云：阳明之脉，起于鼻，交额中，还出挟口，今阳明燥热之病，其口无不干燥，若热只在经，则但欲漱水以济经热，漱毕吐去，而不欲咽者，热不在胃也。阳明气血俱多，经中热甚，则逼血妄行，因此必其发衄。

各家注同。

阳明病，本自汗出，医更重发汗，病已差，尚微烦，不了了者，此大便必硬故也。以亡津液，胃中干燥，故令大便硬。当问其小便日几行，若本小便日三四行，今日再行，故知大便不久出。今为小便数少，以津液当还入胃中，故知不久必大便也。

柯韵伯云：治病必求其本，胃者津液之本也。汗与溲皆本于津液，本自汗、本小便利，其人，胃家之津液本多，仲景提出“亡津液”句，为世之不惜津液者告也。病差指身热汗出言，烦即恶热之谓，烦而微，知恶热将自罢，以尚不了，故大便硬耳。数少即再行之谓，大便硬、小便少，皆因亡津液所致，不是阳盛于里也。因胃中干燥，则饮入于胃，不能上输于肺，通调水道，下输膀胱，故小便反少，而游溢之气，尚能输精于脾，津液相成，还归胃腑，胃气因和，则大便自出，更无用导法矣。以此见津液素盛者，虽亡津液，而津液终自还，正以见胃家实者，每踌躇顾虑，示人以勿妄下勿妄汗也。

各家注同。

伤寒，呕多，虽有阳明证，不可攻之。

陈修园云：呕多为阳明胃气之虚，胃气既虚虽为阳明燥热之证，切不可攻之。

述阳明有胃气、有悍气、有燥气。胃气者，柔和之气也；悍气者，剽悍滑利，别走阳明者也；燥气者，燥金之气也。病在悍气者可攻，病在燥气者可攻，病在胃气者不可攻，病在燥气而胃气虚者亦不可攻，然所谓不可攻者，非坐视而不救也，必有所以可者，在探源握要，皆可以悟其治法，全在随机应变者矣。

柯韵伯云：呕多是水气在上焦，虽有胃实证，只宜小柴胡以通液，攻之恐有利遂不止之祸。

按：水气之呕者，太阳中风，呕逆加以下利，攻之者竟用十枣汤，不可谓丰气为不可攻也。此呕多非水气，乃胃虚耳。胃虚不可攻，当以理中或生姜半夏汤，或吴萸汤，即胃实不大便，亦上升不下降使然，必以止呕为法。

喻嘉言云：呕多则太阳未除，纵有阳明诸证，在所不计，故戒攻下。

按：太阳证之可下者甚多，如十枣、陷胸、抵当，独非太阳经之病乎？况仅以呕多认为太阳证，更觉不是。

沈目南云：呕多则气已上逆，邪气偏侵上脘，或带少阳，故虽有阳明证，慎不可攻也。

按：此注仍作实证看，差矣。

阳明病，面合赤色，不可攻之，攻之必发热，色黄，小便不利也。

陈修园云：面色正赤者，阳气怫郁在表，若妄攻之则胃气徒虚，津液大耗，热不得越，必复发热，面色之赤者，亦变为黄。《内经》云：三焦膀胱者，腠理毫毛其应。今郁热在表，三焦失其决渎之官，膀胱失其气化之职，小便之不利，实为发黄之根也。

《金鉴》、二程及方氏注同。

柯韵伯云：此条先黄而小便不利，总因津液枯涸，不能通调水道而然，须栀子柏皮滋化源而致津液，非渗泄之剂所宜矣。

阳明病，不吐，不下，心烦者，可与调胃承气汤。

柯韵伯云：言阳明病，则身热、汗出、不恶寒、反恶热矣。若吐、下后而烦，为虚邪，宜栀子豉汤；未经吐、下而烦，是胃火乘心，从前来者为实邪，调其胃而心自和。

陈修园云：不吐不下，可知其胃不虚。胃脉上通于心，阳明之燥火与少阴之君火相合，故烦。可与调胃承气以和之。

愚按：合观太阳汗、吐、下后，虚烦用栀豉汤；厥阴下后更烦，亦主栀豉；少阴病，心中烦，用黄连阿胶汤；阳明烦而腹满痛者，宜大承气。此不吐、不下、心烦，与调胃承气，在阳明燥气，无吐、下之虚证，故可攻，且阳明燥火，合少阴君火故也。凡烦者俱少阴君火为病，但有虚实之分。

阳明病，脉迟，虽汗出不恶寒者，其身必重，短气，腹满而喘，有潮热者，此外欲解，可攻里也。手足濈然而汗出者，此大便已硬也，大承气汤主之。若汗多，微发热恶寒者，外未解也。其热不潮，未可与承气汤。若腹大满不通者，可与小承气汤，微和胃气，勿令大泄下。

陈修园云：脉迟为阳邪入于里阴，然只言脉，犹不足凭也，必以汗出为阳热之内蒸。然汗亦不足凭也，必以不恶寒者，定其表证之已罢。然表证已罢，尤当验其里证。阳明主肌肉，邪在表阳，则身轻易以转侧；若入于里，其身必重；邪结于中，必阻呼吸而短气，腹满难以下通，势必逆上而喘，此已属大承气证矣。然犹必身热变为潮热，知其热邪尽入于胃，乃可实指之曰：有潮热者，此外欲解，可攻里也。又必通身热蒸之汗，变为手足濈然之汗，热与汗俱敛，只露出胃所主之四肢，为本证真面目，乃可指其实曰：手足濈然汗出者，大便已硬也，大承气汤主之。若其人汗出虽多，微发热恶寒者，外未解也，不可攻里；即不恶寒，而其热不潮，为胃未全实，未可与大承气汤。若其入腹大满，大便不通者，此不见潮热之证，只可与小承气，勿令大泄下。

柯韵伯云：胃实诸证，以手足汗出为可据，而潮热尤为亲切。以四肢为诸阳之末，而日晡潮热为阳明主时也。

各家注皆同。

愚按：阳明病之虚者，亦脉迟，但彼有食难用饱、头眩等症。此之脉迟则大便硬，可见凭症以辨脉，断无舍症而专谈脉者，即此之谓也。

◎大承气汤

大黄四两（酒洗），厚朴半斤（炙，去皮），枳实五枚

（炙），芒硝三合。

以水一斗，先煎二物，取五升，去滓，纳大黄，煮取二升，去滓，纳芒硝，更上火，微一两沸，分温再服，得下余勿服。

古愚云：承气汤有起死回生之功，惟善读仲景书者方知其妙。俗医以滋润之芝麻油、当归、火麻仁、郁李仁、肉苁蓉代之，徒下其粪，而不能荡涤其热，则正气不复；不能大泻其火，则真阴不复，往往死于粪出之后，于是咸相戒曰：润肠之品，且能杀人，而大承气汤，更无论矣。甚矣！大承气汤之功用，尽为那庸耳俗目所掩也。

武陵陈氏云：方名承气，殆即“亢则害，承乃制”之义乎？亢极反兼胜己之化，承者以下承上也。夫天地一理，万物一气，故寒极生热，热极生寒，物穷则变，未有亢极而不变者。伤寒邪热入胃，津液耗，真阴虚，阳胜阴病，所谓阳盛阴虚，汗之则死，下之则愈，急以苦寒胜热之济，救将绝之阴，泻亢甚之阳，承气所以有挽回造化之功也。然不言承亢而言承气，何哉？夫寒热流转，不过一气之变迁而已。用药制方，彼气机之不可变者，力难矫之，亦第就其气机之必变者，而一承之耳。设其气有阳无阴，一亢而不可复，则为脉涩，直视喘满者死，何则？以其气机已绝，更无可承之气也。由是言之，圣人虽尽人工之妙，只合乎天运之常耳。不云承气而云何？

◎**小承气汤**

大黄四两，厚朴二两（炙，去皮），枳实三枚（炙）。

以水四升，煮取一升二合，去滓，分温二服初服汤当更衣，不尔者，尽饮之。若更衣者，勿服之。

柯韵伯云：诸病皆因于气，秽物之不去，由于气之不顺也。故攻积之剂，必用气分之药，因以承气名汤，方分大小，有二义：尊厚朴倍大黄，是气药为君，名大承气；大黄倍厚朴，是气药为臣，名小承气。味多性猛，制大其服，欲令大泄下也；味寡性缓，制小其服，欲微和胃气也。大小之分似此，且煎法更有妙义。大承气用水一斗，煮枳实取五升，纳大黄煮取二升，去滓，纳芒硝，何哉？盖生者气锐而先行，熟者气钝而和缓，仲景欲使芒硝先化燥屎，大黄继通地，而后枳、朴除其痞满；若小承气以三味同煎，不分次第。同一大黄，而煎法不同，此可见微和之义也。

阳明病，潮热，大便微硬者，可与大承气汤，不硬者不与之。若不大便六七日，恐有燥屎。欲知之法，少与小承气汤，汤入腹中，转矢气者，此有燥屎，乃可攻之。若不转矢气者，此但初头硬，后必溏，不可攻之，攻之必腹满，不能食也。欲饮水者，与水则哕。其后发热者，必大便复硬而少也，以小承气汤和之。不转矢气

者，慎不可攻也。

陈修园云：大便不硬者，虽有潮热，不可与大承气，慎勿概以潮热为可攻也。有燥屎始可攻，初硬后溏，攻之必胀满，不能食，饮水则哕，水且不宜，况攻下乎？若溏者既去，所留虽硬而少，只可以小承气和之，然亦必须转矢气，乃可攻之。若仍不转矢气，慎不可攻也。

唐容川补《浅注》云："失气"之"失"当作"矢"字。矢气即今之放屁也。古名便粪为矢，今人名出恭，古名矢气，今名出虚弓，即俗所言放屁也。

按："矢"古作"屎"，则不应用"屎"字矣。何以有得屎则解，何不作得矢？

各家注同。

夫实则谵语，虚则郑声。郑声重语也。直视，谵语，喘满者死，下利者亦死。

陈修园云：阳明谵语，其中有虚实生死之不同。如实证则语皆狂乱，名曰谵语，若虚证则聆其声有不正之声，轻微重复之语，名曰郑声。郑声即重语也。盖谵语原非死证，若谵语而直视者，是邪气入脏，以致精气不营于目则危矣。喘满者脾肺不交，而气脱于上，主死。下利者脾肾不固，而气脱于下，亦主死。

张隐庵云：凡谵语乃心主之神气内虚。言主于心，非关于胃。胃燥之用承气，乃胃络不通于心，下之则胃气清，而脉络能通之义。

《来苏集》分为两节，其上节注云：同一谵语，而有虚实之分，邪气盛则实，言虽妄诞，与发狂不同，有庄严状，名曰谵语；正气夺则虚，必目见鬼神，故郑重，其语有求生求救之状，名曰郑声。此即从谵语中分出，以明谵语有不因胃实而发者。更释以"重语"二字，见郑重之谓，而非郑重之音也。若造字出于喉中，与语多重复叮咛不休者等义，谁不知其虚，仲景毋庸辨。其注下截一节云：谵语本胃实，而不是死证，若谵语而一见虚脉、虚证，则是死证，而非胃家实矣。脏腑之精气，皆上注于目，目不转睛，不识人，脏腑之气绝矣。喘满见于未汗之前为里实，见于谵语之时，是肺气已败，呼吸不利，故喘而不休，脾家大虚，不能为胃行其津液，故满而不运。若下利不止，是仓库不藏，门户不固也，与大便难而谵语者，天渊矣。

按：脏腑之精气，皆上注于目，知此则能治虚眼矣。

喻本亦分两节，其下节注云：此当会意读，谓谵语之人，直视等症，有一必死。盖谵语则心火亢极，加以直视，则肾水绝，心火愈无制，故死。喘满者邪聚位而上争，正不胜邪，则上脱，故死。下利者邪聚位而下夺，正不胜邪，气从下脱，故死。

唐容川补《浅注》云：声音出于肾，成于肺，而其辨言语者则出于心，心欲言而舌动音出，遂成词句。心气实，则神烦乱，而言语多妄，故为谵语；心气虚，则颠倒而言语重复，故为郑声。谵语当攻，郑声不当攻；谵语多生，兼郑声则多死。故下文言谵语而直视喘满者死，下利者死，则谵语而兼郑声亦在死之例矣。胃络通心，燥火相并，而神明被其窦惑，故烦妄多言。至于见鬼，则又心血结而为死魄，心肝之神魂，自见此死魄，故如鬼状。血室中血结，亦能如鬼状，肠胃中燥屎，亦死魄之类，故皆能如见鬼状。

按：唐氏注热入血室，如见鬼状，谓仲景“阳明篇”并无“见鬼”之文，今此则言肠胃中燥屎亦死魄之类，皆能如见鬼状，是前后之说不符矣。

发汗多，若重发汗者，亡其阳，谵语，脉短者死，脉自和者不死。

陈修园云：汗为心液，心为阳中之太阳，发汗多则心液虚矣。若重发汗者，心液为阴，阴虚于内，则心主之阳无所附，亦遂亡于外，则神昏而谵语。脉为血脉，其脉短者，心液亡，心气绝，故主死。若不短而且自和者，病虽剧亦不死。

喻嘉言泛说亡阳，谓亡阳之人，所存者阴气耳。故神魂无主，而妄见妄闻，与热邪乘心之候不同，门人问亡阳而谵语，四逆汤可用乎？答曰：仲景不言方，而子欲言之，曷不详之仲景乎？盖亡阳固必回其阳，然邪传阳明，胃热之炽否，津液之竭否，里证之实否，俱不可知，设不辨悉，欲回其阳，先竭其阴，竟何益哉？此仲景不言药，乃所以为圣也。

按：此游移莫决，因不识心阳为何物，拟四逆汤，大不对证。四逆者亡肾阳所用，亡心阳有救逆汤，在能会全书，则头头是道，必不谓仲师不言药乃为圣也。

汪氏云：谵语者脉当大实，或洪滑，为自和。自和者，脉与证不相背也，病虽甚不死。若阳证见阴脉，无法可施。

按：此注错认亡阳之谵语为实证，故以脉洪大为合，而不知心液亡而心阳无所附亦亡，是虚证也。脉宜详细，乃与证相和，洪大为相背矣。

伤寒，若吐，若下后，不解，不大便五六日，上至十余日，日晡所，发潮热，不恶寒，独语，如见鬼状。若剧者发则不识人，循衣摸床，惕而不安，微喘，直视，脉弦者生，涩者死。微者但发热谵语者，大承气汤主之。若一服利，止后服。

陈修园云：吐、下后阴液亡，故不大便至十余日，邪气随申酉旺时而发潮热，显出，本来燥气，故不恶寒，且热甚神昏，无问答而独语，无所见而如见鬼状，剧则神不为我用，而不识人。阳奔于外，而躁扰，故循衣摸床；阴孤于内而无所依，故心惕而不安；阳脱于上故微喘；精不荣于目故直视。此阳热甚而阴液亡，其生死在一瞬之间，须于脉候决之。弦为阴脉，脉弦则阴气未绝，可生；涩则无血，脉涩则阴血已竭，必死。苟病势尚微，无以上之剧证，但发热谵语者，大承气汤主之，一服利，止后服。盖以大承气，用之得当，可以养阴不当亦所以亡阴，可不慎欤？

柯韵伯云：坏病有微剧之分。微者是邪气实，当以下解；剧者邪正交争，当以脉断其虚实。弦者是邪气实，不失为可下证，故生；涩者是正气虚，不可更下，故死。如见鬼状、独语，与郑声、谵语不同。潮热不恶寒、不大便，是可下证。目直视、不识人、循衣摸床等症，是日晡发潮热时事，不发时自安，故勿竟断为死证。还将脉推之，凡谵语脉短者死，涩者短也，短则气病；弦者长也，长则气治。凡直视、谵语、喘满者死，此微喘而不满，只是气之不承，非气之不治耳。

阳明病其人多汗，以津液外出，胃中燥，大便必硬，硬则谵语，小承气汤主之。若一服谵语止，更莫复服。

柯韵伯云：阳明主津液所生病，故阳明病多汗，多汗是胃燥之因，便硬是谵语之根，一服谵语止，大便虽未利，而胃濡可知矣。

喻嘉言、陈修园、张石顽、《金鉴》各注皆同。

下利谵语者，有燥屎也。宜小承气汤。由“厥阴篇”移回。

陈修园云：厥阴下利谵语者，中见火化，与阳明燥气相合，胃气不和，有燥屎也。厥阴忌下，有燥屎不得不下也。宜小承气汤，微和胃气。

汪氏云：下利而竟谵语燥屎者，乃胃中糟粕，为邪所壅，留着于内，其未成硬者，或时得下；其已成硬者，终不得出，则燥屎为下利之根。燥屎不得出，邪热则上承于心，所以谵语。要之，此证，须以手按脐腹，必有坚痛，方为燥屎之征。

《金鉴》云：其下之物，必稠黏臭秽，知热与宿食合而为之也，可决其燥屎。可知燥屎不在硬与不硬，而在里之急与不急、便之臭与不臭。

按：此亦辨证之一法门。然必先洞悉乎阴阳寒热之机乃可，否则阴寒下利，何尝其类不臭者哉？

柯本移入“阳明篇”，注云：下利是大肠虚，谵语是胃家实，胃实肠虚，宜大黄以濡胃，无庸芒硝以润肠也。

喻嘉言云：此与阳明经谵语、胃中有燥屎正同，乃不用大承气，而用小承气者，以下利肠虚，兼以厥阴脏寒，所以但用小承气，微攻其胃，全无大下之条。

按：既说肠虚，又兼以脏寒，则较阳明之燥结，有天渊之隔。须知此之谵语，是合于阳明燥化，不必言厥阴脏寒也。脏寒之下利，断无谵语者。此是阳明证，编错厥阴耳。

愚按：下利四肢厥逆，亦有谵语者其谵语之现象，必柔弱无力是为郑声，乃魂不守舍也。与此之谵语，有虚实生死之异，当细认。倘下利而郑声，则是魂不守舍，岂可用小承气哉？

按：陈注厥阴忌下，有燥屎不得不下，又云阳明燥气相合，胃气不和。夫胃气不和，即阳明病也。小承气汤，阳明方也。叔和编次错乱，陈注不过因其在厥阴编，而附会以解也。当移回“阳明篇”中“阳明病，其人多汗，以津液外出，胃中燥，大便必硬，硬则谵语”节之下，乃合。

阳明病，谵语，发潮热，脉滑而疾者，小承气汤主之。因与承气汤一升，腹中转矢气者，更服一升。若不转矢气，勿更与之。明日不大便，脉反微涩者，里虚也。为难治，不可更与承气汤也。

柯韵伯云：脉滑而疾者，有宿食也；谵语潮热，下证具矣。与小承气试之，不转矢气，宜为易动，明日而仍不大便，其胃家似实，而脉反微涩，微则无阳，涩则少血此为里虚，故阳证反见阴脉也。然胃家未实，阴脉尚多，故脉迟、脉弱者，始可和而久可下，阳脉而变为阴脉者，不惟不可下，更不可和。脉滑者生脉，涩者死，故为难治。然滑有不同，又当详辨。夫脉弱而滑，是有胃气；此脉来滑疾，是失其常度。重阳必阴，仲景早有成见，故少与小承气试之。若据谵语，潮热而与大承气，阴盛已亡矣。此脉证之假有余小试之而即见真不足，凭脉辨证不可慎哉？

宜蜜煎导而通之，虚甚者与四逆汤阴得阳则解矣。

按：微涩之脉，邪盛者尚不可攻况邪不甚盛乎？

喻嘉言、方中行、张石顽、《金鉴》、陈修园注皆同。

凡救逆当审其临时之所急，不可预有成见。

阳明病，谵语，有潮热，反不能食者，胃中必有燥屎五六枚也，宜大承气汤下之。若能食者，但便硬尔。

《金鉴》云："大承气汤下之"句，当在"有燥屎"句之下。若但便硬而用之，殊失仲师顾虑误下之旨。

的当。

陈修园云：谵语潮热，反不能食者，是胃满而有燥屎。谵语潮热，若能食者，是肠满而胃无燥屎，但大便硬耳，宜大承气汤下之。

按：便硬用大承气不合。

张石顽云：不能食者，热伤胃中，津液气化，不能下行，燥屎逆攻于胃之故，宜大承气。若能食，津液不致大伤，便虽硬，不久自行，无庸药攻也。

喻嘉言云：有燥屎则肠胃热结，故不能食。若能食，则肠胃未结，故但硬耳。

柯韵伯云：此以能食、不能食，以验谵语、潮热有燥屎、便硬之不同，而又以明肠胃更虚更实之义也。

胃主纳谷，胃满则不能容谷，故不能食。肠主变化，肠满则难于变化，故但硬。然肠虽满而胃则虚，故又能食。

喻嘉言云：胃为受纳，大肠为传导之腑，燥屎岂有在胃中哉？言胃中有燥屎五六枚者，非在胃中，通言阳明也，言胃是连及大肠也。以胃为足经，从下而言，是在大肠也。

按：燥屎在大肠不在胃，此节“胃中”二字，当是衍文。见得谵语、潮热、不能食，为有燥屎，若能食者，但硬耳。有燥屎可用大承气，但硬则不可用，当遵《金鉴》为是。

阳明病，下血，谵语者，此为热入血室。但头汗出者，刺期门，随其实而泻之，濈然汗出则愈。

柯韵伯云：阳明主血所生病，其经多血多气，行身之前，邻于冲任，阳明热盛，侵及血室，血室不藏，溢出前阴，故男女俱有是病。血病则魂无所归，心神无主，谵语必发。要知此非胃实，因热入血室而肝实也。肝热心亦热，热伤心气既不能主血，亦不能作汗，但头有汗而不能遍身，此非吐、汗、下法可愈矣。必刺肝之募引血上归经络，推陈致新，使热有所泄，则肝得所藏，心得所主，魂有所归，神有所依，自然汗出周身，血不妄行，谵语自止矣。

陈修园云：有热入血室而谵语者，以冲任二脉为血室，皆起于胞中，与阳明合，故阳明病，热迫于经，则必下血。血者，神也。下血而即谵语者，血脱而神昏也。此为热入血室，血室男女皆有，在男络唇口而为髭须，在女月事以时下是也。但头汗出，而别处不到者，血下夺则无汗，热上扰则汗蒸也。肝统诸经之血，刺肝之期门，随其实而泻之，俾热随血室而外出于皮肤，濈然汗出则愈也。

《金鉴》、程郊倩注同。

喻嘉言只云热入血室，妇人有其证而男子亦有，至其中精义，置而不论。

汗出谵语者，以有燥屎在胃中，**此为风也。须下之，**过经乃可下之，下之若早，语言必乱，以表虚里实故也，下之则愈。**宜大承气汤。**

陈修园云：汗多亡液，以致胃燥，谵语固也。今汗一出而不多，即见谵语者，此乃风木之邪，干于中土，风燥而非热燥也。燥实必须下之，然亦俟其过经，俾有余不尽之风邪，悉归胃中，并于燥屎，乃可下之。下之若早，风性涣动，善行数变，内伤神气，其语言必乱。以风邪尽入于里，邪盛则实，此为表虚里实故也。治法当下之则愈，宜大承气汤。

愚按：此注顺文释注，非不言之成理，但其可疑者，汗不多即谵语，是有燥屎。此风燥非热燥，须下之是也。不下安能止谵语？而乃云过经始可下，俾风邪悉归胃中，并于燥屎，是仍以燥屎断为可下，何以初之燥屎，尚待过经乃可下哉？更有奇者，下之若早，语言必乱，试问汗出谵语，其时语言已乱矣。下之则愈，岂有下之反语言必乱？然则不早下则不乱，又何解于汗出谵语乎？且表虚里实证，大承气施之里实合矣。表虚而下，难解也。要之，风燥谵语，下之则愈，宜大承气汤，原文如是。“过经乃可下”数语，直衍文也。“胃中”字为衍文，前已释明。

柯韵伯云：七日来行经已尽，阳邪入阴，乃可下之。若不知此义而早下之，表以早下而虚热不解，里以早下而胃家不实。如过经下后而谵语，与下后不解，至十余日潮热，独语如见鬼状者是也。

按：此亦望文生义耳。

伤寒，四五日，脉沉而喘满，沉为在里，而反发其汗，津液越出，大便为难，表虚里实，久则谵语。

柯韵伯云：喘而胸满者为麻黄证，然必脉浮者病在表，可发汗。今脉沉为在里，则喘满属于里矣。反攻其表，则表虚，故津液大泄。喘而满者，满而实矣。因转属阳明，此谵语所由来也。宜小与调胃，汗出为表虚，然非陪话，归重只在里实。

陈修园、喻嘉言注同。

三阳合病，腹满，身重，难以转侧，口不仁而面垢，谵语**遗尿，发汗则谵语，下之则额上生汗，手足逆冷，若自汗出者，白虎汤主之。**

按："发汗则谵语"是矣，上之"谵语"，当是衍文。

陈修园云：此三阳合病而谵语者。阳明经热合于前，故腹满；太阳经热合于后，故身重；少阳经热合于侧，故难以转侧。是一身之前后左右俱热气弥漫矣。热合少阳之腑故口不仁而面垢；热合阳明之腑，故谵语；热合太阳之腑，故遗尿。是身之上中下俱热气充塞矣。大抵阳实于外，则阴虚于内，不可发汗以耗欲竭之阴，若发汗则谵语；阳浮于外则阴孤于内，又不可下夺以伤其欲脱之微阳，若下之则额上生汗、手足逆冷。医者当审其未经汗、下之误，兼治太阳、少阳，不如专治阳明。若自汗出者，从阳明而得太阳、少阳之总归，宜以白虎汤主之。若非自汗出，恐邪抑塞亦不可鲁莽而轻用也。

柯韵伯本“面垢”之下无“谵语”二字，云：此本阳明病而略兼太少也。胃气不通，故腹满。阳明主肉，无气以动，故身重。难以转侧者，小阳行身之侧也。口者，胃之门户，胃病则津液不能上行，故不仁。阳病则颜黑，少阳病面微有尘，阳气不荣于面，故垢。膀胱不约为遗尿，遗尿者，太阳本病也。虽三阳合病，而阳明证多，则当独取阳明矣。无表证则不宜汗，胃未实则不宜下，此里热非里实，故当用白虎而不当用承气。若妄汗则津竭而谵语，误下则亡阳而额汗出、手足冷。此之自汗出，为内热甚者言耳，接“遗尿”句来。若自汗而无大烦、大渴证，无洪大、浮滑脉，当从虚治，不得妄用白虎。若额上汗出、手足冷者，见烦渴、谵语等症与洪滑之脉，亦可用白虎汤。

愚按：治实证当刻刻防其虚证、虚脉，是仲圣秘旨。不然者，遗尿有肾绝证，不仁、面垢有阳虚证，身重难转有阳气不支证，腹满有阴盛证，则治法天渊矣。柯公之谓自汗而无实证、实脉，当从虚治，旨深哉。

二阳并病，太阳证罢，但发潮热，手足漐漐汗出，大便难而谵语者，下之则愈，宜大承气汤。

柯韵伯云：太阳证罢，是全属阳明矣。先揭二阳并病者，见未罢时便有可下之证，今太阳一罢，则种种皆下证矣。

陈修园云：太阳病气，俱已归并于阳明，无复头痛恶寒之表证，只有潮热，手足汗出，皆阳明邪结之里证，其谵语为二阳并病，亦宜大承气。

各家注同。

阳明病，脉浮而紧，咽燥，口苦，腹满而喘，发热，汗出，不恶寒，反恶热，身重。若发汗则躁，心愦愦，反谵语。若加烧针，必怵惕烦躁，不得眠。若下之则胃中空虚，客气动膈，必中懊侬，舌上胎者，宜栀子豉汤主之。

柯韵伯云：阳明主肌肉，热甚无津液以和之，则肉不和而身重，邪已入腹，不在营卫之间，脉虽浮不可为在表而发汗，脉虽紧不可为在里而加温针，胃家初实，尚未燥硬，不可以喘满、恶热而攻下。若妄汗之，则肾液虚故躁，心液亡故昏昧，而愦愦，胃无津液，故大便硬而谵语也。若谬加温针，是以火济火，故心恐惧而怵惕；土水皆因火侮，故烦躁不得眠也。阳明中风，病在气分，不可妄下。此既见胃实之证，下之亦不为过，但胃中以下而空虚，喘满、汗出、恶热、身重等症或罢，而邪之客上焦者，必不因下除，故动膈而心中懊侬不安也。病在阳明，以妄汗为重，妄下为轻。“舌上胎”句顶上四段来，不恶反恶，皆由心主愦愦，怵惕懊侬之象，皆心病所致，故当以舌验之。舌为心之外候，心热之微甚，与胎之厚薄、色之浅深，为可征也。栀子豉汤主之，是总结上四假证，诸证皆在半表里之间，汗、下、温针皆在所禁，惟有吐之一法，为阳明表证之出路耳。

按：此注义理甚精，但以栀豉汤为吐剂则非也。既认为阳明半表里，半表里证，岂不禁吐耶？且此证为阳明之里，非半表里也。

各家注略同。

若渴欲饮水，口干舌燥者，白虎加人参汤主之。

陈修园云：此为阳明经气之燥热也。承栀子豉汤进一步言之。

柯本多“阳明病”三字，谓白虎所治，皆阳明燥证，揭出为阳明主方，信为有见。

喻嘉言云：宜以此方解热生津。

若脉浮，发热，渴欲饮水，小便不利者，猪苓汤主之。

陈修园云：如前白虎证外，更加小便不利者，为阳明累及太阴，脾气不能散精归肺通调水道，下输膀胱所致也。第运脾调肺以导水，又必以清热滋阴为本，方不失为阳明之治法，以猪苓汤主之。

愚按：太阳之小便不利、微热、消渴，用五苓，此条因阳明病燥气而渴，故同是小便不利，而治法不同也。

柯韵伯云：三节连用五“若”字，见说法御病之详。栀豉所不及者，白虎汤继之，白虎所不及者，猪苓汤继之。

按：柯公以为此三法俱为胃家惜津液，既不肯令胃燥，亦不肯令水渍入胃，可谓密矣。讵知更有下一节合之为连环妙法也。

喻氏只云宜此方导热滋干，则许多妙谛尽忽略矣。

◎猪苓汤

猪苓（去皮）、茯苓、泽泻、滑石（碎）、阿胶各一两。

以水四升，先煎四味，取二升，去滓，纳阿胶烊消，温服七合，日三服。

古愚云：此治阳明少阴结热，二经两关津液，惟取滋阴以行水。盖伤寒表证，最忌亡阳，而里证又患亡阴，亡阴者亡肾中之阴，与胃之津液也。若过于渗泄，则津液反致耗竭，方中阿胶，即从利水中育阴，是滋养无形以行有形也。

柯韵伯云：此方二苓不根不苗，成于太空元气，用之以交合心胃，通虚无氤氲之气，阿胶味厚，乃气血之属，是精不足者补之以味也。泽泻气味轻清，能引水气上升；滑石体质重坠，能引火气下降，水升火降，得既济之理矣。且猪苓、阿胶，色黑通肾理少阴之本；茯苓、滑石，色白通肺，滋少阴之源，泽泻、阿胶，咸先入肾，培少阴之体；二苓、滑石，淡渗膀胱，利少阴之用。五味皆甘淡，得中土冲和之气，是水位之下土气承之也；五物皆降下，皆滋益阴气之品，是君火之下阴精承之也。以此滋阴利水而升津，诸证自平矣。

阳明病，汗出多，而渴者，不可与猪苓汤。以汗多胃中燥，猪苓汤复利其小便故也。

陈修园云：汗多为津液外越，以致中干作渴，非水津不布而渴也。即小便不利，不可与猪苓汤更走其津液也。

柯韵伯云：不可与猪苓汤，即属腑者，不令溲数之意。以此见阳明之用猪苓，亦仲师不得已之意。言外有汗多渴者，用白虎；胃燥，宜承气者矣。

《金鉴》四节合为一节。

脉浮而迟，表热里寒，下利清谷者，四逆汤主之。

陈修园云：此节言阳明下焦虚寒也。虚则脉浮，寒则脉迟，阳明戊土，不能下合少阴癸水，而独主乎外，则表热，少阴癸水，不能上合阳明戊土，而独主乎内则里寒，戊癸不合，而下焦生阳之气不升，故下利清谷而不能止者，以四逆汤主之。

柯韵伯云：未经妄下而利清谷，是表为虚热，里为真寒。脉浮为表虚，而迟又为脏寒，此即世俗所谓“漏底伤寒”也。必其人胃气本虚，寒邪得以直入脾胃，不犯太少二阳，然全赖此表热，尚可急救其里寒。

若胃中虚冷，不能食者，饮水则哕。

陈修园云：此中焦虚冷，视下焦之生阳不启者，彼为火虚，此为土虚，其土虚，亦本于火虚，虚极则寒，寒则失其消谷之用，每由食少而至于不能食。若复令其饮水，则两寒相得而为哕。

按：一切清润之品，皆以饮水例之。

柯韵伯云：初受病便不能食，知其人本来胃虚，与中有燥屎，而反不能食者有别也。故为胃病，病深者其声哕矣。

愚按：柯本此节之上，为“阳明病，不能食，攻其热，必哕，以胃中虚冷，故攻其热必哕”。此承上节，见得用寒以彻其热，固哕，即不用寒，而只饮水亦哕。盖胃冷非大温不可也，况敢妄施寒剂耶！对于上节“攻其热必哕”，是进一层说法也。编次当照柯本为是。

喻本合于上节，只顺文叙过。

脉浮，发热，口干，鼻燥，能食者则衄。

陈修园云：热在经络，故脉浮发热。热循经脉，而乘于上焦，故口干鼻燥。其能食者，热在经脉，不伤中焦之胃气也。经脉热甚则发衄。

柯韵伯云：口鼻干燥，阳盛则络伤，故血上溢而为衄。能食者，胃气强也。以脉浮发热之证，而见口干鼻燥之病机，如病在阳明，更审其能食之病情，知热不在气分，而在血分矣。

喻嘉言云：能食为风，既热炽而风性上行故衄。

按：此注说未中的。

阳明病，下之，其外有热，手足温，不结胸，心中懊侬，饥不能食，但头汗出者，栀子豉汤主之。

陈修园云：阳明主阖，若终阖而无开机则死，所以言之不厌于复也。如阳明之外证未解，而遽下之，外有热而手足温，热在外故不结胸。胃络不上通于心，故心中懊侬。下后胃虚，故饥不能食。阳明之津液，主灌溉于上下，今阳明气虚，其津液不能周流遍布，唯上蒸于头，故但头汗出，而余处无汗者，宜交通其上下，以栀子豉汤主之。

述合下五节论阳明主阖，贵得枢转以出。若阖于心胸腹胃之间，无开转之机则死矣。

柯韵伯云：外有热，是身热未除，手足温，尚未濈然汗出，此犹未下前证，见不当早下也。不结胸，是心下无水气，知是阳明之燥化。心中懊侬，是上焦之热不除。饥不能食，是邪热不杀谷。但头汗出而不发黄者，心火上炎，而皮肤无水气也。此指下后变证，外证未除，下之太早，胃虽不伤，而上焦火郁不达，宜栀子豉汤吐之，心清而内外自和。

按：柯注身热未除，手足温在未下前证，则本文为倒装句，本论不少此等文法，下后或成结胸，此则不结，而只懊侬，故以栀豉汤交通上下，而此阖证自开。柯公认作吐剂误矣。

薛步云云：栀豉汤能开阳明之阖须记。

喻嘉言云：此是膈热上蒸所致，宜因其高而扬之，则阳得下通于阴矣。

《金鉴》云：此阳邪蒸郁于胸膈间也。宜此汤涌之。

数说俱误认栀豉汤为吐剂，岂知此方交通上下妙哉？

阳明病，发潮热，大便溏，小便自可，胸胁满不去者，小柴胡汤主之。

陈修园云：阳明病，有阖于胸胁者，故胸胁满不去。既阖于胸胁，则与大小便无涉，虽发潮热，亦宜从枢转以达于外，以小柴胡主之。

柯韵伯云：潮热已属阳明，然大便溏而小便可，未为胃实，胸胁苦满，用小柴和之，邪已从少阳而解，不复入阳明矣。

按：柯公讲阳明阖病最详，何以此证不言阖病哉？

喻嘉言云：胸胁满不去，则证已传入少阳矣。

按：此正阳明之阖处，借小柴胡为开通之路。

《金鉴》云：大便溏，小便可，非阳明人腑之潮热矣。况有胸胁之少阳证乎？

程郊倩云：非人腑之热，再以胸胁征之，主以小柴胡无疑。

数家俱主少阳为言，从不言及阳明之阖，疏矣。

阳明病，胁下硬满，不大便而呕，舌上白胎者，可与小柴胡汤。上焦得通，津液得下，胃气因和，身濈然而汗出解也。

陈修园云：阳明之气，由下而上，由内而外，出入于心胸，游行于腹胃，靡不藉少阳之枢。今阳明病，胁下硬满者，不得由枢以出也。不得由枢串，遂致三焦相混，内外不通矣。下焦不通，津液不下，则为不大便；中焦不治，胃气不和则为呕；上焦不通，火郁于上，其舌上必现有白胎者，可与小柴胡汤，调和三焦之气，俾上焦得通，而白胎去，津液得下而大便调，胃气因和而呕止，三焦通畅，气相旋转，身濈然而汗出解也。

按：舌上白胎滑者，在脏结则为难治，在少阳则为火郁。要之，白同而少阳则干，为半表里之舌胎，不比脏结白而滑也。

柯韵伯云：舌胎者痰饮溢于上焦，得小柴汤则痰饮化为津液，而燥土和，上焦仍得汗出，而充身泽毛矣。

按：此未的。痰饮之舌胎必滑，少阳之胎不滑，上焦通则胎除矣。

《金鉴》云：舌上黄胎涩者，为阳明之热未尽，当用大柴。

按：舌胎黄涩者，少阳证口干舌燥，往往多有宜小柴去半夏加栝蒌根。

按：小柴胡不特为少阳之的方，且为阳明之要方。

阳明中风，脉弦浮大，而短气，腹部满，胁下及心痛，久按之气不通，鼻干，不得汗，嗜卧，一身及面目悉黄，小便难，有潮热，时时哕，耳前后肿，刺之少差，外不解，病过十日，脉续浮者，与小柴胡汤，脉但浮，无余证者，与麻黄汤。**若不屎，腹满，加哕者不治。**

陈修园云：阳明兼见三脉，可以相藉而枢开矣。乃其气主阖，又不能得枢开而短气，阖于腹则腹满，阖于胁则胁下及心痛，以手按其心腹胁下，则其气不通，以久按则阖而复阖也。阳明之脉起于鼻，其津液则为汗，气阖于内，津液不得外达，故鼻干不得汗。阳明随卫气而行于阴，故嗜卧。土内郁而色外呈，故一身及面目悉黄。脾不能为胃行其津液，故小便难。阳明之气旺于申酉，邪热随旺气而发，故有潮热。阳明气逆于上，故时时哕。三阳之脉，循绕耳之前后，邪盛于经，故耳前后肿。医者取足阳明之经，随其实而泻之，虽刺之少差，然枢不外转而病不解，病过十日，脉续浮者，与小柴胡汤，是当三阴受邪之期，不涉于阴，又从少阳之枢而出也。若脉但浮而无余证，是病机欲从太阳之枢而出，故与麻黄汤以助其开。若不尿腹满加哕者，是不从太阳之开，少阳之枢，逆于三阴也。夫不尿则甚于十日前，之小便难矣；腹满加哕，则甚，于十日前之腹部满时时哕矣。枢转不出，逆于三阴，谓非不治之证而何？

《金鉴》云：凡仲师立法无方之条，皆此等阴阳错杂，表里混淆之证，但教人俟其病势所向，乘机而施治也。

按：此条三阳脉俱见，三阳证皆有，而统观全势，节节俱是阖病。自“短气”至“耳前后肿”，何一证非阖？上两节或用栀豉从上下开其阖，或用小柴从枢以开其阖，施于此病重而药轻矣，是当用茵陈汤从小便以开之，则身黄诸症霍然。若俟于势之所向，其势已重，迫不及待，仅刺之而不立方，此必有脱文。过此以往，不尿等不治证全露，又何措手？十日后脉续浮，“续”柯本作“弦”，就是弦浮为少阳脉，何以前之重者小柴力所不足，此际病益重，而方反轻乎？此不可解者一。脉但浮为太阳脉，既无太阳见证，本文云“无余证”，是无病也。重阖之久如此，郁热剧烈如此，乃仅据一浮脉而反与麻黄以发其表，汗出亡津，更速其不尿腹满加哕。此更大不可解者也。要之，此证早以茵陈汤自可了，而叙证偏说层折之多，乃必待病过十日，则专凭脉而不讲证，至不治而后已，仲师有此心法乎？亦伪书也。“外不解”之下，当有阙文，宜茵陈蒿汤。

柯韵伯开口便云阳明以阖病为主，乃此条竟不说出阖病，只喇喇于“外不解”句，谓“中风”二字，便藏表热在内；又谓“不尿”等句，是接“耳前后肿”来，非刺后所致云。

喻嘉言开口即谓此为阳明第一重证，听此说莫不以为有真见解，深悉机针之穷而莫转也。不知只谓太阳证未罢，少阳证兼见，是阳明之位，前后皆邪，弥漫流连矣。于是以胁痛属少阳，小便难属太阳，其余皆归之阳明，言脉之未衰而易除，且云若脉证可从少阳、太阳出者，则用小柴、麻黄引之，若不尿等则真气垂尽，药不为力，此解仍顺文敷衍耳。

唐容川谓弦为少阳之眼目，浮为太阳之眼目，而所解多就少阳三焦膜中膜油、膈膜言之，只言气结，亦由其夹入西医而言。至于本证之真面目，反置之不论。试问不尿等，若非从阖证之一息不运则机针穷说出，则此等险证，有何着落？唐氏竟置此不讲也。

阳明病，自汗出，若发汗，小便自利者，此为津液内竭，虽硬不可攻之，当须自欲大便，宜蜜煎导而通之。若土瓜根及与大猪胆汁，皆可为导。

陈修园云：津液既竭，则大便硬不待言矣。然虽硬不可攻，当用导法。外无潮热，内无谵语，与可攻之证不同，须待也。

柯韵伯云：连用三“自”字，当任其自然，不可妄治，更当探病情，欲大便时，因其势而利导之，不欲则宜静以俟之。

各家注俱同。

◎蜜煎导

蜜七合。

一味纳铜器中，微火煎之，稍凝似饴状，搅之勿令焦，着欲可丸，并手捻作挺，令头锐，大如指，长二寸许，当热时急作，冷则硬，以纳谷道中，以手急抱，欲大便时乃去之。

◎猪胆汁方

大猪胆一枚。

泻汁，和醋少许，以灌谷道中，如一食顷，当大便出宿食恶物，甚效。原本无宿食一句，近本增之，必有所据。

柯韵伯云：蜂蜜酿百花之英，所以佐太阴之开？胆汁聚苦寒之津，所以润阳明之燥。虽用甘、用苦之不同，而滑可去着之理则一也。惟求地道之通，不伤脾胃之气。此为小便自利，津液内竭者设，而老弱虚寒者，无内热者，最忌之。

阳明病，脉迟，汗出多，微恶寒者，表未解也。可发汗，宜桂枝汤。

陈修园云：邪干肌腠，则肌腠实而肤表虚，故汗出。盖阳明以肌腠为表，在太阳谓之解肌，在阳明则谓之发汗也。

《金鉴》云："汗出多"之下，当有"发热"二字，若无则如此脉证，乃表阳虚，宜桂枝附子汤也。岂有更发汗之理乎？又云太阳表邪未解，故宜桂枝汤解肌以发其汗。

阳明病，脉浮，无汗而喘者，发汗则愈，宜麻黄汤。

陈修园云：邪在表则表气拒闭，而肺气不和，故无汗而喘，发汗则愈。

柯韵伯云：此二节即阳明之表证、表脉也。二证全同太阳，而属之阳明者，不头项强痛故也。要知二方专为表邪而设，不为太阳而设，见麻黄证即用麻黄汤，见桂枝证即用桂枝汤，不必问其为太阳、为阳明也。若恶寒一罢，则二方所必禁矣。

喻嘉言云：外邪初入阳明，用桂枝解肌，则风邪从卫分出；用麻黄发汗，则寒邪从营分出。

按：此不究其所以用麻、桂之故，只以麻、桂硬分风寒。

阳明病，发热，汗出，此为热越，不能发黄也。但头汗出，身无汗，齐颈而还，小便不利，渴引水浆者，此为瘀热在里，身必发黄，茵陈蒿汤主之。

陈修园云：热气上蒸于头，但头汗出，津液不能下行，故小便不利；不能上行，故渴引水浆；瘀热在里，土郁色现，身必发黄，用茵陈汤以攻气分之郁热也。

柯本“小便不利”之上，多“腹满”一症，谓头有汗则身黄而面不黄。

各家注同。

◎茵陈蒿汤

茵陈蒿六两，栀子十四枚，大黄二两（去皮）。

以水一斗，先煮茵陈，减六升，纳二味，煮取三升，去滓，分温三服，少便当利，尿如皂角汁状色正赤，一宿腹减黄，从小便去也。

柯韵伯云：仲景利小便必用气化之品，通大便必用承气之品，以小便由于气化也。兹小便不利，不用二等者何？本论云：阳明病，汗出多，而渴者，不可与猪苓汤。以汗多胃中燥，猪苓汤复利其小便故也。须知阳明汗出多而渴者，不可用，则汗不出而渴者，津液先虚更不可用明矣。此主以推陈出新之茵陈，佐以屈曲下行之栀子，不用枳、朴以承气，与芒硝之峻利，则大黄但能润肠泄热缓缓而行，故必一宿而腹始减，黄从小便去而不由大便去。仲景立方奇，匪夷所思矣。

阳明证，其人喜忘者，必有蓄血。所以然者，本有久瘀血，故令喜忘。屎难硬，大便反易，其色必黑，宜抵当汤下之。

陈修园云：人之所以喜忘者，以血随气行，俱并于下，必有蓄血，其蓄血停积于下，心主血，瘀血久停于下，而不得上，则心气虚，故喜忘也。阳明主燥，屎当硬，而血又主濡，故屎虽硬，大便反易。血久则黑，火极反见水化，故其色必黑，宜抵当汤下之。

柯韵伯云：此证不用桃仁承气者，因大便易，不须芒硝，无表证不用桂枝，瘀血久无庸甘草，非虻虫水蛭不胜其任也：

喻嘉言云：本证之喜忘，本差减于太阳证之如狂，乃其药反循发狂例者，盖太阳少血，阳明多血，阳明之血一结，较太阳更难动，故非峻攻不可耳。

按：此停瘀已久，非热结膀胱之暴病能自下者比，《经》云血在上喜忘，在下如狂。要之，皆血证，在上在下，不必泥。本证久瘀，至化为黑，不峻攻不得，非谓多血便宜峻攻也。使谓多血则一结难动，彼太阳之少血者可不用抵当汤乎哉？

阳明病，下之，心中懊侬而烦，胃中有燥屎者可攻。腹微满，初头硬，后必溏，不可攻之。若有燥屎者，宜大承气汤。

柯韵伯云：下后心中懊侬而烦，栀子豉证。若腹大满不通，是胃中燥屎上攻也。若微满，犹是栀子厚朴汤证。

陈修园云：大承气为阳明之攻药，然胃实可攻，胃虚不可攻。阳明病，既下之，而热邪乘虚内陷，则心中懊侬而烦，绝似栀豉汤证，而审其胃中有燥屎者可攻。若腹只微满，为中土内虚，初头硬后必溏，可知胃无燥屎不可攻之。是可攻、不可攻，全凭燥屎之有无也。若有燥屎者，宜大承气汤。

喻嘉言云：下后心中懊侬而烦，又为热重药轻，当再进大承气以协济前药，亟驱邪热，则闷烦自解。

按：本文重“胃中有燥屎者可攻”句，若仅懊侬，栀豉可矣，大承气岂不害事？

各家注同。

宾有按：少腹按之软而不拒按者，无燥屎也。小腹硬而拒按者，有燥屎也。亦辨燥屎之捷诀。

病人不大便五六日，绕脐痛，烦躁，发作有时者，此有燥屎，故使不大便也。

陈修园云：胃中何以知有燥屎？不大便五六日，则邪入下脘及肠中，环绕于脐而作痛，烦极而至于躁，随所旺之日晡所而作者，此乃有燥屎，故使不大便也。

柯韵伯云：二肠附脐，故绕痛，通则不痛矣。

《金鉴》云：燥屎秽热上攻则烦躁，不攻则不烦躁，故发作有时之。

按：发作有时，陈注指为日晡所时，确合阳明旺时也。上攻则烦躁，不攻不烦躁，则非也。痛则烦躁，不痛则不烦躁，以阳明旺时为助病也。

病人烦热，汗出则解，又如疟状，日晡所发热者，属阳明也。脉实者宜下之，脉浮虚者宜发汗，下之。**与大承气汤。**发汗宜桂枝汤。

柯本无“脉浮虚者宜发汗”数句，谓烦热自汗，似桂枝证，寒热如疟，似柴胡证，然日晡发热则属阳明，而脉已沉实，确为可下，是承气主证、主脉也。

陈修园云：胃实之证，必以脉为凭。病人阳气盛而烦热，阳若得阴，汗出则解。若不解，又若疟状，日晡所发热者，属阳明也。然又有表里之分，若脉实者为病在里，宜下之；若脉浮虚者为病在表，宜发汗。下之宜大承气，发汗宜桂枝汤。盖以脉为凭，不必以日晡所发热，而遽认为里实也。

愚按：此条当从柯本。既日晡所发热，本文明明有“属阳明”三字，则此发热是潮热，其脉自当沉实，为阳明当下之脉，此时不得认其热为表热，又安有脉浮虚而当汗之理？各家俱遵张钱塘本，顺文敷衍，而不知此证安有脉浮可汗者？况曰“浮虚”露一“虚”字，更与此潮热之脉不合。柯公云此书须慧眼静观，逐句研求，诚哉是言也！不可人云亦云矣。

大下后，六七日不大便，烦不解，腹满痛者，此有燥屎也。所以然者，本有宿食故也，宜大承气汤。

陈修园云：胃为水谷之海，能容水谷三斗五升，六七日不大便，胃中本有宿食，故成燥屎，而腹满痛烦。必推陈致新，宜大承气汤。不独能下胃热，而亦能下宿食也。着眼在六七日所食之物，又为宿食，所以用大承气。

柯韵伯云：未病时本有宿食，故虽大下后，仍能大实痛也。

按：六七日不大便，律以不更衣十日无所苦，则胃不为实，此则烦而满痛，其燥屎则因宿食所致，是宿食在六七日不大便中，非未病时已有宿食。如未病有宿食，岂有大下而宿食仍留者？陈注胃中能容水谷三斗五升，此据《内经》云尔。要之，人量有大小，不可拘也。

病人小便不利，大便乍难乍易，时有微热，喘冒，不能卧者，有燥屎也。宜大承气汤。

陈修园云：下后有燥屎，既详其验法矣；而未下有燥屎，又有验之之变法。病人小便之不利，若津液还入胃中，则大便下而愈矣。今邪热耗灼，清道涸竭，大便不得其灌溉，则结聚不下而乍难。结者，自结于中；其未结者，自旁流而乍易。又于日晡之时有微热，气满不得下而喘冒，胃气不和而不能卧者，皆为有燥屎之征也。宜大承气汤。

《金鉴》云：此皆一派热结便硬之微神昏谵语之渐，下之自愈。

食谷欲呕者，属阳明也。吴茱萸汤主之。得汤反剧者，属上焦也。

柯韵伯云：胃热则消谷，喜饥，胃寒则水谷不纳。食谷欲呕，固是胃寒，服汤反剧者，以痰饮在上焦为患，呕尽自愈，非谓不宜服也。此与阳明不大便而呕，服柴胡汤，胃气因和者不同。

陈修园云：食谷欲呕者，属胃气虚寒也，吴茱萸汤主之。服汤而反剧者，人必疑此汤之误，而不知阳明与太阴相表里，其食谷欲呕者，是阳明虚甚，中见太阴，为中焦之胃气虚寒也。服吴茱萸汤之后，反剧者，是太阴虚回，中见阳明，为上焦之胃口转热也。此为从阴出阳，寒去热生之吉兆。可以析其疑曰：太阴湿土，喜得阳明之燥气，其病机属上焦而向愈也。书曰：若药不瞑眩，厥疾不瘳，其斯之谓欤？

按：瞑眩指证之大者而言，轻证则无此状。

张钱塘云：胃中有柔和之气，有燥热之气。食谷欲呕者，属阳明中胃之虚，故主吴茱萸汤，温补其中土。得汤反剧者，非中胃虚寒，乃属上焦火热。夫火热在上，必水气承之，而病可愈，虽不主方，可会意矣。

喻嘉言云：呕固有太阳，若食谷欲呕，则属胃寒。然服吴茱萸汤转剧者，仍属太阳热邪，而非胃寒明矣。

《金鉴》云：若得汤反剧者，必非中焦阳明之里寒，乃上焦太阳之表热也。故热药反剧，法当太阳阳明合病不下利但呕之例治之，宜葛根加半夏汤。

方中行云：食谷欲呕者，胃寒也，故曰“属阳明”，与恶寒呕逆不同也。上焦以膈言也。

唐容川云：《浅注》解吴茱萸汤是治太阴，以回中焦之胃寒；解得汤反剧，是从阴生阳，而移居上焦之胃口，非也。同是一胃，安有胃气胃口之分？不知胃是食管，上焦是膈膜，食管中寒，不任水谷而欲呕，故以吴茱萸汤温之，使寒散而水谷得下也。若得汤反剧，则非中胃之寒，乃上焦膈膜之热也。膈中得汤，反助其热，热熏入胃，则更加呕矣。一曰属阳明，一曰属上焦，正欲人分别层折，而《浅注》强扭之，至于仲景文法、治法，皆不可通。

愚按：此条文义，俱不难明，何以各家聚讼不已？唐容川动讲文法，曷不将此文法细玩乎？夫曰“吴茱萸汤主之”，“主之”云者，一定不易之谓，与“宜某汤”“可与某汤”尚有磋商之不同。曰“反剧”是不当剧而反剧之谓，诸家解属阳明，俱就胃寒说，是也。解“属上焦”则不同，除陈、柯二说外，俱以“热气”解“属上焦”句，果尔则本文宜改为“食谷欲呕者，属阳明也。服吴茱萸汤剧者，属上焦也”。如此则“阳明”句可就热言，服吴茱萸以热增热，故剧。今本文如此，文义显然矣。本义当是胃中寒饮致呕，吴萸攻寒，则更驱其寒邪仍从上部而出，使其凝结之阴邪尽出、不留，如坚冰之得暖则化，仍以上焦为去路，故曰“属上焦也”。柯、陈二注最精当，“胃口”字不过少有语病，致为唐氏所驳。

◎吴茱萸汤

吴茱萸一升（洗），人参三两，生姜六两，大枣十二枚。

以水七升，煮取二升，去滓，温服七合，日三服。

太阳病，寸缓，关浮，尺弱，其人发热，汗出，复恶寒，不呕，但心下痞者，此以医下之也。如其不下

者，病人不恶寒而渴者，此转属阳明也。小便数者，大便必硬，不更衣十日，无所苦也。渴欲饮水，少少与之，但以法救之**若小便不利渴者，宜五苓散。**

《金鉴》云："但以法救之"五字，当是。"若小便不利"方与上文"小便数"、下文"渴者"之义相合。此条"病势不急，救之"之文，殊觉无谓，必有遗误。王三阳亦云：此处五苓散难用，不然，经文"渴者"之下，必有阙文也。

陈修园云：寸缓为阳气虚，关浮为中虚气，尺弱为阴气虚，发热汗出恶寒，为太阳桂枝证，里气和则不呕，其心下不当痞，以医下之故痞也。假令不因误下者，是邪热入里，罢太阳之本寒，从阳明之燥化也。故不恶寒而渴，此由太阳而转属阳明也。其小便数者，津液下渗，大便必硬，是硬为津液之不足，非胃家之有余，即不更衣十日，亦无痞满硬痛之苦也。若津液不足，而渴欲饮水，宜少少与之以润其燥，然此但因其渴而以通权之法救之，审其实系水津不布而渴者，又宜五苓散助脾气之转输，而使水津之散布。夫曰"十日无所苦"，承气汤既不可用，饮水不至敢升，白虎加人参汤又非所宜，唯助脾气以转输，多饮暖水以出汗，则内外俱松。须知病从太阳而入者，仍从太阳而出也。此散不能养液，但以阳明病，与转属阳明者，或异或同，可分可合，亦视治者之活法耳。

柯本无“渴者”二字，云不用猪苓汤，而用五苓散者，以表热未除故耳。二汤皆散饮之剂，太阳转属阳明者，其渴在上焦，故仍用五苓入心而生津液；阳明自病者，其渴本于中焦，故又藉猪苓入胃而通津液。

按：此解仍未妥，既属阳明，则为阳明病，但按其大烦、大渴引饮，则为白虎证，渴而小便不利，在太阳则用五苓以运水，在阳明则用猪苓汤，育阴之中寓利水意，微矣哉！

愚按：此条细玩，不少阙文。太阳病发热汗出恶寒，是桂枝汤的证，原无呕也，何必下“不呕”二字？病发于阴，而反下之，则作痞，太阳误下亦有痞，前已言之甚详，此何必赘？不因误下而转属阳明，其人自不恶寒而渴，所必然也。大便虽硬，而小便仍数，非津液不足可知。无所苦，则十日不更衣，亦津液不足所致耳。津液不足，则渴欲饮水也。固宜少与，即可止渴，无容如救焚之救，得脾气之转输，水津之布散，而始愈也。当从《金鉴》改作“若小便不利，渴者，宜五苓散”。如此划分两截，上截是小便数之渴，为津液不足，润其燥则得矣。如轻剂之白虎加参可矣；下截小便不利而渴，用五苓以运津，乃有着落。且本条“渴”字三提，第一个“渴”字，太阳转属也；第二个“渴”字，欲饮而少少与之，证非危急，不必下一“救”字；“渴者”二字与“渴欲饮水”，有何分别？此等文法，断非仲圣书，必有阙文也。

喻嘉言云：胃中邪热，随小水而渗下，则利其小便而邪热自消，邪热消则津回渴止，而大便自行矣。

按：此条非言胃热，果胃热则白虎、承气，自有明训。此不过胃中干燥，津液不还入胃中，故便硬。倘小便愈利，则津液愈渗下，而胃愈干。要知五苓非专利水，本文权取五苓者，更非为利水也。

脉阳微而汗出少者，为自和也。汗出多者为太过，阳脉实，因发其汗，出多者亦为太过。太过为阳绝实于里，亡津液，大便因硬也。

陈修园云：津液根于身中之真阴，寸脉缓为阳微，汗少则阴阳同等，为自和也；汗多则阴液亡而阳反盛，是为太过，此皆自出之汗。若阳脉不微而实，发汗多亦为太过。太过为阳亢，与阴隔绝，而不相和于里，发汗则亡其津液，而大便因硬也。

柯本“阳绝于里”作“阳实于里”，谓阳明主津液所生病者也。因妄汗而伤津液，致胃家实耳。

按：此改为“阳实于里”更直捷。原文“阳绝”，陈注解为阳亢，与阴隔绝，则牵强矣。

张钱塘云：阳绝于里者，以阴液外亡，表阳内陷，如绝于里而不行于外者然。

按：此解“绝”字作“如绝于里”，下一“如”字，其牵强实开陈注之先，究不若柯本之直捷也。

喻嘉言云：阳微者中风之脉，阳微缓也；阳实者伤寒之脉，阳紧实也。“阳绝”即“亡津液”之互辞，仲景每于“亡津液”者悉名“无阳”，本文“阳绝于里，亡津液，大便因硬”甚明。注家认作汗多而亡阳于外，大谬。

按：脉之微实，以见邪之轻重耳。阳脉主表，当发汗，然亦要恰可，多则太过，而阳气反亢。本文如是如是，非以脉明风与寒也。况阳明风寒，明明以能食、不能食判之，何得仅泥一脉哉？至云“阳绝”即“亡津液”之互辞，则本文既言亡津液，何又先言阳绝乎？又云仲景每于“亡津液”者悉名“亡阳”，则无据。本经亡阳有二，一亡心阳，惊狂，卧起不安是也；一亡肾阳，则四肢厥逆，大汗出也。若亡津液，是为亡阴，不得相混。

太阳病，三日，发汗不解，蒸蒸发热者，属胃也，调胃承气汤主之。

陈修园云：发汗不解，热从内出，如甑釜之蒸蒸发热者，乃热邪内陷，与阳明水谷之气，合并而为热，属于胃也。必釜底抽薪而热自愈，调胃承气汤主之。

柯本“发汗不解”下，多“头不痛，项不强，不恶寒反恶热”句，云热已入胃，便和其胃，调胃之名以此。

按：此亦一法，但本文已无此数证，当细玩陈注可也。

《金鉴》云：阵阵发热，太阳表证未罢也；蒸蒸发热，阳明里热不和也。

程郊倩云：此即大便已硬之征，故曰“属胃”。

伤寒，吐后，腹胀满者，与调胃承气汤。

柯韵伯云：妄吐而亡津液，以致胃实而腹胀，吐后上焦虚可知腹虽胀满，病在胃而不在胸，当和胃气，而枳、朴非其任矣。

陈修园云：有形之邪在于胃之上脘，宜吐而越之。今伤寒吐后则上脘之邪已去，而腹仍胀满者，乃中下之邪未解也，宜与调胃承气汤。

按：此条腹胀满是因吐后亡津胃实所致，非未吐前已胀满。陈注仍胀满，则是说成前已胀满，吐后上焦邪去，而中下仍未去矣。不若柯注之的也。

唐容川云：上节从肌肉蒸热而入胃，此节从吐伤胃阴而入胃，胃连及小肠，皆在腹间，故曰“腹满”。二证有表里之异，而邪皆已入胃，故用调胃承气汤。

太阳病，若吐，若下，若发汗，微烦，小便数，大便因硬者，与小承气汤和之愈。

陈修园云：吐、汗、下则津液亡矣，津液亡于外，则燥热甚于内，故微烦。又走其津液而小便数，大便因小便之数而致硬者，与小承气汤和之愈。

柯韵伯云：此亦太阳之坏病，转属阳明者也。微烦，小便数，大便尚不当硬，因妄治亡津液而硬也。用小承气汤和之，润其燥也。此见小承气亦是和剂，不是下剂。

喻嘉言云：此是邪渐入里之机，故用小承气以和之。

按：大便硬不得为渐入里也。

得病二三日，脉弱，无太阳柴胡证，烦躁，心下硬，至四五日，虽能食，以小承气汤少少与微和之，令小安，至六日与承气汤一升，若不大便六七日，小便少者，虽不能食，但初头硬，后必溏，未定成硬，攻之必溏，须小便利，屎定硬，乃可攻之，宜大承气汤。

柯韵伯云：得病二三日，尚在三阳之界，其脉弱恐为无阳之征。无太阳桂枝证，无少阳柴胡证，则病不在表。烦躁、心下硬，是病在阳明之里矣。辨阳明之虚实，在能食、不能食。若病至四五日尚能食，则胃中无寒，而便硬可知，少与小承气，微和其胃，令烦躁小安，不竟除之者，以其人脉弱，恐大便之易动，故也。犹太阴脉弱，当行大黄芍药者减之之意。至六日复与小承气一升者，六日仍不大便，胃家实也。欲知大便之燥硬，既审其能食、不能食，又当问其小便之利、不利，而能食必大便硬，后不能食，是有燥屎。小便少者，恐津液还入胃中，故虽不能食，初头硬，后必溏。小便利者，胃必实，屎定硬，乃可攻之。

陈修园云：二日至三日，始满二日阳明主气之期。阳明为气血之主，邪伤不能自振，故脉弱。自得之病，不关转属，故无太阳柴胡证。胃热上乘于心则烦，烦极而卧不安则躁。胃居于心下，邪实于胃，故心下硬。胃气未虚，则能食，病至四五日，虽能食，亦不可遽以为能食而大下之，宜以小承气汤，不及一升，而少少与微和之，令烦躁小安。至六日仍不大便，仍与小承气汤加至一升，使得大便而止。甚矣！小承气汤之不可多用也如此。若烦躁，心下硬，不大便至六七日，似可以大下无疑矣。而只因其小便少者，津液尚还入胃中，虽不能食，而与谵语潮热燥屎之不能食者不同，但初头硬后必溏，须待小便利，屎定成硬，乃可以大承气攻之。甚矣！大承气之不可骤用也如此。

唐容川正之曰："须"是须辨别，不是须等待。安有病浅而待其病深之理？且使待之久而小便仍少，岂遂别无治法哉？一字之差，所误不少。

愚按：此条疑义甚多。得病二三日，而无太阳柴胡证、则其证非太阳证也。烦躁、心下硬，柯氏谓病入阳明之里，陈氏谓胃热乘心，邪实于胃，皆以为实证也。

乃其脉则弱，柯氏恐为无阳，其说甚是。陈注谓邪伤不能自振，则非也。若邪盛至于大伤不能自振，则脉必洪大，证必燥屎、谵语。其烦躁为大实之证据，如太阳经大青龙之烦躁，则有寒热疼痛之大苦，阳明经大承气之烦躁，则有绕脐痛之大苦，此则无所谓苦，只心下硬一症，竟至于烦躁耶？考阳明病心下硬满者，不可攻之，彼非脉弱尚不可攻，此而脉弱，乃可任小承气耶？况柯公有云：证有余而脉不足，当舍证而从脉。此条脉则显然不足，证亦非真有余。心下硬满，有虚硬虚满，则烦躁亦有阳不遇阴、阴不遇阳者，如茯苓四逆汤之烦躁症，干姜附子汤之昼日烦躁症，曷尝必为胃实哉？至于以能食、不能食辨阳明之虚实，是必有阳明发热、不恶寒反恶热而燥渴等，此其能食乃为胃实，非然者下利里寒，反能食之除中证，亦可据其能食认为胃实乎？其烦躁非有胃实真凭据，乃欲以小承气令烦躁得小安，吾恐心下硬为虚硬，脉弱为胃阳不支，其弊有不堪设想者矣。“至六日与承气汤一升”，此句更无着落。柯、陈二注俱增多“仍不大便”四字，似能完其说，实则加字固不可以注经，就令不大便六日，百无谵语潮热等实证，虽不更衣十日，无所苦也。而可妄攻乎？况只曰：与承气汤一升，而不言小承气大承气，尚可云承上而省文，至云不大便六七日，小便少，为津液还入胃腑，而不知肾司二便，往往有阳虚阴结，二便俱少，其脉弱便然者。总之，此条开口只曰：得病，而无阳明胃实证，仅有心下硬、烦躁，实蒙混也。

伤寒，六七日，目中不了了，睛不和，无表里证，大便难，身微热者，此为实也。急下之，宜大承气汤。

陈修园云：阳明有悍热之气，为害最速，不可不知。《灵枢》“动输篇”云：胃气上注于肺，其悍气上冲头者，循咽，上走空窍，循眼系，入络脑，出顑，下客主人，循牙车，合阳明，并下人迎。此卫气别走于阳明，故阴阳上下，其动若一。伤寒六七日，为一经已周，其悍热之气，上走空窍，而循目系，故目中不了了，睛不和。其悍热之气，别走阳明，上循空窍，不在表，亦不在里，故无表里证。惟其无里证，故大便不硬而只觉其难；惟其无表证，故身不大热，而止微热者，此悍气之病而为实也。宜大承气汤，急下之以救其阴，稍缓则无及矣。

不了了者，病人之目视物不明了也。睛不和者，医者视病人之睛光，或昏暗，或散乱也。此病初看似不甚重，至八九日必死。若遇读薛立斋、张景岳书，及老秀才多阅八家书，惯走富贵门者，从中作主，其死定矣。余所以不肯为无益之谈，只合拂衣而去矣。

柯韵伯云：七日不愈，阳邪入阴矣。目中不了了，睛不和，何以故？身微热是表证已罢，不烦躁是里证未见，无表里证也。惟不大便为内实，斯必浊阴上升，阳气闭塞，下之而浊阴出下窍，清阳走上窍矣。

按：此不指出目中不了了、睛不和之故，惟以不大便为当急下，何以不更衣十日亦。

喻嘉言云：阳明脉络于目，络中邪盛，故惟有急下。

按：热极伤络，用白虎矣。络中受邪，殊未危险，观热并血室，峻攻者尚不言急，岂邪盛于络，非生死之迫不及待者，而反独言急下哉？细心者当于《内经》求之也。

方中行云：此胃实也。急下者诸脉皆属于目，而人之精神注焉。

魏念庭云：内热盛而为实，加以大便难等，则胃实已真，故急下。

《金鉴》云：肾水为胃阳所竭，不制火则火上熏于目，此热结神昏之渐，危候也。

按：数说俱非急下之的解。

目中不了了、睛不和之悍气证。壬午年右滩黄菊舫君之郎，端阳节病后因食饭过多，是夜腹痛极，次日邀余诊。见其手足躁扰，循衣摸床，闭其目，摸得大钱可咬断，禁之则自咬，嘱其开目，则黑睛尽缩于上，白眼相看。其母骇问故，余即断曰：悍气上走空窍，循目系速下之乃有生理。即拟大承气方，伊惧而留医，时三打钟，服剂不动，无所苦。且本文大便难，犹未至不大便，以此认为急下，则凡阳明证，几尽宜急下矣。四打钟诊，复与之，又不动，五时六时加重其剂，七时腹中雷鸣矢气，有下之势，而未也。于是合药渣热以敷之，八时下溏便满木盘，而手足始不躁扰。是夕能寐，次早白眼依然。余谓热极伤络，清热以养阴足矣。由是日以竹叶石膏汤加减、芍药甘草汤加参，服至七八日，目睛渐露，至十日则黑睛尽下能转矣。此即目不了了、睛不和之最剧者。读仲圣书贵善悟，不然者遇此骇异，几无所措手足，而病人之生命休矣。

阳明病，发热，汗多者，急下之，宜大承气汤。

陈修园云：此悍热之气内出，迫其津液外亡者之宜急下也。阳明之悍气，发热其汗为热势炎炎，津液多出而尽，亢阳无阴，缓则无及急下之，宜大承气汤。

魏千子云：只发热汗多，无燥渴硬实之证，而亦急下者，病在悍气愈明矣。

柯韵伯云：蒸蒸发热，汗多，亡阳者，当急下以存津液，而勿以潮热为拘也。

按：存津液，本篇许多用大承气救阴，何皆不言急下也？不讲悍气，到底不悉此中奥义。

程郊倩云：此等下法，皆在救阴，而不在夺实。夺实之下法可缓，救阴下法不可缓。

按：夺实即以救阴，凡大承气之夺，无非救其真阴，而未尝言急下者，无悍气之剧烈也。

喻嘉言云：胃中只一津液，多汗则津液外渗，加以发热，则津液尽随势腾达于外，更无他法以止其汗，惟有急下一法，引热从下出，庶液不至尽越耳。

按：此注只为救液而设，本文无大渴、谵语等，只恐液竭，则白虎加参足矣。如恐汗不止，岂有以下止汗之法？谓无他法可止其汗，亦未究此为何证耳。试看凡大承气证，尚未有一“急下”字，岂反以急下为止汗法哉？

丁酉年罗德田之郎，年十六岁，发热三日，其早渴而衄血，谭星缘君与小柴胡去半夏加花粉、竹前、犀角，发热不减，傍晚邀余同商。见其大汗出，舌不能转动，四肢疲软，即断曰：此阳明悍气也，稍迟则牙关闭矣，亟与大承气汤。甫订方，星翁曰：有煎成之犀角一两在，余嘱其即服之，以俟大承气汤成，服汤不下，再剂二鼓时始下，舌可出，手足始能运动，而其剧稍减，次日连服小柴胡加减数剂痊愈。此即悍热之迫其津液外出，为急下证也。

发汗不解，腹满痛者，急下之，宜大承气汤。

陈修园云：悍热之气，不上走空窍，而下循于脐腹者，亦宜急下也。悍热为病，阳气盛也。阳盛则阴虚，复发汗以伤阴液，其病不解，悍热之气，反留于腹，其腹满痛，与燥屎之可以缓下不同，须急下之，宜大承气汤。

柯韵伯云：表虽不解，邪甚于里，急当救里，里和而表自和矣。

按：此条倘仅甚于里，即如绕脐痛、烦躁、不大便五六日，尚不言急下，可知苟非悍气，何必急下哉？

喻嘉言云：此邪不在表而在里，亦惟急下一法。

按：大、小承气证，何尝非邪在里，何以不尽云急下哉？

《金鉴》合两节为一，谓此实满证，里急故先攻里，后和表也。

按：此更不识悍气为何物。

腹满不减，减不足言，当下之，宜大承气汤。

陈修园云：腹满固宜急下，若不痛而满云云，虽不甚急，而病在悍气，非下不足以济之也。其腹虽不痛，而常满不减，即减一二分，亦不足言。虽不甚危，亦当下之。以其病在阳明无形之悍气，从肓膜而聚有形之胸腹，又与阳明之本气不同，必以大承气汤，方足以济之也。

柯韵伯云：腹满不减者，下之未尽耳，当再下之。

喻嘉言云："减不足言"四字，形容腹满如绘，所以纵有外邪，其未减者亦下之而已。

按：二注皆未悉不减之故。

问曰：三急下证，本《经》并不说出悍气，兹何以知其为悍气也？答曰：阳明有胃气、有燥气、有悍气。悍气者别走阳明，而下循于脐腹。《素问》“痹论”云：卫气者水谷之悍气也。其气悍疾滑利，不入于脉，循皮肤之中，分肉之间，熏于肓膜，散于胸腹。目中不了了、睛不和者，上走空窍也。发热汗多者，循皮肤分肉之间也。腹满痛者，熏肓膜而散胸腹也。剽悍之气伤人甚捷，非若阳明燥实之证，内归中土，无所复传，可以缓治也。故下一急字，有急不及待之意焉。所谓意不尽言也。学者得其意而通之，则缓急攸分，轻重立见，庶不临时舛错也。

陈按：仲师“自序”云：撰用《素问》《九卷》，可知《伤寒论》全书，皆《素问》《九卷》之菁华也。钱塘张氏注中补出“悍气”二字，可谓读书得间，然长沙何以不明提此二字乎？不知《伤寒论》字字皆经，却无一字引经，撰用之所以入神也。

唐容川云：《内经》所谓悍气，是申明胃气之意，言营者水谷之精气，而卫者水谷之悍气，非言阳明之外，另有一悍气也。悍气者卫气之行，剽悍有力，故能卫外，仍只是言卫气之行而何曾是言阳明胃别有悍气哉？故此四节只是燥热相合，太重且急，故当急下，并非言胃气另有一种悍气也。注家于《内经》悍气二字，扯入阳明，既与经旨有乖，而于“阳明篇”反添蛇足，不亦谬乎？阳明只一燥气，合于邪热，轻者可以缓调，重者必须急下，方能挽亢阳而存孤阴，为燥热正治之大法，非谓阳明燥热之外，别有所谓悍热也。

按：唐君谓张注为谬，而不自知其谬。夫阳明有燥气者，阳明之上，燥气主之是矣。然亦有胃气，何以不讲也？胃气者，柔和之气？又有悍气，所谓卫气之行，剽悍有力。胃气、悍气，一以纳谷，一以卫外，无病也。若病在燥气，而胃气虚者，不可攻，然则病在悍气而助其燥热之气，安得不急下乎？悍气行于卫外，剽悍有力，犹胃气行于胃中，柔和化气。唐君谓以“悍气”二字扯入阳明，为乖经旨，然则“胃气”二字，亦谓之扯人阳明有乖经旨乎？至云阳明只一燥气，合于邪热，更为难解。夫阳明有胃气虚者不可攻，何谓只一燥热乎？

伤寒，发汗已，身目为黄。所以然者，以寒湿在里不解故也。以为不可下也，于寒湿中求之。

陈修园云：伤寒，法应发汗，所以使热从汗越也。乃发汗已，而通身与目为黄，盖暴感之寒邪，郁于表者已解，而本有之寒湿在里者未解故也。湿热之黄可下，而此为寒湿之黄不可下也，当于寒湿中求其法而治之。

五苓真武加入茵陈亦妙。

柯韵伯云：寒湿在里，与瘀热在里不同，是非汗、下、清三法所可治矣。伤寒固宜发汗，发之而身目反黄者，非热不得越，是发汗不如法，热解而寒湿不解也。太阴之上，湿气主之，则身目黄而面不黄，以此知紧在太阴，而非阳明病矣。当温中散寒而除湿，于真武五苓辈求之。

喻嘉言云：在里者非深入在里，乃寒湿在身目之躯壳，与脏腑无关。于寒湿中求之，谓即下文三法。

按：下三方俱苦寒清热者，用于此是如水益深矣。本文明明有“不可下”句，如当头一棒。

伤寒，七八日，身黄如橘子色，小便不利，腹微满者，茵陈蒿汤主之。

柯韵伯云：伤寒七八日，阳气重也。黄色鲜明者，汗在肌肉而不达也。小便不利，内无津液也。腹满者，胃家实也。调和二便，此茵陈汤之职。

陈修园云：湿热现于外，故身黄如橘子色。湿热郁于里，故小便不利。其腹满者，小便利所致也。以茵陈蒿汤主之。

喻嘉言云：小便不利，腹微满，是湿家本病，非伤寒里证也。

按：此湿家本病，非表安不言里？

伤寒，身黄，发热者，栀子柏皮麻黄连翘赤小豆汤主之。

柯韵伯云：黄为土色，胃火内炽，津液，枯涸，故黄现于肌肉之间，必须苦甘之剂以调之。栀、柏、甘草皆色黄而质润，形色之病，仍假形色以通之。神乎！神乎！

陈修园云：湿热已发于外而不郁于里，故只身黄发热而无别证者，以栀子柏皮汤主之。

喻嘉言云：此发热而反不用麻黄者，盖寒湿之证，势难得热，热则其势外出而不内入矣。所谓于寒湿中求之。

按：喻氏于数节俱作寒湿看，何不将此三方细看？岂有以寒治寒者哉？

《金鉴》以此方中甘草作茵陈蒿。

◎麻黄连翘赤小豆汤

麻黄二两（去节），连翘二两，赤小豆一升，甘草二两（炙），生梓白皮一升，杏仁四十枚（去皮尖），大枣十二枚，生姜二两。

以潦水一斗，先煎麻黄再沸，去上沫，纳诸药，煮取三升，去滓，分温三服，半日服尽。

古愚云：麻黄能通泄阳气于至阴之下，以发之，加连翘梓皮之苦寒以清火，赤豆利水以导湿，杏仁利肺气，而达诸药之气于皮毛，姜枣调营卫以行诸药之气于肌腠，甘草奠安太阴，俾病气合于太阴而为黄者，仍助太阴之气，使其外出、下出而悉去也。潦水者，雨后水行洿地，取其同气相求，地气升而为雨，亦取其从下而上之义也。

伤寒，瘀热在里，身必发黄，麻黄连翘赤小豆栀子柏皮汤主之。

陈修园云：表证未解而瘀热在里，与太阴之湿气混合，身必发黄，以麻黄连通赤小豆汤主之。

述太阳之发黄，乃太阳之标热，下合太阴之湿气；阳明之发黄，亦阳明之燥热，内合太阴之湿化。若只病本气而不合太阴，俱不发黄，故曰：太阴者，当发身黄，若小便自利者，不能发黄也。

柯韵伯云：热反入里，不得外越，谓之瘀热，非发汗以逐其邪，湿气不散，然仍用麻黄、桂枝，是抱薪救火矣。于麻黄汤去桂枝之辛甘，加连翘、梓皮之苦寒，以解表清火，而利水，一剂而三善备。且以见太阳发热之治，与阳明迥别也。移入“太阳篇”。

喻嘉言云：伤寒之邪，得湿而不行，所以热瘀身中而发黄，故用外解之法。设泥“里”字，岂有邪在里而反发表之理哉？

愚按：前节有发热症，而只用栀子、柏皮之里药；此节瘀热在里，外无发热之症，而用麻黄、生姜，修园注谓表证未解，而本文无表证实据，亦不过因其方有麻黄发表，故强完其说耳。究竟两节之方，互易之乃合，上节得麻黄连翘赤小豆汤，则发热身黄可解；此节得栀子柏皮汤，则瘀热发黄亦可解矣。不必发表也。

◎栀子柏皮汤

栀子十五枚（擘），甘草一两（炙），黄柏皮二两。

以水四升，煮取一升半，去滓，分温再服。

方解论注已详，两节方宜互易更。

卷四　辨少阳病脉证篇

一十六节，三方　汉 · 张仲景原文　顺德黎天祐庇留编注

少阳之为病，口苦，咽干，目眩也。

柯韵伯云：太阳主表，头项强痛为提纲。阳明主里，胃家实为提纲，少阳主半表半里之位，仲景特揭口苦、咽干、目眩为提纲，奇而至当也。盖口、咽、目三者，不可谓之表，亦不可谓之里，是表之入里、里之出表处，所谓半表里也。三者能开能阖，恰合枢机之象。苦干眩者，皆相火上走空窍为病也。此病自内之外，人所不知，惟病人自知，诊家所以不可无问法。

三证为少阳病机，兼风寒杂病而言。

陈修园云：《内经》云：少阳之上，相火主之。苦从火化，火胜则干，故口苦咽干。又云：少阳为甲木。风虚动眩，皆属于木，故目眩也。少阳气化之病，如此。

少阳中风，两耳无所闻，目赤，胸中满而烦者，不可吐下，吐下则悸而惊。

陈修园云：少阳之脉，从耳后入耳中，出走耳前，中风则风扰其窍道，故两耳无所闻。少阳之脉，起目

锐眦，风火交攻，故目赤。少阳之枢机不运，故胸中满。少阳相火之气，内合于君火，火盛而生烦者，为少阳自受之风邪，不可吐、下，以伤上、下二焦之气。若吐、下以伤之，则因吐而伤。少阳三焦之气上合厥阴之心包而悸，因下而伤少阳胆木之气，内合厥阴之肝而惊。上节总纲，就气化言；此节补出经脉证治，就经脉而言也。

柯韵伯云：风中其经，则风动火炎，是以耳聋、目赤、胸满而烦也。耳目为表之里，胸中为里之表，当用小柴胡双解法。少阳主胆，胆无出入，妄行吐、下，津液重亡，胆虚，则心亦虚，所生者受病，故悸也；胆虚则肝亦虚，腑病及脏，故惊也。

汪氏云：惊悸皆主于心，吐、下则津液衰耗，神志虚怯故也。

沈目南云：吐之徒伤胸中之气，使邪内并，逾迫神明，则悸而惊也。

按：诸家不及陈注之清楚。

喻嘉言云：风热与痰饮搏结，则胸满而烦。

按：此说痰饮，不过见其胸满也。而不知少阳之胸胁满，为应有之证。

伤寒，脉弦细，头痛，发热者，属少阳。少阳不可发汗，发汗则谵语，此属胃。胃和则愈，胃不和则烦

而悸。

陈修园云：少阳伤寒，其脉现出本象之弦，并现出寒伤经气之细。少阳之脉上头角，故头痛。少阳之上，相火主之，其发热者相火之本象，此属少阳自受之邪也。少阳主枢，非主表不可发汗，惟小柴胡汤加减为对证。若发汗竭其津液，以致胃干，则发谵语。夫枢者少阳也，而所以运此枢者，不属少阳而属胃，胃之关系綦重也。胃和则能转输而病愈，胃不和则少阳三焦之气，内合厥阴心包而烦，少阳胆气，失其决断之职而悸。推而言之，胃为五脏六腑之本，皆可以“少阳属胃”之一语悟之也。

柯韵伯云：少阳少血，虽有表证，不可发汗，发汗则津液越出，相火燥必胃实而谵语，当与小柴胡以和之。若加烦躁则为承气证矣。

“烦而悸”，柯本改“烦而躁”。

喻嘉言云：脉弦细者，邪欲入里，其在胃之津液，必为热耗。

按：此是少阳病寒之脉，并未说到津液上。至于发其汗则亡津液而谵语，此始说到津液耳。少阳所以禁汗者，病非在表也，汗则徒竭其液耳，非脉细时其液已耗之谓。至云胃不和则津枯而饮结故烦而悸，夫既津枯，何以便得饮结？且“烦悸”字又非必以“饮结”为注脚。

伤寒，二三日，心中悸而烦者，小建中汤主之。

愚按：此条照柯本当移回“少阳篇”此处最合。上节胃不和则烦而悸，则此条治悸、治烦，合之则二节如一节也，此少阳不从枢外出而从枢内入之证治也。心胞主血，血虚神无附丽而自悸，是悸为虚悸，而烦亦为虚烦也。小建中养其心血而悸烦自止。陈修园照张钱塘旧本编入“太阳”，则上下节次不贯，然其注可取，云此条浅言之不过“补虚”二字，而言外含一“枢”字之义，见少阳三焦，内合厥阴心包而主血，故亦可随枢而内入也。

柯韵伯云：此是少阳中枢受寒，而木邪挟相火为患，相火旺则君火虚，离中君火不藏，故悸；离中真水不足，故烦。非辛甘以助阳，苦甘以维阴，则中气亡矣。编入“少阳”，故制小建中以理少阳，佐小柴胡之不及。少阳妄汗后，胃不和因烦而致躁，宜小柴胡清之。未发汗，心已虚，因悸而烦，宜小建中和之。

按：此注非是。小建中是补虚之剂，非少阳证之方，因少阳坏证而设耳。谓佐小柴之不及则非也。

《金鉴》云：未经汗、下而悸烦，必其中气素虚，心悸阳已虚，心烦阴已虚，故先建其中，兼调营卫也。

◎小建中汤

芍药六两，桂枝三两，甘草二两，生姜三两，大枣十二枚，胶饴一升。

以水七升，煮取三升，去滓，纳胶饴，更上微火消解，温服一升，日二服。呕家不可用建中，以甜故也。

方解论注已透。

伤寒，五六日，中风，往来寒热，胸胁苦满，默默不欲饮食，心烦，喜呕，或胸中烦而不呕，或渴，或腹中痛，或胁下痞硬，或心下悸，小便不利，或不渴、身有微热，或咳者，与小柴胡汤主之。

柯韵伯云："往来寒热"有三义：少阳自受寒邪，阳气衰少，既不能退寒，又不能发热，至五六日郁热内发，始得与寒气相争，而往来寒热，此其一；太阳受寒，过五六日阳气始衰，余邪未尽，转属少阳，此往来寒热，此其二；风为阳邪，少阳为风脏，一中于风，便往来寒热，此其三：少阳脉循胸胁，邪入其经，故苦满，胆气不舒，故默默；木邪犯土，故不欲饮食；相火内炽，故心烦；邪正相争，故呕。盖少阳为枢，不全主表，不全主里，故六证皆在表里之间。寒热往来，病情见于外；苦喜、不欲，病情得于内，看"喜""苦""欲"等字，非真呕、真满、真不能饮食也。或然七证，皆偏于里，惟微热为在表；皆属无形，惟心下悸为有形；皆风寒通证，惟胁下痞硬属少阳。总是气分为病，非有实可据，故皆从半表里之治矣。

陈修园云：少阳之气，游行三焦，在脏腑之外，十一脏皆取决之，故有或然七证。或涉于心而不涉于胃，则胸中烦而不呕；或涉于阳明之燥气则渴，涉于太阴之脾气则腹中痛；或涉于厥阴之肝气则胁下痞硬，或涉于少阴之肾气，则心下悸而小便不利；或太阳藉少阳之枢转，已有向外之势，则不渴、身有微热；或涉于太阴之肺气，则咳。今太阳之气逆于胸而不能外出，虽不干动在内有形之脏真，而亦干动在外无形之脏气，现出各脏之证，非得少阳枢转之力，不能使干犯之邪向外而出，必与小柴胡汤助枢以主之。

按：此注俱就少阳言，何以竟谓小柴胡汤非少阳经之方乎？

张钱塘云：小柴胡汤乃达太阳之气，从少阳之枢以外出，非解少阳也。

按：小柴胡汤非解少阳而何？

愚按：小柴胡汤是转少阳之枢，太阳之转属少阳者可用，必以往来寒热、口苦咽干、胸胁满为的证。王叔和将此数节书编入“太阳篇”，误矣。平心而论，此或然之七证，亦犹太阳经小青龙或然之五证也。

◎小柴胡汤

柴胡半斤，黄芩三两，人参三两，甘草三两（炙），生姜三两，半夏半升（洗），大枣十二枚。

以水一斗二升，煮取六升，去滓，再煎取三升，温服一升，日三服。

若胸中烦而不呕，去半夏、人参，加栝蒌实一枚；若渴者，去半夏，加人参合前成四两半，栝蒌根四两；若腹中痛者，去黄芩加芍药三两；若胁下痞硬，去大枣，加牡蛎四两；若心下悸、小便不利者，去黄芩，加茯苓四两；若不渴、外有微热者，去人参，加桂枝三两，温覆取微汗愈；若咳者，去人参、大枣、生姜，加五味子半升、干姜二两。

张令韶曰：柴胡二月生苗，感一阳初生之气，香气直达云霄，又禀太阳之气，故能从少阳之枢，以达太阳之气。半夏生当夏半，感一阴之气而生，启阴气之上升者也。黄芩 气味苦寒，外实而内空腐，能解形身之外热。甘草、人参、大枣助中焦之脾土，由中而达外，生姜所以发散宣通者也。此从内达外之方也。往来寒热，为少阳之枢象，此能达太阳之气，从枢以外出，非解少阳也。

按：此方达太阳之气，从枢以外出，是矣。至谓非解少阳，则非也。看论注中自然明白。

小柴胡加减注：

张令韶云：胸中烦者，邪气内侵君主，故去半夏之燥。不呕者，中胃和而不虚，故去人参之补，加栝蒌实之苦寒，导火热以下降也。渴者阳明燥金气盛，故去半夏之辛，倍人参以生津，加栝蒌根引阴液以上升也。腹中痛者，邪干中土，故去黄芩之苦寒，加芍药以通脾络也。胁下痞硬者，厥阴肝气不舒，故加牡蛎之纯，牡能破肝之牡脏，其味咸，能软坚，兼除胁下之痞；去大枣之甘缓，欲其行之捷也。心下悸、小便不利者，肾气上乘，而积水在下，故去黄芩；恐苦寒以伤君火，加茯苓，保心气以制水邪也。不渴、外有微热者，其病仍在太阳，故不必生液之人参，宜加解外之桂枝，覆取微汗也。咳者形寒伤肺，肺气上逆，故加干姜之热以温肺、五味之敛以降逆；凡咳皆去人参，长沙之秘旨；既有干姜之温，不用生姜之散；既用五味之敛，不用大枣之缓也。

伤寒，中风，有柴胡证，但见一证便是，不必悉具。

周宗超云：以伤寒言之，转少阳之枢，外出太阳也；以中风言之，厥阴不从标本，从中见少阳之治也。

柯韵伯云：柴胡汤为枢机之剂，凡风寒不全在表、不全入里者，皆宜服之，不必悉具，故方亦无定品。

伤寒，四五日，身热，恶风，颈项强，胁下满，手足温而渴者，小柴胡主之。

愚按：此条身热、恶风、颈项强为太阳病，手足温者是系在太阴，独胸胁满而渴，得少阳之枢象，审其未经误下，里气未虚，仍当以小柴胡汤主之，亦所谓柴胡证但见一证便是也。要之，少阳证以往来寒热、胸胁满、口苦渴为的证。此之身热、恶风，即往来寒热之属；其胸胁满为少阳枢病，渴者少阳相火，火热灼津，故以小柴去半夏加栝蒌根则愈。提纲只口苦、咽干、目眩，当活看。口苦、口渴所必有目眩，不尽然，惟往来寒热是少阳必有者，犹之发热恶寒为太阳证也。读仲祖书，当识孰者当加意体认，孰者当活看，乃可悟此活泼之书，否则误人不鲜。

得病六七日，脉迟浮弱，恶风寒，手足温，医二三下之，不能食，而胁下满痛，面目及身黄，颈项强，小便难者，与柴胡汤，后必下重，本渴而饮水呕者，柴胡汤不中与也。食谷者哕。

柯韵伯云：浮弱为桂枝脉，恶寒为桂枝证，然手足温而身不热，脉迟为寒、为无阳、为在脏，是表里虚寒也。法当温中散寒，而反二三下之，胃阳丧亡，不能食矣。食谷则哕，饮水则呕；虚阳外走，故一身面目悉黄；肺气不化，故小便难而渴；营血不足，故颈项强；少阳之枢机无主，故胁下满痛。此太阴误下之坏证，非柴胡证矣。柴胡证不欲食，非不能食，小便不利，非小便难，胁下痞硬，不是满痛，或渴不是不能饮水，喜呕不是饮水而呕，与小柴胡汤，后必下重，虽有姜、甘，不禁柴、芩、栝蒌之寒也。此条似少阳而实太阴坏证，得一证相似处，大宜着眼。

“食谷者哕”句，柯本移在“柴胡汤不中与也”之上。

陈修园云：脉迟为气虚，浮弱为血虚，恶风寒为太阳见证，独手足温系在太阴，此气血两虚，反二三下之，虚其中气，以致不能食，胁下为少阳部位，其枢坏而不转，故满而痛。太阴土气虚而现真色，故面目及身黄。虽颈项强为太阳之经气不利，而脾不转输，则小便难，是中气虚之大关键。柴胡汤乃从内达外之品，里气虚者忌用，若与之则里气虚陷，后必下重。夫呕为柴胡汤之见证，本渴而饮水呕者，中胃寒也，柴胡汤非中寒之药，不中与也，与之而中气愈虚。食谷者哕，此因二三下之，既误不可以柴胡汤而再误也。

各家注同。

凡柴胡汤病证而下之，若柴胡证不罢者，复与柴胡汤，必蒸蒸而振，却发热汗出而解。

愚按：少阳柴胡证无可下之法，医者误下，如不乘虚入里，柴胡之证不罢者，当复与柴胡汤以转其枢。但下后伤其中焦津液，其解时必有一番转动，必蒸蒸而振，其热欲退，必复发热，汗出而解。凡虚家大抵类然。

柯韵伯云：与下后复用桂枝汤同一手法，因其人不虚，故不为坏病。

喻事言云：证虽未虚，然正气先虚，故服汤必蒸蒸而振乃得发汗而解。

太阳病，过经十余日，反二三下之，后四五日，柴胡证仍在者，先与小柴胡汤。呕不止，心下急，郁郁微烦者，为未解也，与大柴胡汤下之则愈。

愚按：呕不止者，是少阳不从枢外出，而从枢内入，干于心主之分，外有心下满急之病象，内有郁郁微烦之病情者，为未解也。与大柴胡汤，下其邪气而不攻其大便则愈。

柯韵伯云：屡经妄下，半月余而柴胡证仍在，因其人不虚，故枢机有主而不为坏病，与小柴胡和之，表虽除，内尚不解，以前此妄下之药，但去肠胃有形之物，而未泄胸膈气分之结热也。

伤寒，八九日，下之，胸满，烦惊，小便不利，谵语，一身尽重，不可转侧者，柴胡加龙骨牡蛎汤主之。

愚按：到九日少阳主气之期，误下之则伤少阳之气，不能枢转而胸满。其烦惊者，以三焦内合心包也。小便不利者，三焦决渎失职也。谵语者，胃不和也。身重不能转侧者，少阳循身之侧枢机不利故也。以小柴胡加龙骨牡蛎汤主之。

柯韵伯云：下后热邪内攻，烦惊、谵语者，君主不明，而神明内乱也。小便不利者，火盛而水亏也。一身尽重者，阳内而阴反外也。难以转侧者，少阳之枢机不利也。此为下后亡阴证。

按：分疏处尚能自完其说，至解方内之桂枝，谓是甘草之误，身无热、无表证，不得用桂枝，去甘草则不成和剂云云，此又非也。桂枝通心气，救逆汤之治惊狂者，必仗桂枝。柯氏以此证为亡阴，则不是。陈注本之张钱塘，为三阳坏病，少阳枢析于内，不能出入，须启生阳之气以达之。

喻嘉言主张太甚，支离已极，据谓此伏饮素积，为变之最巨者，八九日下之，外邪未尽，乘虚而陷，积饮挟之，填满胸中云云。

按：本文并无“积饮”字样，即烦惊等亦非积饮的证。言水饮者《论》中小青龙证、十枣证、真武证，试问本文有合否？只凭“胸满”字，遂埋积饮一案，则凡《论》中所有胸满证，亦可尽作积饮乎？又谓胸满则膻中之气不能四布，而使道绝，使道绝而君主孤危，故心神惊乱也云云。按：惊自有所以惊处，如因胸满所致，何以《论》中言胸满者不并言惊？且结胸拒痛等，更非仅满可比，其使道当无不绝，何以君主不孤危而惊乱也？又谓烦与谵语本属胃，此则兼属心，小便不利本津液内竭，此亦兼小肠云云。夫烦惊本心，谵语本胃，小便本膀胱，固矣。谵语本胃，胃脉络心，小便本膀胱，而足太阳经也，手太阳为小肠，为与小便无涉。又谓火熘则一身尽重，不可转侧，亦神明内乱，百骸无主之明征也云云。夫既云积饮，又忽插“火熘”字样，未知何据？既云伏饮巨患，是宜漆饮为先务，又云患及神明，故方中五味用入心者五种，不以为复，用入阳明者三，不以为猛，至于痰饮只半夏一味，表邪首发难端，用柴胡桂枝，阳邪入阴，最宜急驱者，但大黄一味，是则伤寒喫紧处，咸落第二义，只从治心后一案共结其局云云。此第臆见，求深反晦，总未悉此中奥义也。

以上数条，《浅注》照张钱塘本编入“太阳篇”，今再三研究，各条照《来苏集》编回“少阳”乃合。

◎柴胡加龙骨牡蛎汤

柴胡，龙骨、黄芩、生姜、人参、茯苓、铅丹、牡蛎、桂枝、半夏各一两半，大枣六枚，大黄二两。

以水八升，煮取四升，纳大黄，更煮一二沸，去滓，温服一升。

《内台方议》云：此方用柴胡为君，以通表里之邪，而除胸胁满；以人参、半夏为臣辅之；加生姜、大枣，而通其津液，加龙骨、牡蛎、铅丹，收敛神气而镇惊为佐；加茯苓以利小便，而行津液，加大黄以逐胃热止谵语，加桂枝以行阳气，而解身重错杂之邪，共为使。以此剂共救伤寒坏逆之法也。

本太阳病，不解，转入少阳者，胁下硬满，干呕，不能食，往来寒热，尚未吐下，脉沉紧者，与小柴胡汤。

陈修园云：太阳标阳之病不解，与少阳相火为一，而转入少阳者，少阳不得枢转，则胁下硬满，枢机逆则胃气不和而干呕。不能食，不能由枢开阖，故往来寒热，然尚未吐、下，中气犹未伤也。其脉沉紧者，枢逆于内，不能外达也。与小柴胡汤达少阳之气，使之从枢以外出则愈。

柯本“脉沉紧”作“脉弦细”，更合少阳脉。

《金鉴》“脉沉紧”作“脉沉弦”，谓若沉紧，是寒实在胸，当吐之诊也，惟沉弦始与少阳之义相属。

若已吐下、发汗、温针，谵语，柴胡汤证罢，此为坏病，知犯何逆，以法治之。

陈修园云：前证若经吐、汗、下三法之外，又加温针，助火兼伤经脉，四者犯一，则发谵语。以谵语为此证关键，柴胡证不见而罢，此为少阳枢坏之病，审其于吐、汗、下、温针之逆，所犯何逆，随所犯而以法治之。温针虽不常用，而其为祸更烈，时医辄用火灸，更以人命为戏矣。

柯本合二节为一节，云少阳为枢，太阳外证不解，风寒从枢而入少阳矣。若见胁下硬满、干呕不能食、往来寒热之一，便是柴胡证未罢，即误于吐、下、发汗、温针，尚可用柴胡治之。若误治后，不见半表里证，而发谵语，是将转属阳明，而不属少阳矣。柴胡汤不中与之，亦不得以谵语即胃实也。“知犯何逆”，治病必求其本也，与“桂枝不中与”同义。

喻本亦合为一节，与太阳经“桂枝不中与”之坏证，另列于六经之外。

愚按：此二节不过泛言坏证，见非桂枝证，则不当与桂枝汤；非柴胡汤证，则不当与柴胡汤，是掉转托醒之笔，非论坏证也。坏证则散见于各经各章之内，此只言非其证则不当用其方，乃竟另列为坏证，何以不实从各经之坏证，尽搜出以另为一部耶？且坏证亦不能出六经之外，则当还于各经可矣。即另列为一部，岂此等坏证不是六经证哉？至独列此二节则怪甚。

三阳合病，脉浮大上关上，但欲眠睡，合目则汗。

陈修园云：太阳主开，阳明主阖，少阳主枢，三阳合病，则开、阖、枢俱病矣。关上为少阳之部位，今则太阳之浮脉，阳明之大脉，俱上于少阳之关上，是二阳开阖之机，俱逆于少阳枢内，而不能出也。人而不出内而不外，则三阳之气，俱行于阴，故但欲眠睡，开目为阳，阖目为阴，今卫外之阳气，乘目阖之，顷内行于阴，则外失所卫而自汗。

柯本编入“阳明篇”，与白虎之二阳合病并提，谓彼条言病状及治方，此条详病脉，探病情，究病机，必两条合参，而合病之大要始得。脉大为阳，关上阳所治也，是为重阳矣。但欲眠睡，是阳入于阴矣。合目则卫气行阴，而兼汗出，热淫于内矣。与上文自汗同，比少阴之脉微细、但欲寐不同。

愚按：此条合病，而不言三阳何证，究不若柯本之承上条言证而来，实较清楚。柯注解上条，若无大烦、大渴之证，无洪大浮滑之脉，即自汗亦不得用白虎；若额上汗，手足冷者，见烦渴谵语等证，与洪滑之脉，亦用白虎汤，则是此条之但欲眠睡而无烦渴、往来寒热、胸胁满等，合目之汗，即少阴之亡阳汗也，其欲睡，即少阴之但欲寐也。毫厘千里，可不惧哉？

柯韵伯云：肝火旺，上走空窍，亦不得眠。心主血，肝藏血，卧则血归于肝，合目即汗者，肝有相火，窍闭则火无从泄，血不归肝，心不得主血，故发为汗。非由心作主，故名盗汗耳。拟主竹叶石膏汤，谓此方正宜此病，取竹叶色青人肝、泻火，半夏行阴，余品回津以止盗汗。

伤寒，六七日，无大热，其人烦躁者，此为阳去入

阴故也。

陈修园云：六七日阴阳六气相传，一周已过，又当来复于太阳之期，若得少阳之枢转，正可从太阳之开而出矣。今其人身无大热，而烦躁者，此太阳之表证已去，故身无大热。邪入少阴，故烦躁也。可见，枢有权则转外，枢失职则内入，当于少阳一经三致意也。推而言之，太阳与少阴，一表一里，雌雄相应之道也。若当太阳主气之期，不从表而出于阳，即从里而入于阴矣。而少阳之直入于厥阴者，亦然。今医者只守日传一经之说，必以太阳传人阳明，阳明传入少阳，少阳传入太阴等经矣。岂知经气之传有定？至于病气，或随经气而传，或不随经气而传，变动不居，有如是哉？

柯韵伯标本中气不讲，故此条“入阴”作“入里”，解六经各有其里，如太阳之本为膀胱，阳明为胃，少阳为胁下之类，皆错解本字。

喻嘉言云：入阴则邪热得以留连，转致危困者多矣。

按：此“入阴”不指某经，徒言其危，亦空言矣。

伤寒，三日，三阳为尽，三阴当受邪，其人反能食而不呕，此为三阴不受邪也。

陈修园云：以次相传者，三日为少阳主气之期，亦阴阳交换之时也。若病气随经而行，则三阳为尽，三阴当以次，受邪，邪入太阴，则不能食而呕矣。乃其人反能食而不呕，其病邪不随经而入于太阴，太阴为三阴之首，既不受邪如此，即可知为三阴不受邪也。

喻嘉言云：能食不呕，即胃和则愈，胃和亦是，但本旨就传经说。

伤寒三日，少阳脉小者，欲已也。

陈修园云：三日乃少阳主气之期，若脉弦大为病进，今少阳本弦之脉，转而为小者，不惟不入于阴，即少阳之病亦欲已也。《经》曰大为病进，小为病退者，此也。

程郊倩云：脉小则阳得阴以和，是邪尽退而正来复矣。

王叔和编次《伤寒论》，其间脱落、错简、衍文，不一而足，甚者以自作之书掺入，伪足乱真。自成无己认为原文而作注，后此张隐庵、张令韶注皆本此，致有三百九十七法之目。喻嘉言、柯韵伯辈见其编次不合，是以聚讼纷纷，自行编次，而不知成无己所注，确是原文，但不免有脱落、错简、衍文之弊。最弊者王叔和掺入己书，迷乱耳目，且将与人以口实。余尝将各注家殚心研究，加以五十余年临证，时时对勘，始悉其脱落、错简、衍文之处，从而为之编正，叔和手笔则删去之，其脱落、错简、衍文处，于太阳、少阳篇尤甚。太阳主表，表实则主麻黄汤，表虚则主桂枝汤，固为无上上之治法，即宋元后之用薄荷、苏叶、荆、防、羌、独，亦可取汗，独少阳主枢转，舍柴胡无以代之。小柴胡汤为少阳之的方，病太阳表证，而有枢可转者，固可借少阳之枢，以达太阳之表；即阳明阖病，有枢可转，亦可借小柴胡汤以开阳明之阖；即阴经之有枢可转者，亦可借之以为出路。谓小柴胡汤非治少阳专方则可，谓非治少阳的方则不可。少阳病脉证并治法，张钱塘本仅有十条，诸家疑其散失不全，或疑为王叔和编入他经，陈修园谓为原本，余始亦信为然。自己卯、庚辰临证以来，至今五十余年，殚精研究，乃悟其编入太阳经者，有八九条，确为少阳半表里之病，今按编回少阳经，庶读者有所适从。柯韵伯以大、小柴胡二方，为少阳半表之方，半夏泻心等为少阳半里之方。陈平伯云：惟小柴胡和解一法，为少阳的对之方，病机有偏表、偏里之殊，治法有从阴、从阳之异。二说俱欠圆，少阳为半表里，非表故禁汗，非里故禁吐、下，惟小柴胡从枢以转为最的、最易晓者。半表里即中间之谓，半表即是半里，半里即是半表，柯韵伯硬分为半表，又硬分为半里，若两途者然。其半夏泻心等实里药也，安得谓之半里？陈平伯偏表、偏里之说，亦非半表里也。以小柴胡为和解，则不识转枢之精义矣。陈修园谓小柴胡证不是少阳证，然则麻黄证、桂枝证亦不是太阳证耶？白虎、承气，亦不是阳明证乎哉？谓小柴胡可转太阳之枢则可，谓小柴胡专属太阳证则不可也。入仲圣堂室者，自知之。

卷五　辨太阴病脉证篇

五节，二方　汉·张仲景原文　顺德黎天祐庇留编注

太阴之为病，腹满而吐，食不下，自利益甚，时腹自痛，若下之，必胸下结硬利不止。

柯韵伯云：阳明为三阳之里，故提纲属里之阳证；太阴为三阴之里，故提纲皆里之阴证。太阴之上，湿气主之。腹痛吐利，从湿化也。脾为湿土，故伤于湿，脾先受之。然寒湿伤人，入于阴经，不能动脏，则还于腑。腑者胃也。太阴脉布胃中，又发于胃，胃中寒湿，故食不纳而吐利交作也。太阴脉从足入腹，寒气时上，故腹时自痛。法宜温中散寒，若以腹满为实而误下，胃口受寒，故胸下结硬。

愚按：此条阴寒为病，其自利益甚，即是自利不渴，以脏有寒。“脏有寒”三字，为此证之神龙点睛。柯公主温中散寒，深得仲圣宜四逆辈之秘旨。夫脏有寒，误下必利不止，不堪设想矣。乃云“下之则胸下结硬”已也，此必传抄之误。观厥阴经之上热下寒，而云下之利不止，则此之有寒无热，其利不止更甚矣。又“阳明篇”心下虚硬、虚满，尚不可攻，攻之利遂不止者死，则此脏寒证，下之更可知矣。本论脱落、错简之

文，不一而足，当凝神细勘，乃得仲圣之真谛。

《浅注》本张钱塘亦就寒湿发议，“下之则胸下结硬”句，谓若下之则更伤阳明胃土之气，而胸下结硬，亦未悉此中要害，只望文生义而已。

太阴中风，四肢烦疼，阳微，阴涩而长者，为欲愈。

柯韵伯云：风为阳邪，四肢为诸阳之本，脾主四肢，阴气衰少，则两阳两搏，故烦疼。脉涩与长，不是并见，涩本病脉，涩而转长，病始愈耳。脉本浮，今而微，知风邪当去；涩则少气少血，今而长，则气治故愈。四肢烦疼，是中风未愈前证；微涩而长，是中风将愈之脉，宜作两截看。脉澁作脉涩。

太阳以恶风、恶寒别风寒，阳明以能食、不能食别风寒，太阴以四肢烦疼别风寒，是最宜着眼。

陈修园云：太阴腹满之内证，转而为四肢烦疼之外证，微涩之阴脉，转而为长之阳脉，由内而外，从阴而阳，故为欲愈之脉候也。

自利不渴者属太阴，以其脏有寒故也。当温之，宜服四逆辈。

愚按：太阴之上，湿气主之。又阴中之至阴，不得中见之燥化，则自利益甚，必无燥渴，以其脏有寒故也。“脏有寒”是此篇之神龙点睛，四逆辈为此证之惟一无二之的方矣。

陈修园云：自利者不因下而利也。凡利则津液下注，多见口渴，惟太阴湿土为病则不渴。

喻嘉言云：太阴属湿土，热邪入而蒸动其湿，则显有余，故不渴而多发黄。少阴属肾水，热邪入而消耗其水，则显不足，故渴而多烦躁。是仲景以自利不渴者为太阴，自利而渴者属少阴，分经辨证，所关甚巨。若不全篇体会，徒博注释之名，仅知用四逆辈以燠土燥湿，此老生腐谈，非切要也。

按：此注自以为切要，实则语多窒碍。此条是辨自利之渴、不渴，不是只辨渴、不渴也。据云少阴属肾水，太阴属湿土，夫水如江河，尚为热所消耗，至干而竭，湿土者不过如垮下之泥泞耳，稍蒸即干，何以反不消耗乎？要知两经之渴、不渴，固自有在，此条下利，全是阴寒，不得中见之燥化，故不渴，非谓有热以蒸也，设得中见气化即渴矣。少阴之渴者，盖水不上交，则君火上者自上，故渴；火不下交，则下者自下，故利亦与热邪无涉。

程郊倩云：少阴属肾水，热入而耗其水故自利而渴，太阴属脾土，寒入而从其湿，则不渴而利。

按：此注少阴未的。

程又云：三阴同属脏寒，少阴、厥阴有渴证，太阴独无渴证者，以其寒布中焦，总与龙雷之火无涉。少阴中有龙火，水底寒甚则龙升，故自利而渴。厥阴中有雷火，故有消渴；太阳一照，雷雨收声，故发热则利止，见厥复利也。

陈修园云：脾不输津于上，亦有渴证，然却不在太阴提纲之内。郊倩立言欠圆，然亦不可少此一说，为中人以下开互证之法。

伤寒，脉浮而缓，手足自温者，系在太阴。太阴当发身黄，若小便自利者，不能发黄。至七八日虽暴烦，下利日十余行，必自止。以脾家实，腐秽当去故也。

柯韵伯云：太阴为阴中之至阴，虽伤寒得太阳桂枝证之浮缓脉，亦无热可发，第手足为诸阳之本，尚自温，不可谓脾主四肢故当温也。此是太阴得中见之热化，湿与热伤于肌肉，而不得越于皮肤，故身当发黄。若水道通调，下轮膀胱，便不发黄矣。然湿热之伤于表者，可从小便出；湿热之蓄于里者，必从大便而出。至七八日，阳气来复，因而暴烦，下利虽日十余行，不须治之，以脾家积秽，臭塞于中，下尽自止矣。

陈修园注同。

成无己云：下利烦躁者死，谓先利而后烦，是正气脱而邪气扰也。兹则先烦后利，是脾家之正气实，故不受邪而与之争，因暴发烦热也。

按："下利烦躁者死"一句，义理未圆。"少阴篇"吐利四肢厥逆，甚者烦躁，乃为死证，非下利见烦躁即死也。有吴萸汤可救，成氏何太疏也？

本太阳病，医反下之，因而腹满时痛者，属太阴也，桂枝加芍药汤主之。大实痛者，桂枝加大黄汤主之。

陈修园云：误下则太阳之气陷于太阴，因而腹满时痛者，乃太阳转属太阴也。宜启下陷之阳，以和不通之络，以桂枝加芍药汤主之。若满甚为大实痛者，此脾胃相连，不为太阴之开，便为阳明之阖，以桂枝加大黄汤主之，权开阳明之捷径，以去脾家之腐秽也。

柯本意同，但移入"太阳篇"中，不编入本经。

喻本"桂枝加芍药汤主之"之上作一节，谓此方仍用桂枝解肌之法，以升举阳邪，但倍芍药以收太阴之逆气耳。

按：此证已陷入太阴，而腹满时痛，此际表邪尽入，宜独和其里，故倍芍药领桂枝入里也。犹认作解肌耶？试问有何肌邪？不过见有全方桂枝汤而亦曰"解肌"耳。

"大实痛"下，喻本自为一节，谓阳分之邪，初陷太阴，虽大实大痛，未可峻攻，但于桂枝汤中少加大黄，七表三里，分杀其势可也。

按：此证已无表邪，分杀果何据乎？

汪小山云：太阳标热，误下之，不特转属于太阴，亦可转属于阳明也。腹满时痛，脾气不濡也，宜桂枝汤加芍药。入太阴，出太阳也。大实痛者，转属阳明也。桂枝汤加大黄者，入阳明，出太阳也。

◎**桂枝加芍药汤**

桂枝三两，芍药六两，生姜三两，甘草二两，大枣十二枚。

以水七升，煮取三升，去滓，分温三服。

◎**桂枝加大黄汤**

即前方加大黄二两。

古愚述桂枝加芍药汤，倍用芍药之苦降，能令桂枝深入于至阴之分，举误陷之邪而腹痛自止。桂枝加大黄者，以姜、桂升邪，倍芍药引入太阴，以鼓其陷邪，加大黄运其中枢，通地道，去实满，枣、草助转输，使其邪悉从外解、下行，各不相背。

卷六 辨少阴病脉证篇

四十二节，一十四方 汉·张仲景原文 顺德黎天祐庇留编注

少阴之为病，脉微细，但欲寐也。

陈修园云:《内经》云：少阴之上，君火主之。又云：阴中之阴肾也。是少阴本热而标寒，上火而下水，其病不可捉摸。故欲知少阴之为病，必先知少阴之脉象，其脉薄而不厚为微，窄而不宽为细。又须知少阴之病情，其病似睡非睡，似醒非醒，神志昏愦，但见其欲寐而已。少阴主枢转出入于内外，今则入而不出，内而不外故也。

柯注云：仲景以微细之病脉、欲寐之病情为提纲，立法于象外，使人求法于象中。凡证之寒热，与寒热之真假，仿此义以推之，真阴之虚实见矣。

陈古愚云：心病于神则脉微，肾病于精则脉细。欲寐病于阴，不得寐病于阳，今欲寐而不寐，故曰“但欲寐”。

唐容川正之曰：心病于神则脉微，肾病于精则脉细，其说非也。微是肾之精气虚，细是心之血虚。脉管是血之路道，血少故脉细；微属气分，气旺则鼓动而不

微。今将微属心血，细属肾气，真大误也。

愚按：微属气虚，细属血虚，阳为气，阴为血，微细即阴阳俱虚也。少阴上心下肾，心肾要相交，不交则有阳不遇阴而烦、阴不遇阳而躁之证。此“阳”字指心言，“阴”字指肾言，即上下火水之谓。作阴病之脉微细，实指阴阳水火心肾而言。陈氏之说，未为不是。唐氏据西医心专属血分，肾专属气分，未免就一偏立论。独不思心有心阴，亦有君火之心阳，如脉结代、心动悸，是心阴不足，故主以炙甘草汤；如心下悸、欲得按，是心阳不足，故主以桂枝甘草汤，专补心阳，是不得谓心专属血分也。肾有肾火，又有肾水，如四逆白通，救肾阳也；猪苓汤，养肾阴也，是不得谓肾专属气分也。且此条之握要处，不在辨微细之脉，而在认难认之真谛。他经提纲皆是邪气盛则实，少阴提纲独指正气夺则虚，以少阴为人身之根本也。六经除少阴外，其余五经皆有外证可认，少阴提纲，最难认，以不必有外证，只此微细之病脉，欲寐之病情。临证时当细心体认在微茫处，方不至误。

唐容川正《浅注》云：“枢转出入”四字，用解少阴之病，不确。《内经》用一“枢”字，取譬少阴之阴阳相生，循环如枢而已，非言其出入旋转也。且就注所谓入而不出、内不外者，问是何物？不将此物指明，但言不出不外，真恍惚语也。须知此分血气言，血属心所生，而流行于脉中，心病则阴血少，而脉细；气属肾所生，而发出则为卫阳，卫阳出则醒，入则寐，所以有昼夜也。今肾病则困于内而卫阳不出，故但欲寐。只此四字，已将心肾水火血气之理，全盘托出，仲景提纲，语真包括无余义。

愚按：上下心肾相交则能寐，心肾病不能交则不寐，是以本经有躁不得寐，为独阴无阳之死证。今但欲寐者，是少阴之精气神不足，疲倦已极，欲寐而不欲动，又非真寐，故以“欲寐”二字形容其困惫也。阳邪入阴之不寐，是实证，即三阳合病之但欲眠睡，非少阴之但欲寐也。唐君谓陈君不将不出不外之物指出，而自以肾所生为卫阳，困于内而不出，解但欲寐，亦不外陈君之说，且不若陈君神志昏愦之醒也。况但欲寐，专就肾言，更不若陈注指少阴之枢，则无所不包括也。

少阴病，欲吐不吐，心烦，但欲寐，五六日自利而渴者，属少阴也。虚故引水自救，若小便色白者，少阴病形悉具，小便白者，以下焦虚，有寒，不能制水，故令色白也。

柯韵伯云：欲吐不吐者，枢病而开阖不利也，与喜呕同。少阳脉下胸中，故胸烦，是病在表之里也。少阴经出络心，故心烦，是病里之里也。欲吐不得吐，欲寐不得寐，少阴枢机之象也。五六日正少阴发病之期，太阴从湿化，故自利不渴；少阴从火化，故自利而渴。少阴主下焦，输津液，司闭藏者也。下焦虚，则坎中之阳，引水上交于离而未能，故心烦而渴；关门不闭故自利，不能制火，由于不能制水故耳。然必验小便者，以少阴主小便，热则黄赤，寒则清白也。不于此详察之，则心烦而渴，但治上焦之实热，而不顾下焦之虚寒，则热病未除，下利不止矣。

陈修园云：少阴上火而下水，水火济，则阴阳交而枢机转矣。少阴经其脉从肺出心，注胸中，病则胸中不爽，故欲吐而不吐，心中热烦，不能寐而但欲寐，此水火不济，阴阳不交，机枢不转之象也。五六日少阴主气之期，其数已足，火不下交而自利，水不上交而作渴者，此属少阴之水火虚也。水虚无以沃焚，火虚以无致水，故引水以自救，此少阴病寒热俱有之证也。若从热化，则小便必赤，若小便色白者，白为阴寒，少阴阴寒之病形悉具，此确切不移之诊法也。然其小便之所以白者，以下焦虚而有寒，至失上焦君火之热化，不能制水，故色白也。

程郊倩云：上虚而无阴以济，总由下虚而无阳以温也。二“虚”字皆由“寒”字得来。

林澜云：阴盛格阳。

按：此说得太重。

方氏、汪氏、沈氏、《金鉴》俱主虚寒说。

病人脉阴阳俱紧，反汗出者，亡阳也。此属少阴，法当咽痛，百复吐利。

陈修园云：少阴原有寒，复受外寒，故脉阴阳俱紧也。阴不得有汗，今反汗出者，阴盛于内，而阳亡于外也。此属少阴阴阳不交之故，不交则阳自阳而格绝于外，反有假热之象，法当咽痛。不交，则阴自阴而独行于内，必有真寒之证，而复上吐下利也。

按：陈注最精。其咽痛者非阴虚生内热，亦非上焦从火化，乃阴阳不交，上则假热，下实真寒矣。阴盛格阳亦近。

程扶生云：汗出为少阴亡阳证，少阴之寒上逼则咽痛而吐，下逼则下利。

柯韵伯云：阴虚生内热，故身无热而汗反出。亡阳者虚阳不归，皆因少阴不藏所致，故上焦从火化，下焦从阴寒，宜八味肾气丸。

按：此说成阴盛格阳，则白通汤为宜，若服肾气丸反增阴气，危极。

少阴病，咳而下利，谵语者，被火气劫故也。小便必难，以强实责少阴汗也。

陈修园云：少阴病金水不能相滋而为咳，少阴失闭藏之职而为下利，二者为少阴常有之证，若咳利而复谵语者，知足少阴之精气妄泄，手少阴之神气浮越，心被火劫故也。然不特谵语，且小便必难，以汗与小便，皆身中之津液，因强责少阴之汗，以竭其津液之源也。此言少阴病不可发汗，以火劫汗之，祸更烈也。少阴原有灸法，而少阴之热证，又以火为仇。

陈灵石按：少阴咳而下利，治有两法，寒剂猪苓汤，热剂真武汤之类，皆可按脉证而神明之。

柯韵伯云：肾主五液，入心为汗。少阴受病，液不上升，所以阴不得有汗也。少阴发热，不已，得用麻黄发汗，即用附子以固里，岂有火劫强汗之理哉？少阴脉入肺出络心火气迫心肺，故咳而谵语也。肾主二便，济泌别汁，渗入膀胱，今少阴受邪，复受火侮，枢机无主，大肠清浊不分，膀胱水道不利，故下利而小便难也。

唐容川云：此言少阴热证者，非也。咳而兼下利，惟寒水乃有此证。寒水之证，自无谵语。此之谵语者，被火气劫发其汗，心神飞越，故发谵语也。何以知其被火劫？察其小便必见艰难，以强责少阴之汗，汗出则膀胱之水升溢，故小便难。是小便难本非热证，而谵语亦非热证，皆劫汗必神飞越之所致，勿误认为阳明热证之谵语也。

按：此注甚超，则《金鉴》之用白虎为无当也。《金鉴》谓欲救其阴，白虎、猪苓二方，择用可矣。

方氏、喻氏、《金鉴》注俱同。

各家俱就热言，不及唐注之的。

少阴病，脉细沉数，病为在里，不可发汗。

陈修园云：少阴病，肾水之气少则脉细，君火之气不升则脉沉数。此病为在少阴之里，不可发汗以伤其里气。

柯韵伯云：少阴脉沉当温，然数则为热，又不可温，而数为在脏，是为在里，更不可汗。

此注置脉细而不讲，非是。

唐容川正《浅注》曰：肾水气小则脉细，非也。细是脉管之血少，属心经也。君火之气不升，则脉沉，亦非也。沉是气不上升，则脉管落下。气不上升者，属肾经，气生于肾也。数则兼沉细二者言之，数脉不忌发汗，见于沉细之中，则为少阴在里之病，故不可发汗。

愚按：少阴病脉沉者急温之，宜四逆汤。则此之沉而兼细数，其细为少阴病本有之脉，即数亦属虚数，不得谓为热也。若温以固根本，斤斤辨其脉之何以沉、何以细，抑末也。总之，沉则生气衰微为大关键。

少阴病，脉紧，至七八日，自下利，脉暴微，手足反温，脉紧反去者，为欲解也。虽烦下利，必自愈。

陈修园云：少阴病阴寒盛则脉紧，至七日乃阳明主气之期，忽然自下利，脉变紧而暴微，手足亦反温，盖脉紧反去者，为少阴得阳明之气，少阴病为欲解也。凡阳气暴回则烦，坚冰得暖则下，今虽发烦与下利，乃戊癸合化，生阳渐复，必自愈。

柯韵伯云：反温则前此已冷可知，微本少阴脉，烦利本少阴证，至七八日阴尽阳复之时，紧去微见，所谓谷气之来也，徐而和矣。烦则阳已返于中宫，温则阳已敷于四末，阴平阳秘，故烦利自止。

方氏、程氏、《金鉴》注同。

喻嘉言云：此是邪解阳回，可勿药自愈之候。

按：此注不逐层说出所以然，终是浮泛。不过见有“自愈”字样，故云然耳。

陈修园云：余自行医以来，每遇将死证，必以大药救之，忽而发烦下利，病家怨而更医，医家亦诋前医之误，以搔不着痒之药居功，余反因热肠受谤。甚矣！名医之不可为也。附笔于此，以为知者道。

愚谓行道亦行其心之所安而已，世间名医如凤毛麟角，庸医则举目皆是。夫其口众我寡，又况平日浸灌于庸医之论说者已深，一旦以少见多怪之方治，击刺其眼帘，安有不骇怪者？且中于腐败之药已深，断不易骤而收效，则若辈群起而议其后在所不免。所望政府知医，提倡圣学，所有庸医惑众者，罢斥一切，庶几圣学昌明，挽回国命。不然陈修园之拂袖而去，虽有激而言之，究何补于事乎？

少阴病，下利，若利自止，恶寒而踡卧，手足温者可治。

陈修园云：少阴水胜土虚，则下利，若利自止，土气复也。虽见恶寒之甚，其身屈曲向前而踡卧，然身虽恶寒，而手足为诸阳之本，禀于胃气，若手足温者，中土之气和也。有胃气则生，故可治。

唐容川补之曰：少阴肾中之阳，下根于足，上达于手，而充塞于膏膜之中，膏即脾所司也。脾膏阳足，则熏吸水谷，不致水谷从肠中直泻而出。若肾阳不充于脾，而脾土所司之膏油失职，水谷不分，气陷而崩注，是为下利。其肠中水谷泄尽，利止后，恶寒踡卧，若生阳已竭者，则手足厥冷而死；设手足温者，是肾中生阳尚在，故为可治，白通等方是矣。

按：此注迂曲，反不若陈注之直捷。

少阴病，恶寒而踡，时自烦，欲去衣被者可治。

陈修园云：恶寒而踡，寒气甚矣。然时或自烦，而绝无躁象，烦时自觉其热，欲去衣被者，君火在上也。阴寒之气，见火而消，故为可治。

柯韵伯云：时自烦是阳渐回。

按：此不指出君火，未免泛。

喻嘉言云：真阳扰乱不宁，然尚未至亡阳，故可用温。

按：此注以自烦去衣被为内扰，更不合。

《金鉴》云：阳回阴退之征，故曰可治。

亦柯氏之见也。

少阴病，吐利，手足不逆冷，反发热者不死。脉不至者，灸少阴七壮。

陈修园云：反发热者，少阴得太阳之标阳也。阴病得阳，故为不死。若不得太阳之标阳，则少阴之气反陷于下，而脉不至者，灸少阴之太溪二穴七壮，以启在下之阳。太溪二穴在足内踝后五分跟骨上动脉陷中。

柯韵伯云：上吐下利，胃脘之阳将脱；手足不逆冷，诸阳之本犹在；反发热，卫外之阳尚存，急灸少阴则脉可复，而吐利可止也。若吐利而兼烦躁，四肢俱冷，绝阴无阳，不可复生矣。

喻嘉言云：反发热则阳气似非衰惫，然正恐真阳越出躯壳之外，故反发热耳。设脉不至，则当急温无疑，但温药必至伤阴，故于少阴本穴，用灸法以引其阳内返，斯脉至而吐利亦将自止矣。

按：此之发热，正所以不死处，乃恐孤阳外越，而不知孤阳外越者，吐利四逆，而身反发热者，其“反”字对于四逆不应发热，其发热为孤阳外越；此“反”字对于吐利，难得发热，其发热为少阴得中见太阳卫外之热，为吉兆，大剂四逆白通，便可回生。至云温药伤阴，岂灸不伤阴乎？灸之得宜，可以复脉，若灸之不当，而有火邪诸证，则火气虽微，内攻有力，焦骨伤筋，何尝非伤阴也？

少阴病，八九日一身手足尽热者，以热在膀胱，必便血也。

柯韵伯云：此脏病传腑，阴乘阳也；气病而伤血，阳乘阴也。到八日以上，反大发热者，肾移热于膀胱，膀胱热则太阳经皆热。太阳主一身之表，为诸阳主气；手足者诸阳之本，故一身手足尽热。太阳经多血，血得热则行，阳病者上行极而下，故尿血也。此里传表证，是自阴转阳则易解，故身热虽甚不死，轻则猪苓汤，重则黄连阿胶汤，可治。与太阳热结膀胱、血自下者证同，而来因则异。

少阴传阳证者有二：六七日腹胀不大便者，是传阳明；八九日一身手足尽热者，是传太阳。

陈修园云：膀胱为胞之室，膀胱热故得外发于肢体而为热，必内动其胞中之血，而为便血也。

愚按：与太阳证热结膀胱、血自下者同，彼证认在如狂，此证认在一身手足尽热。柯注下利便脓血，指大便言；热在膀胱而便血，是指小便言。汪注肾主二便，从前后便而出。皆是。

张石顽、喻嘉言、《金鉴》俱同。

少阴病，但厥无汗，而强发之，必动其血，未知从何道出。或从口鼻，或从目出，是名下厥上竭，为难治。

柯韵伯云：阳气不达于四肢，故厥。厥为无阳，不能作汗，而强发之，血之与汗，异名同类，不夺其汗，必动其血矣。峻剂发汗，伤经动血，若阴络伤而下行，犹或可救；若阳络伤而上溢，不可复生矣。妄汗之害如此。

陈修园云：少阴热化太过，内行于里，热深者厥亦深，故少阴病但厥无汗，本无发汗之理。医者不知，而强发之，不但不能作汗，反增内热，必动少阴之血，逆行上窍，未知从何窍而出。少阴之脉循喉咙，挟舌本，系目系，故可从口鼻及目而出。因无汗而鼓激热化之邪，自下而逆上，上因失血而竭，少阴原少血之经，下厥而上竭，为难治也。

喻嘉言、张石顽、魏念廷、《金鉴》各注皆同。

沈目南云：当以四逆散和阴散邪，其病自退，而厥自愈，岂可强汗哉？

唐容川正之曰：修园解但厥无汗为里热，非也。使果是里热，而又动血，是上下皆热，施治不难措手。此难治者，以下厥是阳虚于下，阳下陷而不升，则卫气不能达于肌腠，故无汗。明言卫阳不外达，则无津气，不得有汗也。而医者乃强发之，则肌腠间既无津气，只有营血，独被其劫，必动而上出，是为阴血竭于上也。下厥当用热药，上竭又当用凉药，相反相妨，故为难治。

愚按：柯注厥为无阳，唐注厥为阳虚于下，则卫气不能达于肌腠，故无汗。两注极精。阳虚而强发其汗，在少阴必至亡阳，阳亡不能统阴，致血上溢，名下厥上竭者，阳既厥于下，则上溢者有不竭不止之势，故为难治，然非不治也。柯注云：阴络伤下得犹可救，阳络伤上逆为必死。又非也。夫伤阳络、伤阴络者，指热证言，热极伤络之谓。轻剂犀角地黄汤，重剂三黄泻心，无论上溢下行，皆可奏效。此条为阳虚亡血，唐注谓下厥当用热药，上竭当用凉药，此亦骑墙之见。余每遇阳虚之血，用柏叶汤立止，此汤为温剂，而柏叶何尝不凉？更有亡阳吐血，手足厥，头眩，竟用四逆加艾叶而收奇效者，此书外之书，法外之法也。余于癸巳年治上陈塘成德新衣店东，吐血成盘，头眩，稍动血即出，四肢厥逆，余以四逆加艾叶而定，后以大剂柏叶汤合四逆汤而愈。所谓难治者，即引而不发之旨，仲圣之秘奥，非入其堂室，未易悟出也。附笔于此，以为举一反三之助。

再按：此条只言但厥无汗，无发热、烦躁等症，医强发其汗，可谓鲁莽之极，不知其何所见而云然也。

少阴病，恶寒，身踡而利，手足逆冷者，不治。

柯韵伯云：伤寒以阳为主，不特阴证见阳脉者生，又阴病见阳证者可治。背为阳，腹为阴，阳盛则作痉，阴盛则踡卧，若利而手足仍温，是阳回，故可治。若利不止，而手足逆冷，是纯阴无阳，所谓六腑气绝于外者，手足寒，五脏气绝于内者，下利不禁矣。

陈修园云：恶寒之甚，其身必踡。若少阴标寒内陷，不只恶寒，而且自利，此内外皆寒，不得君火之本，热病之至危者也。然犹幸其手足之温，足见阳气之未绝。若手足逆冷者，为真阳已败则不治矣。

喻嘉言云：阴盛无阳，即用四逆等法回阳气于无何有之乡，其不能回者多矣，故曰“不治”。

少阴阴寒为病，得太阳之标阳可治，得君火之本热可治，下焦之生气升可治，中焦之土气自和可治，四者全无，故为难治。

袁君道生之小孩，下利一日，次早手足逆冷，即不治。夫少阴下利四肢厥逆，常有可治，此孩必如此证之阴盛极而阳气衰微，故不治也。若此孩早一日即以大剂四逆、白通，不令其四肢厥逆，何至是？

少阴病，吐利，躁烦，四逆者死。

陈修园云：上吐下利，恐阴阳水火之气顷刻离决，全藉中土之气以交合。若中土气败，则阴不交于阳而躁，阳不交于阴而烦，且土气既败，不能旁达而为四肢厥逆者，死。此胃气绝，则阴阳离而主死也。

喻嘉言云：吐利因至烦躁，则阴阳扰乱，而竭绝可虞，加以四肢逆冷，中土先败，上下交征，中气立断，故主死也。若早用大温之剂，岂至此乎？

按：此为探本穷源，喻注最精此两节。

程郊倩同。

《金鉴》云：此与烦躁欲死吴茱萸汤证同，而分治、不治者。少阴多躁少烦，躁阴也；厥阴多烦少躁，烦阳也。厥阴厥冷，微阳未绝可治；少阴四逆，独阴不化故死。

愚按：从指冷至腕为厥，从指冷至肘为逆，足之冷亦然。吴茱萸汤证，同是吐利、烦躁，但彼厥而未至于逆，尚可用药；此冷至肘故主死，非有少阴、厥阴之分，况彼证亦在“少阴篇”中乎？《金鉴》注未妥。

张石顽云：此之所以异于吴茱萸证者，必已先用温中不愈，转加烦躁故主死耳。

按：此注亦非。

少阴病，下利止而头眩，时时自冒者死。

陈修园云：下利不止，则阴竭于下矣。若下利既止，其人似可得生，乃利虽止，而所下既多，阴竭于下，则孤阳无依，遂上脱而为眩冒之死证。可知阳回利止则生，阴尽利止则死，人身阴阳，相为依倚，可见利止而眩冒为死证，利不止而眩冒，更为死证矣。

柯韵伯云：清阳之气已脱，故时时自冒头眩也。利止者水谷已竭，无物更行也。

各家注俱同。

愚按：此为孤阳上脱之死证，然偶有可治者，暴病元气未尽，且未经误药也。犹记二十年前，与谭君星缘同医郑氏老翁，年已七十余矣。下利不止，初病即服星公之四逆白通等方，利未止，而头眩冒，卧不能起，星公与余明知其死证，但一息尚存，不容少懈，遂劝其多服四逆白通，每日夜服至四五剂，到底日有起色，服至十余日竟愈。此所谓精诚感格，绝处逢生，而其握要处，固由其未误一点药，且大剂频服，步步为营，乃有此奇效。是以为人治病，苟有一线希望者，亦当勉尽心力也。

少阴病，四逆，恶寒而身踡，脉不至，不烦而躁者死。

此无下利，但见恶寒身踡，脉不至者即当用大剂四逆，勿待其躁扰无及也。厥阴下利后，脉不还者死。

陈修园云：阳气不行于四肢，故四肢厥逆；阳气不布于周身，故恶寒身踡；阳气不通于经脉，故脉不至，且不见心烦，而惟见躁扰者，纯阴无阳之中，忽呈阴证似阳，为火将绝而暴张之状，非死证而何？

喻嘉言云：四逆、恶寒、身踡，更加脉不至，阳已去矣。阳去故不烦，然尚可用种种回阳之法，若其人复加躁扰，则阴亦垂绝，即欲回阳，而基址已坏，不能回也。

此注甚精。

柯韵伯云：阳盛则烦，阴极则躁，烦属气，躁属形，时自烦是阳渐回，不烦而躁是气已先亡，惟形独存耳。

《金鉴》同。

少阴病，六七日，息高者死。

柯韵伯云：气息者，乃肾间动气脏腑之本，经脉之根，呼吸之蒂，三焦生气之原也。息高者但出心与肺，不能入肝与肾，生气已绝于内也。六经中独少阴言死证，他经无死证，但曰虽治耳，知少阴病是生死关。

陈修园云：生气脱于上者死也。

厥阴下利，手足不温，脉不还，微喘者死，生气不归元而上脱也。

太阳阳明证有喘，少阴息高则死，厥阴微喘亦死。少阴为性命之根，息高即肾气上逆、生气上脱也。总之，两经乙癸同源，生气为性命所关，必不能浮上奔也。久病得此，亦必死。

程郊倩云：肺主气，而肾为生气之源，系人生死。

息高者生气绝于下，而不复纳，故游息仅有呼而无吸也。

魏念廷云：此与时时自冒同，一上脱证，一眩冒，而阳升不返，一息高而气根已铲，均为死候。

喻嘉言云：真气上逆于胸中，不能复归气海，故主死。

《金鉴》云：凡病卧而息高气促者多死。

少阴病，脉微细沉，但欲寐，汗出，不烦，自欲吐，至五六日，自利，复烦躁，不得卧寐者死。

愚按：数证皆少阴阴寒之现象，不必下利，当以大剂四逆救其元阳，勿待五六日始发手也。

陈修园云：但欲卧者，阳虚不能外达，唯行于内也。汗出者，阳气不能外达，外失所卫而不固也。不烦自欲吐者，不得上焦君火之化也。此少阴阴寒之本，病尚非必死之候，亦非必不死之候也。唯于五日为少阴主气之期，至六日而足其数，视其阴阳胜复何如耳。如五六日间，真阳自复，或因药力而复，阳复则寒解，否则阴胜而危。故少阴病，以五六日为生死之关，如至五六日，其病不解，上言汗出为阳亡于表，今则自利为阳绝于里，里寒甚于表寒也；上言不烦欲吐，为里本无热，今则复烦躁为寒邪逼脏，真寒反为假热也；上言但欲卧，是阳气受困，今则不得卧寐者，是真阳被逼，无所归而飞越也。此皆阳气外脱故主死。

柯韵伯云：不烦欲吐，而反汗出，亡阳已兆于始得之日，自利烦躁不得寐，微阳将绝无生理矣。

程郊倩云：今之论治者，不至于恶寒、踡卧、四逆等症叠见，仍不敢温，不知证已到此，温之何及？况诸症有至死不一见者，如此脉证，果于五六日前，即用真武、四逆，不啻三年之艾矣。乃不预为绸缪，故有此不治证也。

方氏、喻氏注同。

《金鉴》云：真阳扰乱，外越欲绝之死证，此时温之亦无益也。

少阴病，始得之，反发热，脉沉者，麻黄附子细辛汤主之。

陈修园云：少阴始得病，当不发热，今反发热，是少阴而得太阳标热之化也。既得太阳标热，脉当浮，今其脉沉者，是虽得太阳之标，而仍陷少阴之里也。以麻黄附子细辛汤主之，使少阴、太阳交和于内外则愈。

陈古香云：反发热为太阳标阳外呈，脉沉为少阴之生气不升，恐阴阳内外不相接，故以附子助太阳之标阳，而内合于少阴，麻黄、细辛启少阴之水阴而外合于太阳。须知此汤非发汗法，乃交阴阳法。

唐容川补之曰：此两节总言少阴之表，即是太阳。

若始得病，邪从表出合于太阳经，而恶寒发热，且并无烦躁、下利诸里证者，仍当从表以汗解之，使随太阳之卫气，而从卫以解，故用麻黄以解外也。再用附子以振肾中之阳，内阳既振，乃能外达也。若但取甘草益中气以宣达之，如桂枝汤之用甘、枣矣。惟脉沉为阳陷不升，则用细辛一茎直上者，以升之也。盖发汗欲其横行，故用补，举阳欲其直上故用升。附子本温肾中之阳，而陈注曰温表阳；麻黄本散在表之寒，而陈注曰启少阴，颠倒其词于生阳之根，与卫阳之出入，盖未明也。

唐注“邪从表入”，此“入”字，当是“出”字之误，的是。凡错处惟精心者，乃能勘出。

柯韵伯引《内经》曰：逆冬气则少阴不藏，肾气独沉，故反热而脉则沉也。二阴不藏，则一阳无蔽，阴邪始得而内侵，孤阳因得以外散耳。病在表，脉沉者亦不可不汗，然沉为在里，反发其汗，津液越出，亡阳则阴独矣。故用麻黄开腠理，细辛散浮热，更以附子固元阳也。

按：此注以反热为孤阳外散，则其表病乃坎中一阳越出于表，非表邪矣。正当使其还之于内，无论脉沉，岂有以麻黄更驱之出外哉？

方中行云：少阴居里，邪在表而发热，故曰“反”。邪在表故用麻黄，本阴而标寒，故温以附子，细辛专经为向导。

程扶生云：三阴表法，与三阳不同，三阴必以温经为表，少阴尤要。

愚按：诸注皆能自完其说，但各俱不能无弊。陈注附子助表阳，麻黄启少阴，甚是。唐注从表以解，是发汗也，不主交阴阳之说，何以少阴病脉沉不可发汗？亡阳故也。太阳发热头痛脉反沉，当救其里，宜四逆汤；少阴病脉沉者，急温之，宜四逆汤。此条明明脉沉，则宜四逆矣。即发热为得中气太阳之标，然太阳发热脉沉，尚以四逆急救，岂少阴得太阳，而竟从汗解者乎？要之，此证此方，为的当不易之方，而各家未免误解也。记二十年前医一梁星南者，厚丰丝店之买办也。晨早忽神气昏昧，沉倦异常，即少阴之但欲寐也，其脉微而且细，惟发热而无头项强痛，即以此方与之，服后乃能行动，即此证也。不用发汗，则此方为从内达外耳。交阴阳是也。发太阳之汗则非，下节谓之发汗，无细辛，何以有细辛反谓非发汗乎？则陈注不合。脉沉宜急温，唐注当从表以解，于少阴脉微尚不可汗，况脉沉乎？要之，麻黄、细辛之加以附子，亦犹之泻心汤加附子之义而已。

◎麻黄附子细辛汤

麻黄二两（去节），附子一枚（炮），细辛二两。

以水一斗，先煮麻黄减二升，去上沫，纳诸药，煮取三升，去滓，温服一升，日三服。

方解已详辨于论注中。

少阴病，得之二三日，麻黄附子甘草汤微发汗。以二三日无里证，故微发汗也。

陈修园云：反发热，自始得之以及二三日，值少阳主气之期，阴枢藉阳枢以转也。宜麻黄附子甘草汤，微发其汗。夫太阳主表，而内合少阴；少阴主里，而外合太阳。今以二三日无少阴之里证，只见发热，得太阳之表证，故微发汗也。

柯韵伯云：言无里证，则有表证可知，以甘草易细辛，故曰“微发汗”。要知此条是微恶寒、微发热，故微发汗也。

按：柯、陈二注俱主发热言，惟细玩本文并无“发热”字样，柯云无里证，则有表证可知，此亦不过因其有微发汗而言耳。究竟此节不无可议，不同上节之有发热也。

程郊倩云：此与太阳之发热、头痛、脉沉用四逆同，彼以不差过三日，病已入里，直以少阴律之；此二三日虽无头痛，不容竟以少阴治之，故仍兼太阳之法律之。

◎麻黄附子甘草汤

麻黄二两，附子一枚（炮），甘草二两（炙）。

以水七升，先煮麻黄一两沸，去上沫，纳诸药，煮取三升，去滓，温服一升，日三服。

诸家注俱未的。

少阴病，得之二三日以上，心中烦，不得卧，黄连阿胶汤主之。

陈修园云：自二日以及三日，各随三阳主气之期，以助上焦君火之热化也。下焦水阴之气，不能上交于君火，故心中烦；上焦君火之气，不能下入于水阴，故不得卧。法宜壮水之主，以制阳光，以黄连阿胶汤主之。

唐容川补之曰：此节言少阴心之阴血病，火扰其血不得安，故烦而不卧。注家勿扯下焦解之，则义自了当，方亦皎然矣。

按：此注甚的。

柯韵伯云：肾火上攻于心，当滋阴以凉心肾。

程扶生云：四五日邪已转属阳明，此证是阳明之热，内扰少阴，当以解热滋阴为主。

《金鉴》云：此热也，使少阴不受燔灼自愈。

己卯年余曾医一七十岁老翁，下利清谷，无胃，医者汇十二味温补之品为方，党参用至五钱，当归用至八钱，日甚一日。余诊时四肢厥逆，无脉，而下利日十余行。此少阴之阳气下陷，急以大剂四逆汤。越日手足温，利渐止，惟脉未出，余即以四逆加参，次早脉渐出，余曰：有生机矣。仍与大剂四逆，止其下利。惟是夜心烦不得卧，次早诊其不下利，脉微细。余曰：此下后伤阴，以致心之阴血虚，肾水亏，上下不交，故烦而不得卧耳。即以黄连阿胶汤与之，服后即能卧，调息数日，胃气渐复，精神慧爽矣。此医案亦可为心灵手敏，缓即无及。下利至四逆、无脉，彼医亦读仲圣书者，乃自逞聪明，非不用温药，奈十二味杂乱无章，且归身用至八钱，是增其阴邪，而逼其残阳外脱也，阴绝，服四逆汤利渐止，而脉未出，未可云必生也。加参则脉渐出者生，然而下多伤阴，为烦不卧，彼辈处此泥于四逆之姜、附，断不敢忽用芩、连，又安能痊愈哉？

◎黄连阿胶汤

黄连四两，黄芩一两，芍药二两，阿胶三两，鸡子黄二枚。

以水六升，先煮三物，取二升，去滓，纳胶，烊尽，小冷，纳鸡子黄，搅令相得，温服七合，日三服。

古愚云：此为少阴热化之证。方中用黄连、黄芩之苦寒以折之，芍药之苦平以降之，又以鸡子黄补离中之气，阿胶补坎中之精，俾气血有情之物，交媾其水火，斯心烦止而得卧矣。此回天手段也。

少阴病，得之一二日，口中和，其人背恶寒者，当灸之，附子汤主之。

陈修园云：君火不宣，而太阳寒水之气用事，一日正太阳主气之期，二日足其数，火用不宣，全无燥渴，故口中和。背为阳，阳中之阳心也，又太阳脉行其背，今心主之阳衰，太阳寒盛，故其背恶寒。当灸膈关二穴，以救太阳之寒；灸关元一穴，以助元阳之气。法宜益火之源以消阴翳，以附子汤主之。

此节言少阴上焦君火衰微，反得太阳之寒化；下节言下焦生阳不起，从阴而内注于骨也。

唐容川正之曰：此节言少阴肾之元阳病，非言心火不宣，乃是肾水中命门之真阳不能充达也。肾水坎中一阳，生于两肾中间，是为命门。此阳气随吸入之天阳，下入脐下，丹田气海之中，蒸动膀胱之水，则化为气，充达于外，是为卫气。肾之元阳化气为卫，随太阳经而布于外，太阳者肾之腑也，太阳之阳，实则肾中之元阳也。肾阳不振，以致太阳经恶寒，宜附子汤兼温经脉，故用附子，入肾水也。解为助心火，则与方不合。

愚按：此证最易忽略。外无眩冒、身痛等，内无吐利、心悸等，可知少阴证当认确沉倦神昏，一见背恶寒，即用此方勿缓。

柯韵伯云：人生负阴而抱阳，故五脏之俞皆系于背。背恶寒者，俞气化薄，阴寒得以乘之也。灸其背俞，使阴气流行而为阳；急温以附子汤，壮火之阳而阴自和矣。

喻嘉言云：背恶寒则阳微阴盛，已露一斑。

◎**附子汤**

附子二枚（生用），茯苓三两，人参二两，白术四两，芍药三两。

以水八升，煮取三升，去滓，温服一升，日三服。

方解已详论注中。

少阴病，身体痛，手足寒，骨节痛，脉沉者，附子汤主之。

陈修园云：下焦生阳之气，不周于一身，故身体痛；生阳之气不充于四肢，故手足寒；生阳之气不行于骨节，故骨节痛；脉沉者，生阳之气陷而不举也。亦以附子汤主之。

唐容川亦主生阳不能充达，但君火之说，谓《内经》只曰少阴之上，热气治之，不名君火也。同一热气，而于肾中为坎阳，藏于心中为离火，分位虽殊，而名之曰君火生阳，亦属义有可通。陈注言君火，言生阳，颇有分晓，亦读书者之一助。

按：唐注不主君火，只言少阴热气治之，而此又言离火，不免矛盾。夫心为君主之官，则心火即君火也。何得泥少阳为火，少阴只言热哉？

柯韵伯云：此纯阴无阳，阴寒切肤，故身疼；四肢不得禀阳气，故手足寒；寒邪自经入脏，脏气实而不能入，则从阴内注于骨，故骨节疼。此身疼骨痛，虽与麻黄汤证同，而阴阳寒热，彼此判然。脉沉者，少阴不藏，肾气独沉也。

喻嘉言云：此等皆寒邪入少阴之本证，即当用此方温经散寒。

按：此亦宽泛语，即谓其方温经散寒，亦宽泛耳。凡四逆、白通之有附子者，何莫非温经散寒哉？本《经》一节有一节之不同，当于微细处辨之，概以阴寒了事，则几节节皆同矣。

陈古愚云：方中君以生附二枚，益下焦之生阳，以达上焦之君火也；臣以白术者，以心肾藉中土之气以交合也；佐以人参者，取其甘润以济生附子之大辛；又佐以芍药者，取其苦降以泄生附之大毒也。然参、芍皆阴分之药，虽能化生附之暴，又恐其掣生附之肘，当此阳气欲脱之顷，杂一点阴柔之品，便足害事，故又使以茯苓之淡渗，使参、芍成功后，从小便而退于无用之地，不遗余阴之气以妨阳药也。师用此方，一以治阴虚，一以治阳虚，时医开口辄言此四字，其亦知阳指太阳，阴指少阴一方统治之理乎？

按：柯注此与麻黄附子甘草汤，皆是治少阴证，而有出入之不同。《经》曰：少阴之阴，其入于经也，从阳部注于经，其出者从阴内注于骨。发热脉沉，无里证者，从阳部注于经也；身体痛，骨节痛，脉沉者，从阴内注于骨也。从阳注经是表热里寒，病从外来，故温而兼散；从阴注骨是表寒里热，病从内出，故温而兼补。

愚按：此条阴寒极盛，阳气衰微，此方力恐不及也。少阴病脉沉者，宜急温以四逆，尚未见阴寒之证，犹且先事预防，为履霜坚冰之计；此明明阳气衰微，以致身体、骨节痛，直至手足寒是四肢厥冷也。此方无干姜之大温，而佐参芍之阴滞，即茯苓亦不免渗泄，大非此证所宜。余每遇此证，必以大剂四逆与之，待手足暖，然后或以真武，或以甘草附子汤。此等阴寒之痛，无姜桂何济于事？陈古愚之注，未尽合也。五十余年临证，乃知此书当活看，或不免传抄之误也。上节口中和，背恶寒，证甚轻，不过露出少阴元阳不足耳，且无脉沉等，尚先灸以散寒邪，若此只用此方，真有病重药轻之弊。

少阴病，下利，便脓血者，桃花汤主之。

张令韶云：少阴病，下利、便脓血，此感少阴君火之热，不病无形之气化，而病有形之经脉也。《经》谓心之合脉，又谓阴络伤则便血。赤石脂色赤而性涩，故能止下利脓血；干姜、粳米，温补中焦，以资养血脉之源，所以治之。

陈修园注本此。

《来苏集》无“下利”二字，云便脓血亦是热入血室所致，刺期门以泻之，病在少阴而刺厥阴，实则泻其子也。

◎**桃花汤**

赤石脂一斤（一半全用，一半筛末），干姜一两，粳米一升。

以水七升，煮米令熟，去滓，纳石脂末方寸匕，温服七合，日三服若一服愈，余勿服。

方解论注中辨最清楚。

少阴病，二三日，至四五日，腹痛，小便不利，下利不止，便脓血者，桃花汤主之。

张令韶云：二三日至四五日，为太阴主气之期，而脾络不通，则为腹痛，脾络不通，不能转输，则为小便不利；小便不利，则水谷不分而为下利不止；阴络伤，则为便脓血。石脂为山之血脉凝结而成，故治经脉之病。

陈修园云：五日正少阴主气之期，热气欲奔注而下利，其未利之前，必先腹痛，下利则水液全归于大肠，其未利之先，必先小便不利，旋而下利不止，其便非清谷而为脓血者，亦以桃花汤主之。

柯韵伯云：治下焦之火，不同上焦。心为离火，而真水居其中，法当顺其势之润下，故用苦寒以泄之；坎为水而真火居其中，当从其性之炎上，故用苦温以发之。土郁于下，则克庚金；火炎于上，则生戊土。五行之理，将来者进，已往者退，土得其令，则火退位矣。水归其职，则诸证自除，故此方不清火、不利水，一惟培土也。

喻嘉言云：腹痛、小便不利，少阴热邪也，而下利不止、便脓血，则下焦滑脱矣。滑脱，即不可用寒药，故取干姜、石脂之辛涩以散邪回脱，而加粳米之甘以益中虚，盖治下必先中，中气不下坠，则滑脱无源而自止也。注家见干姜，谓是寒邪伤胃，欠清。盖热邪挟少阴之气，填塞胃中，故用干姜之辛以散之。若混指热邪为寒邪，宁不贻误后人哉？

少阴病，下利，便脓血者可刺。

《尚论篇》无“下利”二字，谓若不下利，而但便脓血者可刺经穴以散其热，即上文之互意也。

陈修园云：下利、便脓血者，经脉之病也，可刺。

唐容川正之曰：热化太过，奔注下利，此说非也。“厥阴篇”泄利后重，方是热化太过，奔迫下注也。此篇一则曰下利，再则曰下利不止，则下利不止，无后重之文，知是虚利非实利也。故用米以养中，姜以温中，石脂以填塞中宫，观赤石、禹余粮之填塞止利，便知此方之填塞止利矣。利止则脓血随之以止，盖脓血原是热所化，今因脾虚寒，用从治法，引少阴之热，使就归于中土，则火来生土，而不往干血脉，斯脓血亦因之以止也。然从治诱敌之法，可暂用不可久用，恐久仍化热，而又动脓血矣。故戒曰：一服愈，余勿服。以免反增变也。下节又言，下利、便脓血者，可刺。隐见下利当温，而温药又恐不能去血脉中之热，宜分头施治，内用温药，以止其利；外用针刺，以泻血脉中之热，则泻经脉，而不动脏寒，温脏寒而不犯经脉，为至妙也。盖此证是脾土有寒，心经有热，热化脓血，寒为利不止，桃花汤是正治利不止，及治便脓血，再加刺法，则是桃花汤专止利，刺法专治脓血，此等虚中实证，急难下手，故仲景慎之又慎。

《金鉴》云：腹痛、小便不利是热瘀于里，水无出路，势必下迫大肠，而作利也。至不止而便脓血，则其热从利减，而下焦滑脱可知，故以此方益中而固脱。

愚按：此证径用术、附，则脓血愈甚；若用芩、连，则下利愈甚；惟重用石脂补土，少用干姜，略能暖土，令利止而脓血自已。要之，此证不可认为热，亦不可认为寒止，是脾虚则下利，脾虚不能统血故便脓血。“滑脱”二字，最是握要，故主方一味固脱。

记庚辰年，余初行世，龙山边界，龙珠禄丰两妨，患下利、滑脱者，医者误作热利，皆以大剂苦寒与之，直至洞泻不止，四肢厥逆，而不悟，死之日，尚进锦地罗、金银花、秦艽等，月余毙人八九十。次年该医生自下利，又如此误药，至牙关紧闭，余以大剂四逆汤挽救，始悟去年龙珠禄丰之命案，为之悔恨不已。谓虽日读一字，必要从新入仲圣之门，无如其门如市，且嗜好太深，卒之有志未逮，为极可惜。然医品甚佳，能舍己而荐我，实医界中难得者。

少阴病，吐利，手足厥冷，烦躁欲死者，吴茱萸汤主之。

陈修园云：少阴先天水火之气，皆赖后天中土以资生，而资始也。上吐下利则中土虚矣。中土虚不能灌溉四旁，故手足厥冷；不能交媾水火，故烦躁。其烦躁欲死者，水自水火自火，阴阳欲合而不得也，以吴茱萸汤主之。

柯韵伯云：四逆者四肢厥逆，兼臂胫而言，此云手足厥冷，是指指掌而言。吐利、烦躁、四逆者死，此证犹幸厥而未逆。

程扶生云：烦躁与躁烦有别。躁烦者言自躁而烦，是阴邪已外逼也；烦躁者言自烦而躁，是阳气犹内争也。轻重间宜详审。

按：此未识生死之奥旨，当以厥与逆为辨。

喻嘉言云：此是肾中之阴气上逆，将成危候，故用吴萸以下其逆。

按：此注更不合，果肾气上逆，则证如奔豚，胸腹事耳，于下利、厥冷何涉？

愚按：吐利时即宜大剂四逆、白通汤，勿待其手足厥冷也。

《金鉴》云：少阴病而用厥阴方者，证同者也。少阴厥有微甚，厥阴厥有寒热；少阴之烦躁多躁，厥阴之烦躁多烦。

按：此注非是。吴萸不得专属之厥阴，阳明食谷欲呕者，吴茱萸汤主之。应用则用，无分何经也。

此从少阴而归重到阳明，以万病皆以胃气为本，伤寒证重之，少阴证尤重之。总结上文数节之义，少阴虽有标本寒热之不同，而着眼不离乎此。首节至此作一大结。

◎**吴茱萸汤**

吴茱萸一升（洗），人参三两，生姜六个，大枣十二枚。

以水七升，煮取二升，去滓，温服七合，日三服。

古愚云：少阴之脏，皆本阳明之水谷以资生，而复交会于中土，若上吐下利，则中土大虚。中土虚，则气不行于四末，故手足厥冷。不能引足少阴之气而上交，则为躁甚，则烦躁欲死。方用吴茱萸之大辛、大温，以救欲绝之阳，佐人参之冲和以安中气，姜、枣和胃以行四末。师于不治之证，不忍坐视，专求阳明，是得绝处逢生之妙，所以与通脉四逆汤、白通加猪胆汁汤，三方鼎峙也。或谓吴茱萸降浊阴之气，为厥阴专药，然温中散寒，又为三阴并用之药，而佐以人参、姜、枣，又为胃阳衰败之神方。昔贤所以有论方不论药之训也。

少阴病，下利，咽痛，胸满，心烦者，猪肤汤主之。

陈修园云：少阴上火下水而主枢机，病则水在下，而火不能下济，故下利；火在上，而水不能上交，故咽痛；上下水火不交，则神机枢转不出，故胸满；枢转不出，郁于内则心为之烦，宜以猪肤汤主之。

义本张钱塘。

唐容川正之曰：少阴所以咽痛者，少阴经脉夹咽，邪迫结于咽则痛，义本易知，而修园必执少阴之枢旋转内外为解，则何故不旋转，何故不内不外，何故为咽痛，义反多隔。盖此四节言咽痛，只是少阴经脉夹咽之痛也。又此下利，是郁热下注之利，如四逆散之下利，是陈注解为水在下，而火不能下济亦非也。盖火不下济，是虚寒下利，仲景必曰“四肢逆冷”，或曰“下利清谷”，或曰“下利不止”，而此只有“下利”二字，则非虚寒可知，且合胸满、心烦论之，则知胸满非虚，心烦非寒，乃郁热下注，如四逆散之下利，同是热证也。水阴随热下注，不能上升，故心烦咽痛，如近今所传白喉证，是白喉书言其咽白烂，不可发汗，亦不可下，当一意清润，此猪肤汤实开其先也，则《白喉揭表》一书，诚为此方功臣。

愚按：此节当以张钱塘少阴神机升降枢转为的解，唐注解咽痛为邪迫，说成热证，此乃误以下节甘草桔梗汤之痛混解此节也。唐注于下节又补云：此猪肤汤证，是白烂喉证，宜清润以生肌。既云邪迫，实邪自宜发散，乃只宜清润，是自矛盾也。唐注下利是热证，如四逆散之下利，而不知四逆散之下利，有“下重”字样，是热利，故用枳、芍以攻实邪，此汤唐氏既知其清润，何以比为四逆散之攻剂乎？至谓仲圣于火不下济多虚寒利，必曰“四肢逆冷”“下利清谷”“下利不止”，何以白通汤证之下利，绝无此等字样？可知此证，不得认作虚寒，亦不得混为热注，当主张说为的也。唐注驳其何故枢不旋转，何不即以上下不交义而思之乎？

柯韵伯云：阳并于上，阴并于下，火不下交于肾，水不上交于心，此未济之象，猪肤汤滋化源，培母气，水升火降，上热自除而下利止矣。喻嘉言云：热邪充斥，上下中间，无所不到，寒下药不可用矣。故立此方以润少阴之燥，与用驴皮同意。

按：果热邪充斥，承气所不纳者，自有寒因热用，如热厥用甘草炮姜回阳之法，即不然，又如猪苓汤之水津四布，亦足济上下四旁之热，何以只取润燥，遂足敌此热邪？至以润燥比之驴皮，则更未悉阿胶作用。

《金鉴》云：少阴之热邪上逆，所过之处，无不病也。

与喻注同。

◎**猪肤汤**

猪肤一斤。

以水一斗，煮取五升，去滓，加白蜜一升，白粉五合，熬香和令相得，温分六服。

张令韵云：猪为水畜，肤取其遍达周身，从内而外，亦从外而内之义也；蜜乃稼穑之味，粉为土谷之精，熬香者取香气助中土，以交合水火，转运枢机者也。

少阴病，二三日咽痛者，可与甘草汤。不差者，与桔梗汤。

陈修园云：少阴之脉，从心系上挟咽，病二三日乃三阳主气之期，少阴君火，外合三阳，上循经脉而及咽，其咽痛者，可与甘草汤，服后不差者，与桔梗汤。

柯韵伯云：热微故用此轻剂。

的确。

喻嘉言云：热邪客少阴，故咽痛，用甘草汤缓其热。

《金鉴》云：咽痛无他证者，乃少阴经客热之微邪，可与甘草缓泻其热也。不愈加桔梗以开郁热，不用苦寒者，恐其热郁于阴经也。

唐容川曰：此咽痛当作红肿论，与上节猪肤汤证不同，宜泻火以开利，故用甘草引火生土，为泻火之正法，后人用芩、连、大黄，则力更重，然只是仲景甘草汤之意，仲景不用三黄者，以此是主方，言外原可加减，且芩、连、大黄等速降而下，恐剽而不留，反不能泻上焦之火，使之渐退，故以甘草缓引之。

按：此咽痛为上焦微热，甘草可清上焦，足矣。若用芩、连、大黄，则病轻药重，寒证作矣。余忆二十年前，友人麦君之馆僮患咽痛，医以牛子、山豆根等与之，愈其七八成，次日复与之，傍晚大汗出，四肢厥逆，余诊以四逆汤回阳始无恙，可知小题不可大作也。

◎甘草汤

甘草二两（生）。

以水三升，煮取一升半，去滓，分温再服。

◎桔梗汤

桔梗一两，甘草二两（生）。

以水三升，煮取一升，去滓，分温再服

方解论注中已透。

少阴病，咽中伤，生疮，不能语言，声不出者，苦酒汤主之。

陈修园云：少阴之脉，入肺循咽咙，肺属金，主声，金空则鸣，肺受火气所烁，而喉咙为之窒塞故也，苦酒汤主之。

《半苏集》“咽中伤”之上多一“呕”字，云取苦酒以敛疮，鸡子以发声，而兼半夏者，必因呕而咽伤，胸中之痰饮尚在，故用之。鸡子黄走血分，故心烦不卧者宜之；其白走气分，故声不出者宜之。

《尚论篇》与下节合而为一，云热挟痰攻咽，当用半夏涤饮，桂枝散邪。若剧者咽伤生疮，音声不出，桂枝之热既不可用，而阴邪上结，复与寒下不宜，故用此方。

按：桂枝散表邪者也，性辛热。据云热邪，亦以热散热耶？

或问仲景言咽痛，咽以咽物，于喉何与，而云语声不出耶？答曰：喉与咽相附，仲景言少阴病热咽痛，而喉咙亦在其中。

唐容川正之曰：此生疮即今之喉痈、喉蛾，肿塞不能出声，今有用刀针破之者，有用巴豆烧焦烙之者，皆是攻破之，使不壅塞也。仲景用生半夏，正是破之也。余观见治重舌用生半夏，立即消破。即知咽喉肿闭，亦能消而破之矣，较后人刀针、巴豆等法更精密，况兼鸡清之润，苦酒之泄，真妙法也。

愚按：蛾喉一证，虽有双、单之分，其患不外痰火上炎，壅闭凝结。治不得法，虽喉以下全身无恙，而痛苦食饮不下，数日即毙，治法以胆矾四五分，清茶一杯化服，不半小时，立将其疮攻破，脓血与痰一并吐出，明日即可食饮，次日即能赴筵。余手愈十余人，此经验之神药也，胜于刀针冒险远甚，危极苟能入口者，亦可救，世之医喉者，当共宝之，特录于此，以公诸世。一法以大蝌牛十余个，破取其肉，置于碗中，搅取其涎，结成团，如圆眼果大，虽牙关紧闭，纳入口亦能破其痰，脓吐出，拯救危险，真奇方也，皆经验秘法。

◎苦酒汤

半夏（洗，破）十四枚，鸡子一枚（去黄）。

上二味纳半夏着苦酒中，以鸡子壳置刀环中，安火上令三沸，去滓，少少含咽之，不差更作三剂。

古愚云：鸡子之小，安能纳半夏十四枚之多？近刻以讹传讹，即张隐庵、张令韶、柯韵伯之明，亦仍之。甚矣，耳食之为害也。余考原本“半夏（洗，破）十四枚”，谓半夏一枚，洗去其涎，而破为十四枚也。旧本模糊，特正之。

张令韶云：此法少阴水阴之气，不能上济君火也。君火在上，热伤经络，故咽痛生疮。《经》曰：诸痛疮疡皆属心火是也。在心主言，在肺主声，皆由肾间之生气所出，少阴枢机，不能环转而上达，故不能语言，声不出也。张隐庵有云：人之声音，藉阴中之生气以出，半夏生当夏半，感一阴之生气而生，故能开发声音。破十四枚者，七为奇数，耦七而为十四，是偶中之奇，取阴中之生阳也。鸡卵属金，而白象天，肺主金，主天助肺以滋水之上源也。刀如金器，环者还也，取金声环转之义也。苦酒，醋也。《书》曰：曲直作酸。《经》曰：少阴属肾，一以达少阳初生之气，一金遇木击声则鸣矣。火上三沸者，金遇火而三伏，三伏已过，金气复矣。枢转利，水气升，金气清，则咽痛愈，而声音出矣。

按：此好妙文章，皆从《内经》熟读而得者也。

少阴病，咽中痛，半夏散及汤主之。

陈修园云：少阴主枢，热证不能从枢以出者，既有甘草、桔梗之治法矣，而寒气不能从枢而出者，逆于经脉之中，而为咽中痛者，当以半夏散及汤与之。

柯韵伯云：此必有恶寒欲呕证，故加半夏以降呕，桂枝以散寒，若夹相火，辛温非所宜矣。

《金鉴》云：或左或右，一处痛也。咽中痛者咽中皆痛也。较咽痛为甚，甚则涎缠于咽中，故主此方，散风邪以逐涎也。

不的。

唐容川曰：此言外感风寒，客于会厌，干少阴而咽痛，喉间兼发红色，并有痰涎，音声嘶破，咽喉并痛，后人用人参败毒即愈，即此意也。陈注以为枢机不能转环四散，不但方证未明，即少阴之气化，亦模糊而不辨。又云枢在何处，何物是枢，不知少阴经气之实，而徒从执定古人譬语，认作实事，反添多少渣滓。

按：所云外感风热，必有风热见证，如《来苏集》之所谓“必有恶寒欲呕”字样，是从现象以辨寒热之气化。张钱塘主枢转之说，亦经气之名词，非譬语也。如必问枢为何物，然则开阖亦何物乎？

张钱塘无此节。

◎半夏散及汤

半夏（洗），桂枝（去皮），甘草（炙），以上各等份。

三味等份，各别捣筛，已合治之，白饮和服方寸匕，日三服。不能散服者，以水一升煎七沸，纳散两方寸匕，更煎三沸，下火令少冷，少少咽之。

方解论注已明白。

少阴病，下利，白通汤主之。

陈修园云：少阴病，不见他症，只见下利，为阴寒在下，君火不得下交，大失闭藏之职，以白通汤主之。

喻嘉言云：下利无阳者，纯阴之象，恐阴盛而隔绝其阳，故用此方以通其阳而消其阴也。

按：既云无阳，云纯阴，是独阴无阳死证也，尚恐其阴盛隔阳乎？不知证之孰轻孰重，孰生孰死矣。

方氏云：不独在经，而亦在脏，寒甚而阴盛也。治以姜、附，胜其阴而寒自化，葱白通其阳而阴自消。

程扶生云：少阴下利，阴盛之极，恐致格阳，故用姜、附消阴，葱白升阳。通之云者，一以温之而令阳气得入，一以散之而令阴气易散也。

《来苏集》故删此节，谓与下节重出，而不知此固一法也。下节是更重之证，着眼在胆汁上，若删此节，法仍未备。

◎**白通汤**

葱白四茎，干姜一两，附子一枚（生用）。

以水三升，煮取一升，去滓，分温再服。

少阴病，下利，脉微者，与白通汤。利不止，厥逆无脉干呕烦者，白通加猪胆汁汤主之。服汤脉暴出者死，微续者生。

张令韶云：脉始于足少阴肾，主于手少阴心，生于足阳明胃。少阴下利脉微者，肾脏之生阳不升也，与白通以启下焦之阳。若利不止厥逆无脉干呕烦者，心无所主，胃无所生，肾无所始也。白通汤三面俱到，加胆汁、人尿，调和后入，生气俱在，为效倍速，苦咸合为一家，入咽之顷，苦先入心，即随咸味而直交于肾，肾得心君之助，则生阳之气升，又有附子在下以启之，干姜从中以接之，葱白自上以通之，利止厥回，不烦不呕，脉可微续，危证必仗此大力也。若服此方后脉不微续而暴出，灯光之回焰，吾亦无如之何也矣。

此注极精警。

陈修园云：少阴病下利脉微者，肾脏之生阳不升也。与白通汤以启陷下之阳，而利竟不止，反见厥逆无脉，阴邪上逆而干呕，虚阳飞越而发烦者，此非药之误也。以阴寒极盛，骤投热药而拒格耳。必取热因寒用之法，与白通加猪胆汁汤主之，使药力与病气相安。服此汤脉暴出者，灯光之焰，主死；脉微续者，为阳气渐复，主生。

二程、喻氏及《金鉴》注同。

柯韵伯云：下利脉微，是下焦虚寒，不能制水，与白通汤以通其阳，补虚却寒而制水。

按：通阳则是，制水则非，制水当是真武汤。

◎白通加猪胆汁汤

白通汤中，加猪胆汁一合、人尿五合，无胆汁亦可。

古愚云：白通汤主少阴水火不交、中虚不运者也。用生附启水脏之阳，以上承于心；葱白引君主之火，以下交于肾；干姜温中焦之土，以通上下。上下交，水火济，中土和，利自止矣。

方解已详论注中，精极。

少阴病，三三日不已，至四五日，腹痛，小便不利，四肢沉重疼痛（自下利）者，此为有水气，其人或咳，或小便利，或下利，或呕者，真武汤主之。

陈修园云：二三日三阳主气，得阳热之化，病当自已矣。若不已，至四五日，满太阴之数，太阴主腹，故腹痛。脾主转输，故小便不利。脾主四肢，故四肢沉重而疼痛。自下利者少阴之水病，而中土之闸折也。盖肾者水也，而主乎水者，生阳之火也。火衰不能生土，土虚不能制水，水寒用事，此为有水气，乃真武之正证。然水无定性，其人或咳，或小便利，或下利，或呕者，为真武之兼证。正证自宜真武汤主之，兼证宜真武汤加减主之。

柯韵伯云：小便不利是病根，腹满诸证，皆水气为患，因小便不利所致。然小便不利，实由坎中之无阳，坎中火用不宣，故肾家失职，是下焦虚寒，不能制水故也。法当壮元阳以消阴翳，逐留垢以清水邪，因立此方。末句语意直接"有水气"来。

喻嘉言云：阴寒内持，湿胜而水不行，因而内渗外薄，甚至水谷不分，或咳或利，泛滥无所不至，非赖真武坐镇，北方之水宁有底哉？藉真武汤以导水消阴，其神功妙济，真有不可思议者矣。

按：见理不及陈、柯二君，徒赞此方之神，无当也。况经方多有更神于此者。

《金鉴》只分疏，而不能说出水气之源，究以柯、陈二注为精切。

愚按："自下利"三字当是衍文，安有主病下利，而或然之病又重书下利者？况"真武汤主之"句，是直接

“有水气”句，原方有芍药，其加减法下利则减之，可知“自下利”句，实为衍文，更无疑义也。

少阴病，下利清谷，里寒外热，手足厥逆，脉微欲绝，身反不恶寒，其人面赤色，或腹痛，或干呕，或咽痛，或利止不脉出者，通脉四逆汤主之。

陈修园云：少阴病，下利清水完谷者，寒在里也。里寒而外反热者，阴盛格阳也。惟其阴盛，故手足厥逆，脉微欲绝也。惟其格阳，故身反不恶寒，面赤色也。或涉于太阴而腹痛，或涉于中胃而干呕，或循经挟咽而作痛，或中焦谷神内虚，利止而脉不出者，俱以通脉四逆汤主，此为少阴内真寒而外假热也。

喻嘉言云：下利里寒，种种危殆，其外反热，面反赤，身反不恶寒，而手足厥逆，脉微欲绝，明系群阴隔阳于外，不能内返也。故仿白通之法，加葱入四逆中，以入阴迎阳而复其脉也。

按：此注认证处，大有把握，卓识不群，独是论方未妥耳。据谓四逆汤加葱除甘草为通脉四逆汤，是亦白通汤之略加干姜而已，非通脉四逆汤也。

程郊倩及《金鉴》之注，同主阴盛格阳，但有面赤等，则此汤仿白通法，加葱于四逆中以消其阴，而复其阳。至于方论又云：倍干姜加甘草佐附子而名通脉四逆汤，不同喻氏方矣。

柯韵伯云：此寒热相伴证。下利清谷，阴盛于里也；手足厥逆，寒盛于外也；身不恶寒，面赤色，阳郁在表也；咽痛利止，阳回于内也；腹痛干呕，寒热交争也。温里通脉，乃扶阳之法。

按：此注未审病源，于是见寒言寒，见热言热耳。果如寒热纷纭，则或清散并用，攻补兼施，尚虑治寒遗热，攻热增寒，何以此方雄劲无匹，一于扶阳，保无增热乎？名将擒贼擒王，名医本此以治病，则见病知源，任条绪多端，握要以图，直破中坚，饶有纶巾羽扇丰度，非然者，如此证阴盛格阳，几何不顾此失彼，反误大局乎哉？

愚按：方后加减法，五十平前临证未多，犹以为然，及今观之，阴盛格阳如此，其里寒表热，为格阳于外，面赤为格阳于上，则咽痛者何莫非格阳于上也？安可用桔梗？其下利为里寒，则其腹痛亦为里寒，安有用芍药之理？况真武之治腹痛，有下利者必须去芍药，岂格阳而反用芍药以增其阴哉？此必传抄之误也，宜更正。

◎通脉四逆汤

甘草一两，干姜三两，强人四两，附子一枚（炮）。

以水三升，煮取一升二合，去滓，分温再服，其脉即渐出者愈。面赤者加葱九茎，腹中痛者去葱，加芍药二两。呕者加生姜二两，咽痛者，去芍药加桔梗二两。

利止脉不出者，去桔梗加人参二两。

参各家说阳气不能运行，宜四逆汤；元阳虚甚，宜附子汤；阴盛于下，格阳于上，宜白通汤；阴盛于内，格阳于外，宜通脉四逆汤；盖以生气既离，亡在顷刻，若以柔缓之甘草为君，岂能疾呼散阳而使返耶？故倍用干姜，而仍不减甘草者，恐散涣之余，不能当姜、附之猛，还藉甘草以收全功也。

少阴病，泄利下重，四肢厥逆，其人或咳，或悸，或小便不利，或腹中痛者，四逆散主之。

陈修园云：四肢为诸阳之本，四逆俱属阳气虚寒，然亦有阳气内郁者。少阴病枢机不利，不能转阳气以达于手足，以致四肢厥逆，医者宜认定四逆为主证，而枢机无主，随见或然之证，亦以互参。其入于四逆证中，或涉于肺而咳，或涉于心而悸，或涉于腑而小便不利，或标寒病于内，而腹中痛，或本热郁于下，而泄利下重者，统以四逆散主之。

《来苏集》将“泄利下重”句移在“四逆”句之下，云四肢为诸阳之本，阳气不达于四肢而厥逆，故四逆多属于阴，此则泄利下重，是阳邪下陷入阴中，阳内而阴反外以致阴阳脉气不相顺接也。本条中无主证，而皆是或然证，“四逆”下必有阙文，今以“泄利下重”四字，移在“四逆”下，则本文乃有纲目。泄利下重，而不用白头翁汤者，四逆故也。此少阴阴枢无主，故多或然之证。因取四物以散四逆之热邪，随证加味以治或然证，此少阴气分之下剂也。所谓厥应下之者，此方矣。

又云：此方仿大柴之下法也。以少阴为阴枢，故去黄芩之大寒，姜、夏之辛散，加甘草以易大枣，良有深意。然服方寸匕，恐不济事。少阳心下悸者加茯苓，此加桂枝；少阴腹中痛者加芍药，此加附子。其法虽有阴阳之别，恐非泄利下重者宜加也。薤白性滑，能泄下焦阴阳气滞，然辛温太甚，荤气逼人，顿用三升，而入散三寸匕，只有薤气而不知药味矣。且各证加味，只用五分，而加附子用至一枚，薤白用至三升，何多寡不同若是？是不能不致疑于叔和编次之误耳。

愚按：此条之或咳，或悸，或小便不利，或下利，俱同真武之水气证，即四肢厥逆，亦水盛阳衰所致，独其下利为泄利下重者不同耳。下重为泄利之热证，则其四肢厥逆，亦因热郁于里，阳气不达于外也。原文以“四逆”二字为主证，柯公移“泄利下重”于“四逆”句下，极有根据，余谓更当移在“四逆”二字上，当改为“少阴病，泄利下重，四肢厥逆，其人或咳”云云，较之只“四逆”二字，乃成句法。至驳方后加减，确有至理，各家止得望文生义而已，不求甚解也。

按：或谓当归四逆汤之手足厥寒，亦未有主证，而不知彼言手足厥寒，即言脉细欲绝，细为血虚，即以脉而证其血虚之证，且更有久寒加生姜、吴萸之不同，况手足厥寒，非比“四逆”二字之不成句也。究竟彼只以脉辨证，亦非仲圣证脉相勘之家法也。况只云内有久寒，而不指出久寒如何见证，亦非。

◎**四逆散**

甘草，枳实，柴胡，芍药。

四味各十分，捣筛，白饮和服方寸匕，日三服咳者，加五味子、干姜各五分，并主下利；悸者，加桂枝五分；小便不利者，加茯苓五分；腹中痛者，加附子一枚（炮）；泄利下重者，先以水五升，煮薤白三升，煮取三升，去滓，以散三方寸匕，纳汤中，煮取一升半，分温再服。上一“煮”字，衍文。

方解论注已详。

少阴病，下利，六七日，咳而呕，渴、心烦，不得眠者，猪苓汤主之。

陈修园云：凡少阴下利，俱属下焦虚寒，然亦有脾不转输，水津不布而利者。六七日乃阴尽出阳之期，而下利不止，且见肺气不调而咳，胃气不和而呕，水精不上布而渴，君火不下交而烦者，至此变但欲寐之本证，为不得眠者，其为热甚而燥动明矣。兹亦不用寒凉之剂，唯助脾气之转输，水津四布而诸证俱愈，如云行雨施，乾坤自有一番新气象矣。以猪苓汤主之。此方利水之中，兼育真阴，是又法外之法。

柯韵伯云：下利而热渴，是下焦虚不能制水之故。咳呕烦渴，是肾水不升。下利不眠者，是心火不降耳。凡利水之剂，必先上升而后下降，故用猪苓汤以滋阴利水而升津液，斯上焦如雾而咳渴除，中焦如沤而烦呕静，下焦如渎而利自止矣。

喻嘉言云：六七日其热当去，而兼咳呕等症，是热邪搏结，水饮以故羁留不去耳，故用此方利水润燥。

按：热邪搏饮，则为结胸之险证矣。岂此方所能济哉？亦不过见苓、术而云然也。

少阴病，得之二三日，口燥咽干者，急下之，宜大承气汤。

陈修园云：少阴上火下水，其病有水与火之分，其治若焚与溺之救，先言君火之亢，少阴病，二日合阳明之燥化，又交少阳主气之三日，不能合阴阳二枢以外转，反合君相二火以内焚，其口燥咽干者，君火炽盛，水阴枯竭也。急下之，上承热气，而下济水阴，缓则焦骨焚身，不可救矣，宜大承气汤。

《来苏集》编入“阳明篇”，“二三日”之下，有“不大便”三字，云：热淫于内，肾水枯涸，转属阳明，胃火上炎，故口燥咽干，急下之，火归于坎，津液自升矣。此必有不大便症，若非本有宿食，何得二三日便当急下？

按：此条明明少阴病，何得编入“阳明”？彼唯编入“阳明”，故就胃火及宿食言矣。岂知少阴君火，尤有甚焉者？柯公谓少阴为阴枢，阳有余邪，便伤其阴，故宜急下以存其阴。此俱隔壁搔痒语，至移入“阳明篇”更不合。

喻嘉言云：此口燥咽干，肾水之不足上供可知，延至五六日始下，必枯槁难回矣，故宜急下以救肾水也。

按：此注只云肾水不足也，并未言及火热等，则滋水足矣。若下之以耗胃津，并有下伤肾水之虑。

唐容川曰：心开窍于舌，舌下廉泉、玉英二穴，有津液出于口。胃开窍于口，胃之燥气，不灼津液则口不干。今少阴心火，合于阳明胃，为火就燥，舌下津不出，而口中燥气复灼，故口燥。少阴心脉挟咽，少阳三焦脉亦挟咽，《内经》云：一阴一阳结为喉痹。此咽干者，即一阴一阳火热相合，与喉痹同一例也。“口燥咽干”四字，明指热火热三者合并，真如焚矣，故急下之。陈注原不差，独其“不能合阴阳二枢以外转”句，则差。《内经》少阴为枢，不过比水火阴阳循环相生之象，与少阳之半表半里不同，故少阳外出，是出于肌表，实有外出之地界也。陈注不知少阴为枢，与少阳不同，乃亦解为外出，将出之于何地乎？

按：少阳为阳枢，少阴为阴枢，以气化言，二经俱言枢转，少阳为半表里，能枢而出，则病解，非必专指由三焦而出肌表也。桂枝汤之解肌，以热粥出汗；小柴胡非汗剂，乃转枢之剂也。少阳之枢，忌汗亦忌下；少阴之枢，有急下，下之亦以转枢，非必真有一物转而出之，亦非有路而出之也，病解即枢转耳。

少阴病，自利清水，色纯青，心下必痛，口干燥者，急下之，宜大承气汤。

陈修园云：少阴病，自利清水者，乃水阴不能上济，而惟下泄，且所泄者只清水，与清谷不同。其色纯青者，乃肝木之色。《难经》云：从前来者为实邪。肾之前肝也，火得木助，一水不能胜二火。心下为土之位，土受木克必痛，少阴病以口中和、口干燥为辨寒热之金针，此之口干燥者，为火盛水竭无疑矣。亦当急下之，救垂竭之水，而遏燎原之火，宜大承气汤。

此少阴之水阴，为木火交煽而烁竭，虽既利，亦宜再利，通因通用也。然自利只是清水，可知水愈去，而谷愈结，仍是通因塞用也。

唐容川正之曰：纯青为木之色，是现出胆汁之本色也。西医言肝气有余，则生胆汁太多。呕苦不食，大便青色，此"其色纯青"之义也。其心下必痛者，是指胸前之膈膜言也。膈连于肝而通于胆系，胆火盛汁多，从肝系而注入膈中，至心下，将膈中所行之水，阻遏使返，还入胃中，从下而泄，是为清水，其色纯青也。盖膈膜是行水之道，水要从胃而入膈，胆之火汗，要从膈而入胃，逆拒于心中下之膈，故心下必痛。胆汁泻入胃，而水不得入于膈，反随胆汁而下泄，为下利清水，其色纯青也。水既从胃中下泄，而膈膜中反无水，不能化气升津，故口干燥，水津者肾所主，故此证归入少阴肾经。修园之注近理，然于仲景此等精义，则未之知也。

喻嘉言云：热邪传入少阴，逼迫津水，注为自利，质清而无渣滓相杂，色青面无黄赤相间，可见阳邪暴虐之极，反与阴邪无异，但阳传自上焦，其入心下必痛，口必干燥。设系阴邪，必心下满而不痛，口中和而不燥，必无此枯槁之象，故宜急下以救其阴也。

柯韵伯云：自利渴者属少阴，今自利清水，疑其为寒矣。而利清水时必心下痛，必口燥舌干，是土燥火炎，脾气不濡，胃气反厚，水去而谷不去，故纯青也。虽曰通因通用，仍是通因塞用。

张钱塘云：自利清水者，君火在上而水精下泄也。色纯青者，君相二火合于上，而少阳木色下现也。阴液不上，两火如焚，则血液必竭，故心下必痛而口燥渴。若不急下，火烈伤人，宜大承气汤急以水济火也。

又按：离卦九四乃两离相继，故曰突如其来如，有焚如死如弃如之象，此不得火之明，而得火之烈者也。

此之君相二火，即两离相继也。陈注本此。

沈目南云：此利清水，因少阴热邪炽盛，乘迫胃中津液，顷刻势已濒危，不得不以通因通用，急夺而救胃肾将绝之阴也。

《金鉴》云：下无糟粕，纯是青水，此少阴实热，所以心下必痛等，皆急下证。

愚按：各家注均能道出急下之所以然，皆有精义。独修园释心下必痛为土受木克，微有语病耳，宜为唐氏所驳，然唐氏据西医以释此，乌可语于中医之精义哉？

少阴病，六七日，腹胀，不大便者，急下之，宜大承气汤。

陈修园云：少阴病，六日至七日，又值太阳主气之期，其病当由阴出阳而愈矣。乃君火之气，不能从枢而出，竟陷于太阴地土之中，以至腹胀，不大便者，《内经》云：暴腹胀大，皆属于热。又云：一息不运则针机穷者，此也。不可不急下之以运少阴之枢，使之外出，宜大承气汤。

《来苏集》亦移入“阳明篇”，云六七日当解不解，因转属阳明，是脏气实而不能入，还之于腑也。急攻之，所谓已入腑者可下也。

按：入腑之说，则下之可也。何必云急？此等剧证，缓之须臾，不可救药矣。入腑则生者可同日而语哉？

喻嘉言云：此胃土过实，肾水不足以上供，有立尽之势，此时下之已迟，安得不急？

按：果恐水之立尽，则滋水为急，何敢言下？

喻本其一又移入“阳明篇”，谓热邪转入阳明，而为胃实之证，所以宜于急下也。

按：据胃实而言急下，何阳明中谵语、潮热等下症，俱未有言急者？

石顽云：热归阳明，为胃实之证。

《金鉴》云：阳气素盛，胃有宿食故也。

二注皆不切。

愚按：同是腹胀，在太阳经汗后腹胀满者，厚朴生姜半夏甘草人参汤主之；在阳明吐后腹胀满，用调胃承气汤；发汗不解，其悍气之腹胀满者，用大承气急下。此条腹胀，亦主急下，厥阴下利腹胀满，用四逆汤，此中消息，切宜仔细参看。

少阴病，脉沉者，急温之，宜四逆汤。

陈修园云：少阴水火之气，发原于下，而达于上，少阴阴寒之病，其脉沉者，生气衰微，不能上达也。急温之，以启下焦之生阳，宜四逆汤。

脉沉，而四逆、吐利、烦躁等症，已伏其机，脉沉即宜急温。所谓见微知著，消患于未形也。

喻嘉言云：外邪入少阴，宜与肾气相搏击，乃脉见沉而不鼓，即《内经》所谓“肾气独沉”之义。其人阳气衰微可知，故当急温之，以助其阳也。

按：阳气衰微则是矣，何必说及外邪？

吴人驹云：脉沉须辨虚实，及病之新久，若日久及沉而实者当另看。

愚按：少阴提纲不及言证，而此条脉沉，又非有吐利四逆等，即宜四逆汤。可知少阴为生死关头，不可忽也。

少阴病，饮食入口则吐，心中温温，欲吐，复不能吐，（始得之，）**手足寒，**（脉弦迟者，）**此**（胸中实，不可下也，当吐之，若）**膈上有寒饮，**（干呕者、不可吐也。）**急温之，宜四逆汤。**

张钱塘云：饮食入口则吐者，少阴神机内逆，而水火不交也。心下温温欲吐复不能吐者，病标阴寒水之气则欲吐，得上承火热之气则不吐，原其始得病时，手足寒，则少阴真阳之气，不能从内而外，脉弦迟则少阴真阴之气，不能自下而上。此胸中实者，言真阳、真阴之气，不能外行上达，则邪实胸中。是虽邪实，而少阴神机当自下而上，故不可下也。当吐之，而神机上达矣。若膈上有寒饮干呕者，亦少阴真阴真阳之气，不能外行上达，故膈寒而呕，是虽寒呕，而少阴神机，从内而外，故不可吐也。当以四逆汤温之，而神机出矣。

陈修园云：少阴水火热之气，变幻无常，医者能于其所以然处，得其悟机，则头头是道矣。少阴病，饮食入口则吐者，阴寒之气甚，拒格而不纳也。然何以遽定其为少阴乎？唯于不饮食时，审其心中温温欲吐，复不能吐，以此定其为少阴枢机之病也。然胸中痰实之病，当其始得之时，亦有欲吐不吐，及微厥而手足发寒，与少阴寒邪相似，但少阴之脉必微细，痰滞之脉必弦迟。若脉弦迟者，此为胸中痰实，不可温其下焦也。当吐以越之，夫唯以弦迟之脉，知其膈上有痰而可吐。若膈上有寒饮，系少阴之寒气上瀰，气本无形，故为有声无物之干呕者，不可吐也。急温之，温之则寒散而饮亦去矣，宜四逆汤。

柯韵伯云：欲吐不吐者，少阴虚证。此饮食入口即吐，非胃寒矣。心中温即欲吐，温止则不欲吐矣；复不能吐者，寒气在胸中，似有形而实无形，非若饮食有形而可直拒之也。此病升而不降，宜从“高者抑之”之法，下之则愈矣。而不敢者，以始得病时手足寒，脉弦迟，疑其为寒，今以心下温证之，此为热实，然实不在胃而在胸中，则不可下也。当因其势而利导之，不出“高者越之”之法，然病在少阴，呕吐多属于虚寒，最宜细究。若膈上有寒饮，与心下温者不同；而反干呕者，与饮食即吐者不同矣。瓜蒂散不中与也。

唐容川曰：陈注提出中段作宾，扯搭前后作主，反生葛藤。不知此只分两段，上言当吐之，下段言不可吐，极明爽也。上段言少阴病，或饮食入口则吐，或心中温温欲吐不能吐，二者始得之，不应即见虚厥，乃始得而手足即寒，是邪伏于内，阳不外达，故脉弦迟而不微细，此胸中寒实，非虚寒也。且邪高在胸，不当下之，当吐之为宜。至若膈上有寒饮发干呕者，心中无温温之意，又非饮食入口则吐，又非欲吐不吐，乃胸中虚寒生饮，非胸中实，不可吐也。当急温之。

愚按：数家注，当以柯注为近。实则原文许多费解，诸家不过望文生义而已。就陈注论，是言阴寒在内，未饮食则欲吐不吐；得饮食则吐，是少阴枢机之病，本之张钱塘也。加以手足寒，则为少阴阴寒之的据矣。乃见“脉弦迟”“胸中实”句，又变其词曰“少阴脉必微细，痰滞脉必弦迟”，独不观少阴以脉微细为提纲乎？此条擘头即坐实少阴病，是即言其脉之微细也。且明明少阴病也，纵有痰饮，亦少阴之真武证也。况弦为饮脉，迟为寒脉，此胸中实，指寒实而言，非四逆安能轰之？即所谓膈上有寒饮，干呕之，宜温以四逆也。稍涉猎仲圣书者，谁不知其万无可下之理，下固不可，吐更不可，下固伤中下焦之生阳，吐亦伤中上焦之心阳、胃阳也。修园亦知攻下不可，乃释“下”字为“温下焦”

之“下”，加字不可以注书，曾亦思本文膈上寒饮四逆之附子，非温下焦乎？张注只就少阴之枢转，顺文敷衍，不讲虚实，本文曰“当吐之”，则释为“吐之则神机上达矣”。本文曰“急温之”，则释为“温之而神机出矣”。柯注曲折反复，言之甚有理，其实此节文，首尾不贯，最无着落者，是“始得之”三字。试问“始”字究指何时言？寒于何时，今不寒乎？不可下而当吐，又不言以何方吐，寒饮之温，宜四逆汤，胸中实，独不出方，何也？至于以弦迟之脉，断无胸中实，是凭脉以断证，正叔和平脉之故技也。倘为仲圣原文，则此中必多衍文。若照本义，其文应作：少阴病，饮食入口则吐，心中温温，欲吐复不能吐，手足寒者，此膈上有寒饮，急温之，宜四逆汤。何等明白？如此则文无窒碍，且与上一节“脉沉者，宜四逆汤”可相联属，一言脉，一言证也。

少阴病，下利，脉微涩，呕而汗出，必数更衣，反少者，当温其上，灸之。

陈修园云：少阴阴寒宜温，然温之自有其道。少阴病里寒下利，其脉得阳虚之微，又得阴虚之涩，阳虚不能胜阴，则阴寒上逆而作呕。阴虚不能内守，则津液外越而汗出。脉证如此，其阴阳两虚者，必数更衣而反少。盖以阳虚则气下坠，阴弱则勤努责也。此时既欲救阳，又欲护阴，则药不可偏胜，只当温药扶阳，养阴外灸其上之百会穴，既用姜、附辈之补阳而温中，更取助姜、附辈之升阳而上行，则下利可止，此即下病上取法也。

《来苏集》无“下利”二字，云：汗出等脉证，阳已亡矣。大便数少而不下利，下焦之阳尚存，急灸百会，温其上则阳犹可复。

按：此注语未破的。

喻嘉言云：灸百会以温其上而升其阳，庶阳不致下陷以迫其阴，然后阴得安静，而下利自止。设用药以温其下，必追其阴，转加下利不止，而阴立亡，故不用温药，但用灸法之有如此回护也。

此亦非是。

小儿脱肛久不差，可灸百会穴七壮，升举其阳以调其阴。

按：此应以陈注“阳虚则气下坠，阴虚则勤努责”二语为的。喻注“设用药以温其下，必迫其阴，转加下利不止”，此说不确。盖阴既虚，若专补其阳，则阴愈虚，而努责更甚，必阳药中加以阴药，如四逆加参，则努责不勤，而下利可随机救治也。

唐容川补曰：必数更衣反少者，义尚未明，阙以待考。

按：修园“阳虚则气下坠，阴弱则勤努责”此二语为的解，且易晓也。容川未明，则必欲别寻新解乎。

修园述少阴上火下水而主神机出入，故“少阴篇”中，俱论阴阳水火神机枢转，上下出入之至理，知正气之出入如是，即知邪气之出入亦如是。因邪以识正，由正以识邪，邪去则正自复，正复则邪自去。攻也，补也，一而二，二而一者也。悟此可以入道矣。若徒泥章句，不能通其意于言外，虽日读仲景书，日用仲景方，终属门外汉耳。

唐容川正之曰：少阴水火相冲，为生阴生阳之本，义诚难明，而陈氏只执定“少阴为枢”之一语，扭捏解之，于阴阳生交之理，反不明也。注中一则曰“从枢”，再则曰“枢转”，枢在哪里？如何从法？修园亦当哑然。

容川旁及西医，故有此说。

卷七　辨厥阴病脉证篇

四十九节，五方　汉·张仲景原文　顺德黎天祐庇留编注

厥阴之为病，消渴，气上撞心，心中疼热，饥而不欲食，食则吐蛔，下之利不止。

陈修园云:《内经》云: 厥阴之上，风气主之，中见少阳。是厥阴以风为本，以阴寒为标，而火热在中也。至厥阴而阴已极，故不从标本，从于中见，厥阴气之为病，中见少阳之热化则消渴；厥阴肝木在下，厥阴心包在上，风木之气，从下而上合心包，风木相击，则气上撞心，心中疼热；火能消物，故饥；胃受木克，故虽饥而不欲食；蛔感风木之气而生，蛔闻食臭则上于膈，故食则吐蛔；厥阴之标阴在下，阴在下而反下之，有阴无阳，故利不止。此言厥阴自得之病，乃厥阴病之提纲也。

柯韵伯注同。

《金鉴》云：厥阴为阴尽阳生之脏，故其病阴阳错杂，寒热混淆也。

注略同。

魏氏云：首标“消渴”二字，是随饮随消随渴，为

传经热邪，传入厥阴无疑也。

按：此硬指为传经，试问一起病即见此证者，其于何经传入乎？

喻嘉言云：子盛则母虚，故肾水消而生渴；母盛则子实，故气撞心而疼热。然足经之邪，与手经有异，虽仰关而攻，究不能入心之郛郭也。至胃则受俯陵之势，无可逃避，食则吐而利下不止也。

按：此言子言母，言手言足，俱是支蔓影映，究不能说出所以然。

张卿子云：厥阴消渴等证，服白虎、黄连等汤，皆不能救，盖厥阴皆寒热错杂之邪，非纯阳亢热证可比。

仅言寒热交错尚浅。

唐容川补曰：渴欲饮水，气上冲心，心中疼热，喜饥，此是厥阴包络，挟心火之热，发动于上，如赤道热气涨而上升之义；其不欲食，食则吐蛔，下之利不止，又是厥阴肝气挟肾水之寒，相应而起也，如北极冷风吹热带之义。

厥阴中风，脉微浮为欲愈，不浮为未愈。

陈修园云：厥阴风木主气，中风为同气相感也。风为阳病，浮为阳脉，今脉微浮者，以阳病而得阳脉，故为欲愈；若不浮为不得阳脉也，故为未愈。

述三阳经中风有中风形证，伤寒有伤寒形证，三阴中唯“太阴篇”有太阴中风四肢烦疼、太阴伤寒手足自温二证，而少阴、厥阴，但有中风之脉，而无中风之证。盖二经受病，邪入已深，风寒形证，更无分别。但阴经之脉当沉细，今反浮者，以风为阳邪，元气复而邪将散，故脉见微浮也。浮则欲愈矣。若脉不浮，是邪深入，不能外散，故为未愈。

柯韵伯云：厥阴受病，则尺寸微缓而不浮，今微浮是阴出之阳，亦阴病见阳脉也。有厥阴中风欲愈脉，则应有未愈证。夫以风木之脏，值风木主气时，复中于风，则变端必有甚于他经者，不得一焉，不能无阙文之憾。

诚然。

成注、喻注、方注略同。

《金鉴》云：厥阴中风，该伤寒而言也。

其余注同。

厥阴病，渴欲饮水者，少少与之愈。

陈修园云：厥阴病阴之极也。若渴欲饮水，得中见之化也。得中之病，即从中治，宜少少与之则愈，若多与则入于太阴而变证矣。

按：厥阴提纲，消渴及疼热与饥等为上热，其不欲食及吐蛔为下寒，合之乃成厥阴病，若仅渴欲饮水，则证甚轻，安得为厥阴之三阴交尽证？观“太阳篇”胃中干，欲得饮水者，少少与饮，令胃气和则愈，尚有烦渴不得眠之证，则此更轻之又轻矣。厥阴云乎哉？

柯韵伯云：水能生木能克火，故厥阴消渴最宜之也。

陈元犀云：此曰欲饮水者，与消渴引饮有重轻也。

张石顽云：阳气将复，故欲饮。少少与者，阴邪方欲解散，阳气尚未归复，若恣饮不消，反致停蓄。

唐容川正之曰：此包络挟心火而发动，即热风也。盖热风则当单治其热，意已见于言外，读者勿扯肝木及中见之化为解，免生葛藤。

又云：厥阴阴尽阳生，恐其阴有余，亦恐其阳太过，惟得其和平，合于中见少阳之气则无病，故从中见之气化者，谓得中见少阳之冲气，则化其偏而为和也。乃注不言从中之气化，而言从中治，一个“治”字，似欲舍肝与包络，另寻中见以求治法，则支离矣。

诸四逆厥者，不可下之，虚家亦然。

陈修园云：手冷至肘，足冷至膝，为四逆；手冷至腕，足冷至踝，为厥。凡诸四逆厥者，多属阳气大虚，阴邪直入之证。而热深者亦间有之，虚寒厥逆之不可下固不待言，即热深致厥，热盛于内，内守之真阴，被烁几亡，不堪再下以竭之，为之大申其戒曰：此皆不可下也。推之凡阴虚阳虚之家，即不厥逆，其不可下也亦然。

按：各注以此为精。

喻嘉言云：阴阳既不相顺接，下则必至脱绝也。厥阴病《论》中总不欲下者，无非欲邪还于表，而阴从阳解也。

愚按：厥阴之不可下者，以阴在极下处，下则阳陷而有脉不至之险证，且有乌梅丸还其本体矣。两阴交尽，而欲其邪还本体，毋乃迂甚，况证为上阳下阴，将震卦倒转，治法更非出表之谓。

柯韵伯云：热厥者有可下之理，寒厥为虚，则宜温补。

按：柯注非是。

伤寒，先厥后发热，而利者，必自止，见厥复利。

陈修园云：阴阳寒热，原有互换之理。其伤寒先厥者，得厥阴之标阴也；后发热者，得少阳中见之热化也。既得热化，则向之厥时而利者，必于热时而止，医者治之得法，从此厥不再作，利亦不再下矣。否则复得标阴之气，仍如前之见厥复利，循环不已而病势日加矣。

唐容川正之曰：厥热互相胜负，注家执标阴之寒，中见之热为解，则反不能通。盖火热水寒，乃人身本有之气，肝木挟肾水之寒气肆发，则为厥而利；包络挟心火之热气肆发，则为发热利止；一热一厥，互相进退，则为热往来。惟水寒火热，两者交会，化为冲和之阳气，是为少阳，则风气和矣。此仲景所谓阴阳相顺接也。亦即《内经》所谓从中见之化也。且《经》言从中见之化，并未言从中见之热，盖厥阴之热，出于心包；厥阴之厥，发于肝肾也。惟不热不厥，化而为少阳之冲和则愈，是从其化，非从其热也。《浅注》凡解中见，均涉含糊。

柯韵伯云：先厥利而后发热者，寒邪盛而阳气微，阳为阴抑故也。其始也无热恶寒，而复厥利，疑为无阳，是为晚发。

按：《来苏集》“阳明篇”有晚发之名，乃叔和《序例》之文，本论未有也。彼谓胃中寒冷水停，故不欲食也。此条无“不欲食”字样，明是发热，亦谓之晚发耶？至云厥与利应则愈，是阴阳消长之机，此句更不妥，本文明明说见厥复利，则厥鲜有不利者，特患不与热相应耳。

《金鉴》云：厥阴也，热阳也，进退生死之机也。

伤寒，始发热六日，厥反九日而利，凡厥利者，当不能食，今反能食者，恐为除中，食以索饼，不若发热者，知胃气尚在，必愈。恐暴热来出而复去也，后三日脉之，其热续在者，期之旦日夜半愈。所以热者，本发

热六日，厥反九日，复发热三日，并前六日，亦为九日，与厥相应，故期之旦日夜半愈。后三日脉之，而脉数，其热不罢者，此为热气有余，必发痈脓也。

陈修园云：阴阳胜复，视乎胃气。厥阴伤寒，始得即得少阳中见之热化，故发热。既至六日，一经已过，复作再经，不得少阳中见之化，其厥反至于九日之久，厥而即利。凡厥利为阴当不能食，今反能食者，恐为除中。除中者除去中气，求救于食，如灯将灭而复明之象也。当以索饼试之，索饼为肝之谷，能胜胃土，试之而不暴然发热者，知胃气尚在，故能任所胜之谷气而相安，此可以必其热来而厥回利愈矣。夫厥阴之厥，最喜热来，诚恐暴然之热，一来不久即出而复去也。后三日脉之，其热续在者，乃中见之热化犹存，即一阳之生气有主，期之旦日寅卯、夜半子丑而愈。所以然者，发热日期与厥相应，无太过不及，故期之旦日、夜半愈。若再后三日脉之，而脉数其热不罢者，此为中见太过，少阳热气有余逆于肉里，必发痈脓也。此寒热胜复之理，而归重于胃气也。

述此节大意谓发热则厥利止，热去则复厥利，故厥阴发热非即愈候，厥利转为发热，乃属愈期耳。是以厥转为热，夜半可愈，热久不罢，必发痈脓，可知仲景不是要其有热，要其发热而厥利止，厥利止而热亦随罢，方为顺候。何注家不达此旨？强为注释，以致厥阴篇中无数圣训，反成无数疑窦耶。

唐容川补之曰：与厥相应，则发热平，而合为冲和之少阳，故愈。厥有余则纯阴无阳，为不得愈；热有余亦为亢阳而非少阳也。故必复痈脓而不得愈。夜半者，旦之初生；旦日者，阳之冲和，乃天少阳司气之时也。借天少阳之气化，人身厥阴寒热，变为冲和之气，所谓得中见少阳之化者如此。注家不可妄扯。

《金鉴》云："不发热者"，"不"字当是"若"字，若是"不"字，即为除中，且与下文暴热来句不接。恐阴邪除去胃中阳气，而为除中，故以索饼试之，食后不发热则为除中；若发热知胃气尚在，则非除中可必愈也。

喻嘉言云：少阴经中，内藏真阳，最患四逆；厥阴经中，内无真阳，不患其厥，但患不能发热，与夫热少厥多耳。

按：此尚非的论。总之两经俱阴证，得阳则生，少阴之死证，俱不得阳气，非仅患四逆也。要之少阴之上，热气治之，中见太阳，又上火下水，其或得本气，或中见，或上焦心火，种种阳气，较厥阴为易。若厥阴已是两阴交尽，又或靠中见之少阳以发热，故重此发热，而亦有不尽者。观发热三死证，益信"得阳则生"一语，阴经之证皆然，且不尽阴经然也。

伤寒，脉迟，六七日而反与黄芩汤彻其热，脉迟为

寒，今与黄芩汤复除其热，腹中应冷，当不能食，今反能食，此名除中，必死。

陈修园云：前言脉数为热，便知脉迟为寒，今六七日其脉迟者，正藉此阴尽出阳之期，得阳之气，而可望其阳复也。医者不知，而反与黄芩汤彻其热，则惟阴无阳矣。盖厥阴为阴之尽，当以得阳为生，忌见脉迟。迟为寒，今反与黄芩汤除其内热，则内外皆寒，腹中应冷，当不能食，今反能食，此名除中，中气已除而外去，必死。由此观之，伤寒以胃气为本之旨愈明矣。

《金鉴》云："六七日"之下，当有"厥而下利"四字，若无则非除中，且与黄芩汤不属。脉迟厥利，寒厥下利也，宜理中汤温其寒，误认为脉数热厥，反除其热，腹冷除中必死。

按：本文无"下利"字样，只凭脉迟，便断为寒，试观"太阳篇"脉迟，用新加汤；阳明篇脉迟，有用大承气，必凭脉与证以论病乃可。若舍证而专凭脉，又为叔和手笔矣。《金鉴》之加入"厥而下利"四字，甚有见地。

柯韵伯云：伤寒则恶寒可知，言彻其热，则发热可知，但脉迟不能作汗，无阳也。必服桂枝汤，令汗生于谷耳。

按：此注不是。伤寒恶寒者，太阳证也。厥阴非其比，此之彻热，彻其内热也。然发热之热，脉迟无阳，必服桂枝汤，更非是。就令桂枝脉证应汗，亦非脉迟者。

伤寒，先厥后发热，下利必自止，而反汗出，咽中痛者，其喉为痹。发热无汗，而利必自止。若不止，必便脓血。便脓血者，其喉不痹。

陈修园云：厥阴伤寒，先病标阴之气而厥，后得中见之化而发热，既得热化，其下利必自止，而反汗出、咽中痛者，阴液泄于外，而火热炎于上也。《内经》云：一阴一阳结谓之喉痹，一阴者厥阴也，一阳者少阳也。病厥阴而热化太过，其喉为痹。所以然者，以下利不当有汗，有汗则阳热反从汗升也。最好是发热之时，阳守中而无汗，则热与厥应，而利必自止。若厥止而热与利不止，是阳热陷下，必便脓血。夫既下陷而为便脓血者，则阳热不复上升，而其喉不痹，上下经气之相通如此。

喻嘉言云：热邪有余，上攻咽喉，湿痰而为痹也。

柯韵伯云：有汗是阳反上升，故咽中痛而成喉痹。

按：此注较妥，阴液已外泄，又非太阴湿土，安得复有湿痰？

喉痹若服凉药不愈，宜用附子片以白蜜蒸熟含咽其汁，或以白通、四逆加胆尿，或以八味加黄连少许，水浸冷服为从治。此证不可纯用凉药，恐上热未除，而中寒即起，毒气乘虚入腹，上喘下泄，手足冷，爪甲青，口如鱼口者死。

伤寒，一二日至四五日而厥者，必发热，前热者后必厥，厥深者热亦深，厥微者热亦微，厥应下之，而反发汗者，必口伤烂赤。

陈修园云：厥阴伤寒若一二日未愈，过于三日之少阳，则从阳而交于阴矣。至四五日未愈，过于六日之厥阴，则又从阴而复于阳矣。阴阳不可见，见之于厥热二证。在阴而厥者，在阳必发热，以此知其前与后之由。四五日之前，遇阳而热者，一二日之后，遇阴必厥，以此知其深与微之病。厥深者热深，厥微者热微，此阴阳生复之理也。厥之治法，应下之以和阴阳之气，而反发汗者，必火热上炎，口伤烂赤者，以厥阴之脉，循颊里环唇内故也。

此遥承上节诸四逆厥者不可下之，恐人泥其说，而热不通也。前不可下者，指承气等一方而言也；此云应下者，指热证轻有四逆散，重有白虎汤，寒证有乌梅丸是也。

沈尧封云：此正邪分争，一大往来寒热病也。厥深热亦深，厥微热亦微，犹言寒重则发热亦重，寒轻则发热亦轻，论其常理也。其有不然者，可以决病之进退矣。故下文即论厥少热多，厥多热少。不知注伤寒者，皆以“热”字作“伏热”解，遂令厥阴病有热无寒矣。不思乌梅丸是厥阴主方，如果有热无寒，何以方中任用姜、附、桂、辛、椒大辛热耶？盖厥阴为三阴之尽，病及此者，必阴阳错杂，况厥阴肝木，于卦为震，一阳居二阴之下，是其本象，病则阳泛于上，阴伏于下，而下寒上热之证作矣。其病脏寒，蛔上人膈，是下寒之证据也；消渴，心中疼热，是上热之证据也。况厥者逆也，下气逆上，即是孤阳上泛，其病多升少降，凡吐蛔、气上撞心，即是过升之病，治宜下降其逆上之阳，取《内经》“高者抑之”之义。其下之之法，非必硝黄攻克实热，方为下剂，即乌梅丸一方已具，方中无论黄连、乌梅、黄柏，苦酸咸纯阴为下降，即附子直达命门，亦莫非下降药也。下之而阳伏于下，则阴阳之气顺，而厥可愈矣。倘误认为外寒所束，而反发其汗，则心中疼热之阳，尽升于上，而口伤烂赤矣。

唐容川正之曰：沈氏辨伏热之非，然此一节却正是伏热证。盖此节当分两段解，前一段言厥者必发热，是言先厥后热，以厥为主，热发则厥退也；后一段前热者后必厥，是言先热后厥以热为主，厥发则热伏也。故承之曰：厥深者热亦深，厥微者热亦微。为伏热之厥，故应下之。将此节作两段解，则厥热往来之理，与厥深热深之义皆明矣。

张钱塘云：一二日厥者，厥在太阳，宜从汗解；四五日厥者，厥在太阴，宜从下解，而反发汗者，则阴液妄泄，阳热上炎，故口伤烂赤也。

柯韵伯云：手足为诸阳之本，阴盛而阳不达故厥冷也。又云：阴经不得有热发，阴主脏，脏气实而不能入，则还之于腑，必发热者，寒极而生热也。先厥后热，阳乘于阴，阴邪未散，故必复发。此阴中有阳，乃阴阳相搏，而为厥热也。

喻嘉言云：诸四逆厥者不可下，此则厥应下者。盖先四逆而后厥，与先发热而后厥者，其来迥异，故彼不可下，而此可下也。

愚按：此节当有阙文，否则难解矣。据张注四五日厥者，厥在太阴，宜从下解，此“下”字显作“攻下”之“下”，如太阴之桂枝倍芍加大黄汤，但太阴之加大黄，是因大实痛而设，未闻因厥而设也。况上节明明诸四逆厥者不可下，岂此节而自相矛盾耶？唐注分为两段，认此厥为伏热，故应下之，亦解为攻下之下。沈注则以乌梅丸为下之之方，与陈注寒证有乌梅丸者同一主义。陈注谓热证轻有四逆散，重则有白虎汤，以活看此“下”字。似有至理，究竟是强题就文。明明厥不可下，而此云可下，若以乌梅丸、四逆散、白虎汤强解之，则前之诸四逆厥之不可下，亦何不用此方以下也？细绎此节，只言厥热，未说到见厥复利，得热利止则愈，前后所讲，厥多热少，热多厥少，其于厥阴阴阳消长之机，已透辟无遗矣。则此节为衍文，否则就本文论厥者必热，前热者后必厥，岂不是厥时即伏热机，热时即伏厥机，宜乎唐注以厥为伏热也？独何为而不以热为伏厥耶？照原文“厥深者热亦深，厥微者热亦微”，应接以热深者厥亦深，热微者厥亦微，厥热皆应下之，乃能自完其说。或谓本论多有省文，似也。然总难解于厥之不可下而可下，诸家亦望文生义而已。最奇是喻注谓彼不可下，而此可下，夫所谓诸四逆厥者，见四逆有寒有热，厥亦有热有寒，不特寒者不可下，即热者亦不下，非谓逆厥并见而分先后也。发汗则口伤烂赤，与汗出咽痛，同为火热上炎也。

伤寒病，厥五日，热亦五日，设六日当复厥，不厥者自愈。厥终不过五日，以热五日，故知自愈。

陈修园云：阴阳偏则病，而平则愈。厥阴伤寒，其标阴在下故厥五日，热化在中故热亦五日。盖以五日足一候之数也。设过五日一候之数当复厥，不厥者中见之化胜，不复见标阴之象也，故自愈。然或至于六日而仍厥，而其厥之罢，终不过五日，而以发热五日较之，亦见其平，故知其不药而自愈。

柯韵伯云：阴盛格阳，故先厥；阴极阳生故后热。

热与厥应，是谓阴阳和平，故愈。

《金鉴》云：厥阴阴阳错杂为病，若阳交于阴，是阴中有阳则不厥冷；阴交于阳，是阳中有阴则不发热。惟阴盛不交于阳则厥冷者，阴自为阴也；阳亢不交于阴则发热者，阳自为阳也。

喻氏、方氏注同。

凡厥者，阴阳气不相顺接便为厥。厥者，手足逆冷是也。

张钱塘云：阴阳不相顺接者，十二经脉从阴出阳，从阳入阴，相与顺接，而气行于四肢；今阴阳之气不相顺接，便为厥矣。又申言厥者手足逆冷，不若四逆之至肘膝也。

陈修园云：手之三阴三阳，相接于手十指；足之三阴三阳，相接于足十指，不相顺接便为厥。

陈平伯云：本条推原所以致厥之故，不专指寒厥也。看用“凡”字冠首，则不独言三阴之厥，并该寒热二厥在内矣。盖阳受气于四肢，阴受气于五脏，阴阳之气相贯，如环无端，若寒厥则阳不与阴相顺接，热厥则阴不与阳相顺接也。或曰：阴不与阳相顺接，当四肢烦热，何反逆冷也？而不知热邪深入，阳气壅逼于里，不能外达于四肢，亦为厥冷，岂非阴与阳不相顺接之谓乎？仲景立言之妙如此。

周镜园云：阴阳者，厥阴、少阳也。厥阴统诸阴之极，少阳总诸阳之始，一行阴道而接于阳，一行阳道而接于阴，阴阳相贯，如环无端，此顺接也。否则阴阳之气不交，则为厥矣。

伤寒，脉微而厥，至七八日肤冷，其人躁无暂安时者，此为脏厥，非为蛔厥也。蛔厥者其人当吐蛔，今病者静，而复时烦，此为脏寒，蛔上入膈故烦，须臾复止，得食而呕又烦者，蛔闻食臭出，其人当自吐蛔。蛔厥者，乌梅丸主之，又主久利方。

陈修园云：厥有相似者，必须细辨，吐蛔尤其显然者也。而躁而不烦，与烦而不躁，为少阴、厥阴之真面目，亦生证死证之大关头。伤寒病，脉微为少阴之本脉，而厥则为少阴之阴证，至再复于太阳之七日，阳明之八日，不得阳热之化，不特手足厥冷，而周身之肤亦冷，其人躁动而无暂安时者，孤阳外脱，而阴亦不能为之守也。此为少阴之脏真将绝而厥，非厥阴之蛔厥也。厥阴者其人当自吐蛔，以吐蛔为厥阴主证之大眼目也。今病者静而不躁，而复有时发热烦，与无暂安时者不同，此为脏寒，蛔不安而上入于膈，故因蛔之上膈而烦，又因蛔之下膈，须臾而烦复止，得食而呕，即所谓饥不能食也。又烦者，即所谓气上撞心心中疼热也。蛔闻食臭出，其人当自吐蛔者，即所谓食则吐蛔也。厥阴为风木之脏，虫从风生，故凡厥阴之变证不一，无论见虫、不见虫，辨其气化，不拘其形迹，皆可约其旨为蛔厥者，统以乌梅丸主之。又主久利方者，以厥阴证非厥即利，此方不特可以治厥，而并可以治利，凡阴阳不相顺接，厥而下利之证，亦不能舍此而求方。

唐容川曰：此节注尚不差，惟所以生蛔之理，尚未发明。盖必大、小肠中所积糟粕，先得肝木挟寒水之气，为之浸渍，又得心包络，导火热之气，熏而煽之，则阳引其阴，阴动于阳，而蠕蠕生虫矣。阳动阴应则风生，阴从阳变而虫出，此风气所以生虫也。虫生皆在大、小肠中，以肝与包络之膜，皆下连大、小肠也。虫虽生于寒湿，而实感于风热，故脏寒则下焦纯寒，蛔亦不安，欲上膈以就热，须知厥阴寒热往来，乃有此忽然生虫、忽然脏寒、忽然蛔上、忽然蛔下之证。

柯注与陈注略同，但论“蛔”字有异，其云：蛔，昆虫也。因所食生冷之物，与胃中湿热之气相结而成，今风木为患，相火上攻，故不下行谷道，而上出咽喉，故用药亦寒热相须也。此因胸中烦故吐蛔，不是胃中寒而吐蛔，故可用连、柏。要知连柏是寒因热用，不特苦以安蛔。看厥阴诸证，与本方相符，则是乌梅丸为厥阴主方，且非只为蛔热者矣。

《金鉴》改“此为脏寒”之“此”字，作“非”字，谓若是“此”字即是脏厥，与辨蛔厥之义不属。

按：此说非是。厥阴上热而下寒，乌梅丸所用姜、附、桂、椒、辛，无非为脏寒也。脏厥者全无阳化，是纯阴无阳肤冷之死证，与蛔厥之脏寒大异。脏寒者下焦之脏为寒，而上焦非寒，故谓之脏寒，脏厥则全身肤冷矣。

愚按：蛔厥而大吐大利，恐乌梅丸力量不及，或用四逆、白通以送乌梅丸则得矣。

忆戊子年夏月，医卢蓬洲君之戚，小孩也。患下利两月余，胃气弱甚，肌肉消削，诸药莫能止其利。延余诊，见其久利，渴不欲饮食，乃拟四逆汤吞乌梅丸，服后下一大泡，如小碗大，利乃止，胃渐开。此泡即蛔虫疳积之实质也，柯氏所谓胃中湿热所结成者此也。可知乌梅丸一方，为治疳积无上上之神方也。雷丸、使君子等，害人物耳。

喻嘉言云：脏厥者正指肾而言也，蛔厥者正指胃而言也。曰脉微而厥，则阳气衰微可知，然未定其为脏厥、蛔厥也。惟肤冷而躁无暂安，乃为脏厥。脏厥用四逆及灸法，其厥不回者主死；蛔厥则烦时则止，未为死候，但因此而驯至胃中无阳则死也。乌梅丸酸苦辛温互用，以安蛔温胃益虚，久利而便脓血，亦主此者，能解阴阳错杂之邪故也。

按：厥阴一经取乌梅丸，分之为蛔厥一证之专方，合之为厥阴各证之总方，便脓血者可用，口伤烂赤者可用，咽喉痛者亦可用。

前数年，余内兄之妻患舌底洞一小穴，小指大，色不变，深可分余，痛苦难食，内兄曾与人参败毒汤不效，余即用乌梅丸，次日能言，颇能食，再与服，越日则声亮能食不痛，而其穴自生肉矣。

前数年治刘君小卓，患口伤烂赤，因咽痛多服凉药，以致上焦停饮，后医以补药稍效，而上焦时有假热，遂致唇焦口烂，余以乌梅丸方数剂而渐愈。此上焦有热，实则下焦虚寒所迫也。此方为折上焦之热，以归下焦，温下焦亦所以引上焦也。

癸巳年医桃源张耀垣之妻，患消渴，大呕，粒食不能留，所饮食必吐出净尽，腹中痛楚难堪，自正月至三月尾，吐至齿焦舌燥，卧不能起，骨瘦如柴，延余诊治。群医无不治以清润，奈入腹即吐。余始以干姜黄芩黄连人参汤，服后可食粥三匙而不呕，次日余以乌梅丸与之，日渐食而痛止矣。由是服乌梅丸四五剂，能食饭大半碗矣。其大便自正月至此未行者，因无物可入之故，至此时少能食，腹中颇胀，欲大便而不能，是盖积数月以来，至此而稍有胃气欲下，奈下焦燥结，因每食则吐，津液无以入胃，故肠中干竭也。乃以芍药甘草汤，加芒硝、人参，以直通地道，不用大黄，免伤中胃，一服而大便解，腹不胀满，旋而下部渐肿，咳渐作，此乃元气不行，停水所致，遂以真武汤数剂，总计前后用药二三十剂，挽回垂死之证全愈，算收效神速，病久体残，非随机应变不能也。

◎**乌梅丸**

乌梅三百枚，细辛六两，干姜十两，黄连一斤，蜀椒四两（炒去汗），当归四两，桂枝六两，附子六两（炮），人参六两，黄柏六两。

十味异捣筛，合治之，以苦酒渍乌梅一宿，去核，蒸之五升米下，饭熟捣成泥，和药令相得，纳臼中，与蜜捣二千下，圆如梧桐子大。先食饮服十丸，日三服，稍加至二十丸，禁生冷滑物臭食等。

古愚云：通篇眼目，在“此为脏寒”四字，言见证虽曰：风木为病，相火上攻，而其脏则为寒。何也？厥阴为三阴之尽也。周易震卦一阳居二阴之下，为厥阴本象，病则阳逆于上，阴陷于下，饥不欲食，下之利不止，是下寒之确证也；消渴、气上撞心、心中疼热、吐蛔，是上热之确证也。方用乌梅渍以苦酒，顺曲直作酸之本性，逆者，顺之还其所固有，去其所本无，治之所以臻于上理也。桂、椒、辛、附，辛温之品，导逆上之火以还震卦下一画之奇；黄连、黄柏，苦寒之品，泻心胸之热以还震卦上四画之耦，又佐以人参之甘寒、当归之苦温、干姜之辛温，三物合用，能令中焦受气而取汁，而乌梅蒸于米下，服丸送以米饮，无非补养中焦之法。所谓厥阴不治，取之阳明者此也。此为厥阴证之总方。

伤寒，腹满，谵语，寸口脉浮而紧，此肝乘脾也。名曰纵，刺期门。

《来苏集》移入“厥阴篇”，继提纲后，注云腹满谵语，得太阴阳明内证；脉浮而紧，得太阳阳明表脉，阴阳表里，疑似难明，则证当详辨，脉宜类推。《脉法》曰：脉浮而紧者，名曰弦也。弦为肝脉。《内经》曰：诸腹胀大皆属于热。又曰：肝气，甚则多言。是腹满由肝火而谵语，乃肝旺所发也。肝旺则侮其所胜，直犯脾土，故曰纵。刺期门以泻之，庶不犯厥阴汗、下之禁。

陈修园注本此。

喻注同。

伤寒，发热，啬啬恶寒，大渴欲饮水，其腹必满，此肝乘肺也。名曰横，刺期门，自汗出，小便利，其病欲解。

照《来苏集》改正乃合，不然者横肆妄行如此，岂能自汗小便利哉？陈注见不到。

《来苏集》“自汗出”三句在“刺期门”之下，云：

发热恶寒，寒为在表，渴欲饮水，热为在里，其腹因饮多而满，非太阴之腹满，亦非厥阴之消渴矣。此肝邪挟火而克金，脾精不上归于肺，故大渴；肺气不能通调水道，故腹满。是侮所不胜，寡于畏也，故名曰横。必刺期门，随其实而搏之，得自汗则恶寒发热自解，小便利则腹满自除矣。

陈修园云：发热者病在表也，恶寒者反皮毛虚也，金受火克故大渴欲饮水，饮水过多；肺气不能通调水道，故腹满。若得自汗出，则发热恶寒之证，便有出路；小便利则腹满之证，便有去路。此肺气有权，得以行其治节，则其病欲解。而不然者，发热恶寒如此，腹满又如此，此肝木乘肺金之虚，而侮其所不胜也。名之曰横，谓横肆妄行，无复忌惮也，亦赖期门二穴以平其横。此穴刺法，能佐小柴胡汤所不及。

此二节照《来苏集》编次在乌梅丸节之下，则彼为肝乘心，此为肝乘脾肺也。

喻注略同。

愚按：此二节言肝、言脾、言肺，是以有形之脏腑言，犹太阳经之言膀胱也。言气化者则曰太阳、曰太阴、曰厥阴，言脏腑则曰膀胱、曰肝、曰脾、曰肺。此二节肝乘脾，肝乘肺，犹“太阳篇”之热结膀胱，故当遵《来苏集》移入“厥阴篇”乃合。

伤寒，热少厥微，指头寒，默默不欲食，烦躁，数日小便利，色白者，此热除也。欲得食，其病为愈。若厥而呕，胸胁烦满者，其后必便血。

陈修园云：厥阴不特藉少阳之热化，而尤藉少阳少阴之枢转。厥阴伤寒，微从少阳之热化则热少，微从厥阴之标阴则厥微，唯其热少厥微，故手足不厥冷，而只见指头带寒；少阳主阳之枢，少阴主阴之枢，阴阳枢转不出，故默默不欲食；少阳主烦，少阴主躁，阴阳不能以骤交，故俟之数日，若小便利色白者，枢转利而三焦之决渎得气，此乘从水道之下行而除也。然病以胃气为本，故必于食验之。其人欲得食，胃气和，其病为愈。若厥而呕，少阴枢转不出也；胸胁烦满者，少阴枢转不出也。阴阳并逆，不得外出，内伤阴络，其后必便血，《内经》云：阴络伤，则便血是也。

唐容川正陈注云：热化既误，阳枢阴枢，于仲景文义，添出葛藤。不知此节当分两段，皆言外厥内热之证。上段内热轻则厥亦轻，但指头寒，而不大厥也，故其内之热亦只默默微烦躁，不至干呕而烦满也。待数日后，或得小便利色白者，则此微热，已从小便除去，遂欲得食，而病愈矣。此是上段。下段言内热之重者，曰若厥之甚，而又呕吐。比上段之不欲食为更重矣，此为厥深热亦深，则胸胁必烦满，其后阴络伤。尤必便血矣。

按：此只顺文说下，未知其所以然。乃自谓较陈注义甚爽直，则非也。

诸家亦只顺文叙去。

愚按：默默不欲食，少阳证亦有此，烦躁是证之剧者，乃仅指头寒之轻，而亦烦躁乎？唐注谓微烦躁，硬增一“微”字，是改经就我耳。总观全书烦躁，无以“微”言者。小便自利为热除，试思烦躁之剧，何以其热忽能自除也？若厥至呕是寒甚也，则胸胁之满，亦阴寒填满耳？柯本“胸胁烦满”作“胸胁逆满”，谓呕不能食为寒深，胸胁逆满为热深，热伤阴络，后必便血。按：此亦因其“便血”字样，而指胸胁逆满为热也。究竟寒气充塞如此，又安能热迫便血哉？此条实费解。

病者手足厥冷，言我不结胸。**小腹满，按之痛者，此冷结在膀胱关元也。**

愚按：此条厥邪盛极，凝结于小腹内，膀胱关元至阴之地，至于手足厥冷，痛满不可按，《金鉴》主以当归四逆加生姜吴萸汤，余每用四逆汤加吴萸，大效。“言我不结胸”句当是衍文，手足厥冷，安有结胸证？且明明小腹痛，何必言不结胸？是必因“冷结膀胱关元”句，而多赘此一语者也。删之乃得仲圣原文。

喻嘉言云：阳邪必结于阳位，阴邪必结于阴位，故手足厥冷。小腹满痛者，其为阴邪下结可知。

按：此臆说也。试观热结膀胱，瘀热在里，何莫非阴位乎？何尝非阳邪乎？要知彼有“如狂”字样，此则手足厥冷所以别也。

伤寒，发热四日，厥反三日，复热四日，厥少热多，其病当愈。四日至七日，热不除者，其后必便脓血。

张钱塘云：厥少热多，阳气有余，其病当愈。若四日至七日，但热不除，则阳太过，必热伤血分而便脓血也。

柯韵伯云：热深厥微，必伤阴络，医者当于阳盛时预滋其阴以善其后也。

伤寒，厥四日，热反三日，复厥五日，其病为进。寒多热少，阳气退，故其进也。

张钱塘云：寒多热少，阳气不足，其病当进，而未愈也。

柯韵伯云：凡厥与热不相应，便谓之反。上文先热后厥，是阳为主，此先厥后热，是阴为主。热不及厥之一，厥反进热之二，热微而厥反胜，此时不急扶其阳，阴盛以亡矣。

陈平伯云：上条以热多而病愈，本条以厥多而病进也。注家皆以热多正胜，厥多邪胜立论，大失仲景本旨。如果热多而正胜，当幸其热之常在，以见正之常胜，何至有过热便脓血之变？且两条所言之厥，皆因热深非因寒胜发热与厥，总是邪热为祸，有何正胜邪胜之可言？乃仲景以热多为病愈，厥多为病进者，是论病之进退，以厥为热邪向内，热为热邪向外，凡外来客热，向外为退，向内为进也。故热多为病邪向愈之机，不是病邪便愈之候。所以纵有便脓血之患，而热迫营阴与热深厥逆者，仍有轻重，若是厥多于热者，由热深壅闭阳气，不得外达四肢，而反退于邪热之中，复申之曰：阳气退故为进。见厥多热少，因阳气退伏，不因阳虚寂灭，于热深之病机为进也。此虽引而不发之旨，然仲景之意，自是跃如。

按：此说非是。

唐容川正之曰：陈平伯只知厥阴有真热假寒，而不知厥阴有真厥真热互见之证；谓此节之厥总是热邪，而不知此节之厥正是寒邪也。此篇文法凡言邪热发厥者，皆是先言发热后发厥，为厥深热亦深；凡言寒邪发厥者，皆是先发厥后乃发热，以见阳回阴退，则望其冲和而愈。若寒多热少，则阳气反退，阴气反进，故为病进，平伯不知此义，而修园亦未辨明，皆因厥热之理，一间未达耳。

愚按：陈平伯注说成全是热邪，即厥亦是热厥，此固不是。盖厥者得厥阴之标阴，热者得中见之热化。张钱塘倡之，陈修园宗之，是为真厥真热，唐容川谓厥阴之从中见者，是从少阳冲和之气，非从少阳之热化，而不知本篇明明言厥言发热，不是言厥言和。夫厥阴为三阴交尽，若不见阳则死矣。幸得中见之少阳，少阳之上，火气治之，唐容川乃谓从少阳一阳之冲和，试问《内经》言六气者，是否云少阴阳之上，冲和治之乎？至为邪热发厥，皆先热后厥，寒邪发厥，皆先厥后热，此不过见数节文所言如是，实则真寒真热，自有真寒真热之见证，非以先后为判也。张钱塘、柯韵伯所注两节为的解。

伤寒，六七日，脉微，手足厥冷，烦躁，灸厥阴，厥不还者死。

陈修园云：六日厥阴主气，七日太阳主气，竟不得阳热之化，阳欲绝而不行于脉，故脉微；阳欲绝而不行于四肢，故手足厥冷；虚阳在上，而不能下交于阴故烦；真阴在下，而不能上交于阳故躁。此阴阳水火不交之故，宜灸厥阴，以启阴中之生阳，而交会其水火。若灸之而厥不还者，阳气不复，阴气乖离故死。乙癸同源，故见少阴之死证。

《金鉴》云：此厥阴阴邪重证也。若不图之于早，为阴消阳长之计，必至阴气寖寖而盛，厥冷日深，烦躁日甚，恐四逆等尚缓，当灸以通阳。

汪氏云：脏中真阳欲脱，神气浮越故烦躁。

唐容川曰：厥阴之厥，原是肝木挟肾水而生寒；厥阴之烦原是包络挟心火而生热，故厥阴俱见少阴之死证。至谓乙癸同源，失于太过。

按：容川指厥阴之烦，为心包挟心火而发热；厥阴之厥，为肝木挟肾水而发厥。是其扯少阴之水火，解厥阴之厥热，果如是，何以少阴无厥热？而厥阴挟之乃有厥热乎？由其不肯讲中见少阳之热化，厥阴三阴交尽，从何处以言其热，故强牵手厥阴之心包，以挟手少阴之心火耳。其厥为厥阴阴寒，本易明白，又强牵足厥阴之肝木，以挟足少阴之肾水，试问诸经不能挟，而厥阴能挟少阴者，非乙癸同源而何？要之乙癸同源，是言气化，心包与心火，肝木与肾水，是言形质。容川旁参西医，故以形质上为言。

伤寒，发热，下利，厥逆，躁不得卧者死。

陈修园云：厥不还者死，可知厥阴病发热为不死证矣。然发热亦有三者为死证，一者厥阴伤寒既见发热，则利当自止，而反下利，身虽发热而手足反见厥逆，是孤阳外出，独阴不能为之守，而躁不得卧者，阴盛格阳主死。

各家注同。

伤寒，发热，下利至甚，厥不止者死。

陈修园云：一者厥阴伤寒，以热多厥少为病退，病退则利渐止，今既见发热，热甚而下利至甚，热利不止，厥亦不止者，即《金匮》所云：六腑气绝于外者，手足寒，五脏气绝于内者，利下不禁，脏腑气绝故主死。

成氏、柯氏同。

《金鉴》云：表阳外散，里阳内脱，均主死。

伤寒，六七日不利，便发热而利，其人汗出不止者死，有阴无阳故也。

陈修园云：一者厥阴伤寒，六日为厥阴主气之期，七日又得太阳阳热之化，故不利。若热微而渴，汗濈濈而热利者，是阳复之证，不可认为虚脱。倘若骤然便见发热而下利，其人汗出不止者，热、汗、下一时并见，乃真阳之气虚脱于内而为利，浮散于外而为热、为汗，是表里之阳气皆去，阴气独存，有阴无阳，故主死也。

各家注同。

喻嘉言云：忽发热而利，浑是外阳内阴之象。此已伏亡阳之危机，当及早温灸以安其阳。若候汗出不止，则无及矣。

按：其说甚是，但本文所言，则热、下、汗并至者也。

伤寒，五六日不结胸大便，腹濡，脉虚复厥者，不可下，此为亡血，下之死。

陈修园云：以上皆亡阳之死证，而亡阴死证，不可不知，伤寒五六日，六经已周，不伤于气，而伤于血，故不结胸，腹亦不硬而濡，脉乃血派，血虚则脉亦虚，阴血虚于内，不能与阳气相接于外，故手足复厥者，慎不可下，此厥不为热深，而为亡血，若误下之，则阴亡而阳亦亡矣，故死也。

各家注同。

《金鉴》云："结胸"二字，当是"大便"二字，若是不结胸等证，脉皆无可下之理，而曰不可下，何谓耶？

按：此说较有理，且硬插"不结胸"字，与本文不相属，不大便亦血虚之征。

唐容川曰：此上四节，《浅注》极其了当，惜全书不尽如是也。

发热而厥，七日下利者为难治。

陈修园曰：既见少阳之热化而发热，而仍得厥阴之阴寒而厥，厥至于七日，六气已周，而又来复于太阳，而厥应止矣。今则不唯不止，反加下利者，此阴盛，虽未至于死，而亦为难治。总之，厥阴为阴之尽，不得阳热之化，即为不可治矣。

方氏与《金鉴》注皆同。

喻嘉言云：热与厥利，势不两存，并见则两造其偏，治其热则愈厥、愈利，治其厥利则愈热，不至阴阳两绝不止。

按：此注实为骑墙。热而厥利，则热为假热，而厥利为真寒，七日当太阳来复之时，反下利而阴寒愈甚，故为难治。非谓真寒真热，难以兼顾，有识者当于七日前，一见发厥，即用四逆、白通以大温扶阳，何至有七日而下利者？上文有见厥复利之机，当作履霜坚冰之虑，及下利时更速以大剂四逆、白通，十可救其三四，然而难矣。

柯韵伯云：此恐为除中，故难治。

按：本文并无"能食"字样，不知何所见而云"除中"也。是未悉着眼"七日"二字，而错解为发于阳者当七日愈，岂知此之发热，是厥阴之发热，非发于阳也。况又有厥与热并，七日不得阳复，反加寒利者哉？

伤寒，脉促，手足厥逆者，可灸之。

陈修园云：阳盛则脉促，阴盛亦有促。但阳盛者，重按之指下有力；阴盛者，重按之指下无力。伤寒脉促，知其阳盛之假；手足厥逆者，知其阴盛之真。可于厥阴之井、荥、经、俞等穴，灸之以通其阳。盖以厥阴为阴之极，贵得生阳之气也。

柯韵伯云：促为阳脉，亦有阳虚与阴盛者，要知促与结皆代之互文。

按：此等脉法，皆王叔和之谬。

《金鉴》云：此言可灸者，以欲温则有阳脉之疑，欲清则有阴厥之碍，故设灸法，使通阳而不助热，回厥而不伤阴也。

按：此说亦骑墙之见，且难自完其说。据以促疑为阳脉，欲温恐增其热，只可灸以通阳，独不思灸亦温之一法，如阳证、阳脉而语温之，则火气虽微，内攻有力，焦骨伤筋，若之何？则宜从陈注为是，但专凭脉以断其厥为阳虚，究不若审其有何见证之为得也。

手足厥寒，脉细欲绝者，当归四逆汤主之。若其人内有久寒者，宜当归四逆加吴茱萸生姜汤主之。

陈修园云：经脉流行，常周不息，若经血虚少，则不能流通畅达，而手足为厥寒，脉细欲绝者，以当归四逆汤主之。若其人内有久寒，则宜加入吴萸、生姜也。

喻嘉言云：脉虚脉细，总为无血，不但不可下，并不可温，故用此方，不宜姜、附以劫其阴，即其人素有久寒者，但增吴萸、生姜，是则干姜、附子，岂不在所禁乎？比而观之，妙义天开矣。

程扶生亦同此义。

按：三家注皆合理。

郑重光云：此脉证是厥阴伤寒之外证，此方是厥阴伤寒之表药。

按：此注论方已不合，此是补血之方，非表药也。此注以中有桂枝汤为表药，然则新加汤亦可误认为表药乎？况其所谓脉证者也，请看本文有涉及何证乎哉！

沈尧封云：叔和释脉云，细极谓之微。则此脉细欲绝，即与微脉混矣。不知微者薄也，属阳气虚；细者小也，属阴血虚。薄者未必小，小者未必薄也。盖营行脉中。阴血虚则实，其中者少脉故小；卫行脉外，阳气虚则约乎外者怯脉故薄。况前人用“微”字，多取“薄”字意，试问微云淡河汉，薄乎？细乎？故少阴论中脉微欲绝，用通脉四逆主治，回阳之剂也。此之脉细欲绝，用当归四逆主治，补血之剂也。两脉阴阳各异，岂堪混释。

按：此说脉最精，然试问脉微欲绝，其本文仅手足厥逆，脉微欲绝，便可用通脉四逆乎？抑更有阴盛阳格之见证乎？设以下利清谷，里寒外热之格阳证，而诊者谓其脉细欲绝，亦可妄用当归四逆乎？甚矣！专以脉断其阳虚、阴虚，叔和所以自欺欺人也。

柯韵伯云：此证在里，当是四逆本方加当归，如茯苓四逆汤之例。若用桂枝攻表则误矣。既名四逆汤，岂得无姜、附？

按：此注谓宜四逆中加当归，独不思四逆汤万万无加当归之理。四逆汤，回阳者也：当残阳将灭时，稍着一点阴药，虽四逆汤亦退处于无用。此之手足厥寒，脉细者，据云血虚，血虚则宜当归四逆汤以补血，又安可杂以干姜、附子劫阴之品哉？夫方名四逆，治厥逆者也。此证阴血不足，补其阴血，则厥自回即治厥也，如泥四逆以治厥，又何解于四逆散乎？要之此方为治血虚之的方，当与新加汤同珍，但必审其确为血虚之证，乃可用，切不可专取脉也。

以上数节，专凭脉而不言证，最误人。

◎当归四逆汤

当归三两，桂枝三两，芍药三两，细辛三两，大枣二十五枚，甘草二两，通草二两（即今之木通，非肆中白松之通草）。

以水八升，煮取三升，去滓，温服一升，日三服。

◎当归四逆加吴茱萸生姜汤

即前方加生姜半斤，吴茱萸二升。

以水六升，清酒六升，煮取五升，温分五服。

愚按：当归四逆汤为补血之剂，而必用桂枝、细辛，久寒必加生姜，亦犹炙甘草汤之生姜、桂枝，新加汤之生姜、桂枝也。后人补血专汇齐阴滞之品，血不能补，且增出满腹阴邪，胃败难食，是未入仲圣门之咎也。

大汗出，热不去，内拘急，四肢疼，又下利，厥逆而恶寒者，四逆汤主之。

此条同是论厥逆，且又恶寒，惟其指出生阳虚之证为据。表阳虚极，故大汗出；孤阳外越，故热不去，阳虚阴盛，故内拘急；阳虚不能四达，故四肢疼；其下利者，为下焦之生阳下泄也。厥逆而恶寒者，表阳脱于外、生阳虚于内也。当以四逆汤回表阳之外脱，救生阳之下陷。观此条叙证清楚，救治乃有把握，且无须言脉，以视上三条之专凭脉以断其厥之为寒、为热，属阴、属阳者，则彼为捕风捉影之《脉经》何疑？

方中行、程扶生、程郊倩、喻嘉言、《金鉴》各注同。

柯韵伯云：治之失宜，汗虽大出，而热不去，恶寒不止，表未除也；内拘急而下利，里寒已发，四肢疼而厥冷，表寒又见矣。可知表热里寒者，即表寒亡阳者矣。

按：此注尚未中的。

陈亮师云：大汗出谓如水淋漓，热不去谓热不为汗衰。盖言阳气外泄，寒邪独盛，表虚邪盛如此，势必经脉失和，于是有内拘急、四肢疼之证也。再见下利厥逆，阴寒内盛，恶寒阳气大虚，故用四逆汤，急急温经复阳，以消阴翳。

陈平伯云：大汗身热，四肢疼，皆是热邪为患，而仲景便用四逆汤者，以外有厥热、恶寒之证，内有拘急下利之候，阴寒之象，内外毕露，则知汗出为阳气外亡，身热由虚阳外越，肢疼为阳气内脱，不用姜、附以急温，虚阳有随绝之患，其辨证处，又只在恶寒、下利也。总之，仲景辨阳经之病，以恶热、不便为里实，辨阴经之病，以恶寒、下利为里虚，不可不知。

大汗，若大下利，而厥冷者，四逆汤主之。

陈修园云：阳亡于外而大汗，阳脱于内而大下利，外亡内脱而厥冷者，四逆汤主之。

柯韵伯云：但利而非清谷，急温之，阳回而生可望也。

按：下利而曰“大”，其清谷不必问也。要之此证能生者，其在骤病乎？而其尤要者，则在频频大剂多服，至汗收、利止、厥回为度，否则稍纵即逝矣。胜寒毒于濒危，回阳气于将绝，全赖此回天之手也。

病人手足厥冷，脉乍紧者，邪结在胸中，心下满而烦，饥不能食者，病在胸中，当须吐之，宜瓜蒂散。

陈修园云：厥亦有因痰水者，不可不知。病人无他证，忽然手足厥冷，以四肢受气于胸中，胸中为痰饮结聚，斯气不能通贯于四肢矣。脉乍紧者，以痰脉怪变无常，不紧而忽紧，忽紧而又不紧也，实指其病原之所在。曰邪结在胸中，胸者，心主之宫城，心为邪碍，心下满而烦，烦则火能消物故饥，满则痰火壅塞，虽饥而仍或不能食者，治法高者越之，当吐以瓜蒂散。

唐容川曰：乍紧者，谓初得病时，脉即见紧也。《浅注》解为忽紧而又不紧，谓是痰脉怪变，然考仲景各处论痰，均无怪脉，又谓寒结则水聚，不得将寒饮分为两事。

按：此以初得病时即见紧为乍紧，然则太阳之为病脉浮，是初得而即浮，何以不言乍浮乎？少阴病脉微细，何以不言乍微细乎？此之所谓乍紧者，见得忽然而紧，忽然而又不紧，是痰之变动，陈注所谓怪变无常者此也，不是言怪脉也。至寒结则水聚，又非一定者，如冷结膀胱关元，及用四逆所治之寒结，何尝必兼水饮为言哉？

《来苏集》移入“阳明”中，谓阳明结胸证，多就胃讲，心下者胃口也。满者胃气逆，烦者胃火盛，火能消物故饥，寒结胸中故不食。

按：此不若陈注专就痰火实证而言之为得也。要之此证之可吐，认证在“烦”与“饥”二字。假令满而不烦，不能食而不饥，则为火用不宣，如膈上有寒之当急温，安能任瓜蒂之烈哉？况紧为寒脉，据唐注竟说成胸中寒邪，则更不便吐也。临证时，更宜详审，否则贻误不少。

喻本将此条另设一部为痰证，不入六经之中，夫仲圣以六经钳万病，万病不外乎六经，如痰证不系人六经，将以此证为身以外之证乎？抑空悬于无何有之乡乎？

伤寒，厥而心下悸者，宜先治水，当服茯苓甘草汤。却治其厥。不尔，水渍入胃，必作利也。

陈修园云：此言水之为厥，心下悸者，水停心下也。胃之上，心为阳脏而恶水，水气乘之是以悸动。宜乘其未入胃时，先治其水，当服茯苓甘草汤。却治其厥，非然者，则水从上脘渍入于胃，必作利也。夫厥证最忌下利，利则中气不守，邪愈内陷，故与其调治于既利之后，不若防患于未利之前，所以宜先治水也。

魏念廷云：此厥阴病预防下利之法。盖病至厥阴以阳升为欲愈，邪陷为危机，若夫厥而下利，则病邪有陷无升，所以先治下利为第一义。无论其厥之为寒、为热，而俱以下利为不可犯之证，如此条厥而心下悸者，为水邪乘心，心阳失御之故，见此则治厥为缓，治水为急。何也？厥犹可从发热之多少以审进退之机，水则必趋于下而力能牵阳下坠者也。法用茯苓甘草汤以治水，使水通而下利不作，此虽治末，实治本也。若不治水，则水渍入胃，随肠而下，必作下利，利作则阳气有降无升，厥悸何由而止？故治厥必先治水也。

汪中行云：厥而心下悸者，明系饮多留于心下，胸中之阳不布，故厥也。

《金鉴》"心下悸"句下有"以饮水多"四字，云若无此四字，乃阴盛之厥悸，非停水之厥悸矣。

愚按：水停心下之悸厥，必有水停之见证；阴盛之悸厥，必有阴盛之见证，如头眩、瞤动等即阴盛之悸厥。又如阴虚之厥，亦有阴虚见证，不得专凭脉细也。读《论》者当贯通而神明之。

伤寒，四五日，腹中痛，若转气下趋少腹者，此欲自利也。

陈修园云：四五日病未愈，则气又值于厥阴，其人腹中痛，为太阴之部位。若转气下趋少腹者，由太阴而仍归厥阴之部位，是厥阴不得中见之化，反内合于太阴。寒气下趋，惟下不上，此欲自利也。

喻嘉言云：腹中痛多属虚寒，与腹中实满不同，若更转气下趋少腹，则必因腹寒而致下利。明眼见此，自当图功于未著矣。

按：此注甚精，惜他条不如此清切耳。

魏念延云：重在预防下利，而非辨寒热也。

张石颃云：腹痛亦有属火者，其腹必自下而上攻，若痛自上而下趋者，定属寒痛无疑。

按：此又不尽然，多有自下逆上之寒痛，痛至汗出额冷欲吐，非大剂四逆汤不能止其痛。

唐容川曰：厥阴之寒利，皆是肝木挟寒水以侮脾，经义最明显，不可牵扯中见之化也。再者下趋少腹，此中有道路，是言从肝膈行油膜中，则下至少腹，从少腹之油膜，以入于大肠，则作利矣。故《内经》云：肝与大肠通。

按：此注甚为执滞。厥阴之寒，是其标阴之寒化，厥阴为三阴交尽，阴极者也。不必挟肾水之寒，而此经已为寒极，所以贵得中见少阳之热化，所谓从中见者此。至谓下趋少腹，为有道路，又引《内经》“肝与大肠通”为证，试问：太阳病，医下之，遂下利清谷，彼将应之曰膀胱居下焦，亦与大肠相连矣？不讲气化，而斤斤于西医之形质者，无怪有是。

伤寒，本自寒下，医复吐、下之，寒格，更逆吐下，若食入口即吐，干姜黄连黄芩人参汤主之。

张钱塘云：厥阴风气在上，火热在中，标阴在下，伤寒本自寒下者自从也，本从于寒而下利也。医复吐、下之，则正气虚而寒气内格也。“更逆吐下”即“医复吐下”之谓，“若食入即吐”即“寒格”之谓。

按：平脉篇曰：格则吐逆。

陈修园云：其人平日本自虚寒下利，医复吐下之，则上热为下寒所格。盖以寒本在下，而更逆之以吐、下，则下因下而愈寒，上因吐而愈热，若火之上炎，食入口即吐，不宜于橘、半、甘草，以干姜黄连黄芩人参汤主之。若汤水不得入口，去干姜加生姜汁少许，徐徐呷之，此少变古法，屡验。

《来苏集》移入太阳痞证中，云治之小误，变证亦轻，故制方用泻心之半。

按：柯公不悉泻心主义。各泻心汤，一条有一条作用，移步即换形，乃云用泻心之半，何等蒙混！

◎干姜黄连黄芩人参汤

干姜三两，黄连三两，黄芩三两，人参三两。

以水六升，煮取二升，去滓，分温再服。

古愚云：在下益寒，而反格热于上，以致食入即吐，方用干姜，辛温以救其寒，芩、连苦寒降之，且以坚之，然吐、下之后，阴阳两伤，胃气索然，必藉人参以主之，俾胃气如分金之炉，寒热各不相碍也。方名以干姜冠首者，取干姜以温能除寒下，而辛烈又能开格而纳食也。家君每与及门论此方，及甘草附子汤，谓古人不独审证有法，用方有法，即方名中药品之前后，亦寓以法。善读书者，当读于无字处也。

下利，有微热而渴，脉弱者，今自愈。

陈修园云：此下利为标阴在下之证，有微热而渴者，则为火气在中矣。更得脉弱者，可以定其少阳之微阳渐起，遂断之曰“今自愈”。

柯韵伯云：发热而微，表当自解矣；热利脉弱，里当自解矣。

按：此以“热”字作表邪之热解，未释中见之气化也。

唐容川云：有微热，则利当止矣。热不甚微，又其脉不大而弱，为得少阳之冲气，故愈。注以热为火气在中，则非也。

按：此注亦未合。明明本文有微热，不是言有少阳之冲气，且明明言渴，显是少阳之咽干、口渴，如以冲和言，冲和则无热无渴之谓也。本文言热、言渴，而厥阴阴极从何而得？热渴并非中见之少阳热化而何？总之，凡三阴之阴寒下利，必见阳热，乃为吉兆，无论太阴、少阴、厥阴，除热利外，皆以得热化为愈兆。当阴寒极盛，火热是其生机，况厥阴为三阴交尽，特患热化太过耳，非不以热为贵也。据唐君直是不取热化，只取冲和，试思少阳之病，是冲和为病乎哉？

下利，脉数，有微热，汗出今自愈。设复紧为未解。

陈修园云：下利脉数者少阳火热胜也。有微热汗出者，厥阴、少阳，两相和合，亦可以断之曰“今自愈”矣。然紧与数相似而实不同，数为阳、为热，紧为阴、为寒，吾谓数脉自愈者，以其得少阳之化也。设令不数而紧，是复得厥阴之气矣。故为未解。

愚按：厥阴得中见热化，可以自愈，明明言今自愈，忽又言脉紧为未解，果其自愈，不应有紧脉；此既言脉数，及又言紧，专凭脉以颠倒人，设使脉紧而其人不下利，无热无汗，精神胜常又何辞以对？

成无已云：下利，阴病也。数，阳脉也。阴病见阳脉者生。微热汗出，阳气得通也，利必自愈。紧脉为寒，寒邪犹盛，故云未解。

此注仍望文生义耳。

《金鉴》云：脉数，热利也。微热汗出，知微邪欲解而愈。紧脉为表邪犹盛，未能解也。

更不是。

下利，手足厥冷，无脉者，灸之，不温，若脉不还，反微喘者死。少阳负趺阳者，为顺也。

陈修园云：厥阴下利，其手足厥冷者，阳气下陷，不能横行于手足也。无脉者，阳气下陷，不能充达于经脉也。宜灸之，以起陷下之阳，则手足应温矣。而竟不温，然手足虽难不温，而犹望其脉还，为吉兆。若脉亦不还，反加微喘者，是下焦之生气不能归元而反上脱也，必死矣。所以然者，脉之源始于少阴，生于趺阳，少阴趺阳为脉生始之根，少阴脉不至，则趺阳脉不出，故少阴在下，趺阳在上，故必少阴上合而负于趺阳者，戊癸相合，脉气有根，其证为顺也。其名为"负"奈何？如"负戴"之"负"也。

喻本至"反微喘者死"为一节，注解同。

此文为是。

《来苏集》亦将"少阴负趺阳"句删去，云不呕不烦，不须反佐而服白通，但外灸少阴及丹田气海，或可救于万一。

按：此不过见本文只有灸法耳。实则多服四逆、白通而外，又加之以灸，以助药力更佳，不可泥本文只用灸也。

喻本"少阴负趺阳者为顺也"自为一节，移入少阴篇。谓少阴证唯恐土不能制水，其水反得以泛滥，则呕吐、不利，无所不至。

按：此不过望文生义而已。

《金鉴》仍割入"辨脉篇"，显系叔和支离之文，何须注。

方氏云：其喘必息短而声不续，乃阳气衰绝也。

愚按：少阴息高者死，厥阴微喘亦死，根气绝于下，阳气脱于上。总之，两经乙癸同源，生气为性命脉所关，必不能浮越上奔也。

下利，寸脉反浮数，尺中自涩者，必圊脓血。

张隐庵云：凡言便脓血者，皆热伤络脉，病属心包。下利则阳气下陷，其脉当沉，阴气内盛，其脉当迟，今不沉迟而反浮数，见于寸口者，热伤心包也。尺中自涩者，下利而阴血自虚也。阴血下虚，阳热上乘，阴阳气血不和，是以必圊脓血。圊者，数便后重之意。

汪氏云：热利脉数非反也，浮则为反矣，宜黄芩汤。

唐容川曰：便脓血者，即今之痢症也。遍考《金匮》《伤寒》所称便脓血，皆是痢症，皆属厥阴经。盖厥阴包络主血脉，包络热甚，则血脉伤；厥阴肝经主风气，风火交煽，血化为脓，而肝又主疏泄，疏泄之气太过，则迫注下利。若大肠中之金气不收涩，则不后重；如金气收涩，则利而不快，故后重。凡痢多发于秋，皆金木不和，故乘秋令而发痢也。

按：据云《金匮》《伤寒》所称便脓血皆属厥阴，何以“少阴篇”有下利便脓血乎？又云：风火交煽，何以主以桃花汤乎？张注认为热伤心包者，以寸脉浮数也，然则桃花汤之脓血，其寸脉则沉迟乎，何以彼节不言脉而出方治？此条专言脉，而不出方，此等专凭脉以辨证，亦叔和家法也。连数节亦如之。

下利，脉沉而迟，其人面少赤，身有微热，下利清谷者，必郁冒汗出而解，病人必微厥。所以然者，其面戴阳，下虚故也。

愚按："少阴篇"已有格阳之证，主通脉四逆汤，而未有"必郁冒"字样。戴阳一证，彼条极为明白，而此实衍文也。况如此格阳剧证，而乃云"必郁冒汗出而解"，未有出方，一若听其汗出自可解也者。唐容川疑之曰：原文中间"者"字下、"必"字上，当有脱简。噫！何不取少阴通脉四逆汤证一勘，其伪自见。

下利后，脉绝，手足厥冷，晬时脉还，手足温者生，脉不还者死。

陈修园云：下利后，中土虚，则不能从中焦而注于手太阴，故脉绝。土贯四旁，虚则手足不温而厥冷。脉以平旦为纪，一日一夜，终而复始，共五十度，而大周于身，晬时为环转一周，而脉得还，手足温者，中土之气，将复，复能从中焦而注于太阴，故生；脉不还者，中土已败，生气已绝，虽手足不逆冷，亦主死。

述此言，生死之机，全凭于脉，而脉之根又藉于中土也。夫脉生于中焦，从中焦而注手太阴，终于足厥阴，行阳二十五度，行阴二十五度，水下百刻，一周循环，至五十而复大会于手太阴，故脉还与不还，必视乎晬时也。

陈亮师云：此言下利后死证，诸节皆言下利，此节独言下利后，则与少阴下利止而头眩，时时自冒者死同意也。利后似乎邪去，殊不知正气与邪气俱脱之故，晬时脉还，手足温者，阳气尚存一线，犹可用四逆、白通等法，否则死其近矣，敢望生哉？

此证若是久利脉绝，断无复还之理。若一时为暴寒所中，致厥冷、脉伏，投以通脉、四逆、白通之类，尚可望其还期，然医家之肩此重任亦难矣。

唐容川补曰：手足虽属脾，而厥冷实属肾之阳虚。脉虽注于肺，而其根实生于心之血管，言脾、肺而不言心、肾，是知其末，不知其本。盖脾、肺属后天，心、肾属先天，仲景凡言生死，多以先天为断，以先天未绝，则犹可生后天也。若先天既绝，则断乎不救。

按：此似是而非。

伤寒，下利，日十余行，脉反实者死。

陈修园云：下利日十余行，则胃气与脏气俱虚矣。证虚而脉反寒者，无胃气柔和之脉，而真脏之脉见矣，故主死。

各家同。

下利清谷，不可攻表，汗出必胀满。

陈修园云：下利清谷，脏气虚寒也。当温其里，不可攻表，攻之则汗出，是表阳外虚，里阴内结，必胀满。《经》云：脏寒生满病是也。

各家同。

下利，腹胀满，身体疼痛者，先温其里，乃攻其表。温里宜四逆汤，攻表宜桂枝汤。

陈修园云：此言寒在表里，治有缓急之分。下利、腹胀满为里寒，身体疼痛者为表寒。夫虚寒生满病，厥阴之脉挟胃，寒甚，则水谷之气下行，阴寒之气上逆，故不惟下利，而且胀满也。表里相权，以里为主，必也先温其里，里和而表不解，始乃专攻其表。温里宜四逆汤，攻表宜桂枝汤。

喻嘉言云：与“太阳篇”下利身疼，用先里后表法大同，见睍曰消之义也。

此注甚善，宜移回“太阳篇”，在“伤寒医下之，续得下利”节之下。

述柯氏注下利而腹胀满，其中即伏清谷之机，先温其里，不待其急而始救也。里和而表不解，可专治其表。

此条之身疼痛果属表证，则当移回“太阳篇”。厥阴阴极，安得有表证？观“少阴篇”附子汤之身体痛，为生阳不充于四肢，则此之身体疼痛，何以竟属表邪哉？

热利下重者，白头翁汤主之。

陈修园云：厥阴协中见之火，热而利谓之热利。其下重者，热郁于下，气机不能上达，以白头翁汤主之。

程氏、柯氏同。

《金鉴》云：热伤气滞，里急后重也。

述此即《内经》所谓“暴注下逼，皆属于热”之旨也。《条辨》云：下重者厥阴邪热下入于大肠之间，肝性急速，邪热甚则气滞壅塞，其恶，浊之物，急欲出而不得，故下重也。

柯韵伯云：此乃湿热之秽气，发过广肠，故魄门重滞而难出也。

《内经》曰：小肠移热于大肠为虚瘕，即此是也。

◎白头翁汤

白头翁二两，黄连三两，黄柏三两，秦皮三两。

以水七升，煮取二升，去滓，温服一升，不愈更服一升。

古愚云：厥阴标阴病，则为寒下；厥阴中见病，则为热利。下重者，即《经》所谓暴注是也。白头翁临风偏静，特立不挠，用以为君者，欲平走窍之火，必先定摇动之风也；秦皮浸水青蓝色，得厥，阴风，木之化，故用以为臣；以黄连、黄柏为佐使者，其性寒，寒能除热，其味苦，苦又能坚也。总使风木遂其上行之性，则热利下重自除，风火不相煽而燎原，则热渴饮水自止。

下利，欲饮水者，以有热故也，白头翁汤主之。

陈修园云：少阳火热在中，阴液下泄，而不得上滋，故欲饮水，仍以白头翁汤主之。

各家注同。

下利后，更烦，按之心下濡者，为虚烦也，宜栀子豉汤。

陈修园云：下利后，水液下竭，火热上盛，不得相济，乃更端复起而作烦。然按之心下濡者，非上焦君火亢盛之烦，乃下焦水阴木得上济之烦，此为虚烦也。宜栀子豉汤以交水火。

柯本移入"阳明篇"中，云：阳明虚烦，对胃家实言是虚空之虚，非虚弱之虚。

方氏云：更烦者，本有烦而转更甚也。

《金鉴》移入"太阳篇"。

呕家有痈脓者，不可治呕，脓尽自愈。

陈修园云：厥阴包络，属火而主血。呕家有痈脓者，热伤包络，血化为脓也。此因内有痈脓，腐秽欲去而呕。若治其呕，反逆其机，热邪内壅，无所泄矣。必不可治呕，脓尽则热随脓去而自愈。

唐容川曰：便脓血属厥阴，呕脓血亦属厥阴，则知厥阴主血脉，并知风热相煽，则血化为脓，凡一切脓血，皆得主脑矣。

汪氏云：肺胃成痈，由风寒蕴于经络，邪郁肺胃，热甚则气瘀血积而为痈。

喻本合于“吐涎沫”节，谓恐人以吴萸汤误治之耳。识此意者，用辛凉以开提其脓，亦何不可耶？

按：此节为实热证，吴萸汤之呕为大阴寒证，乌可相提而并论？喻公主辛凉甚合。

呕而脉弱，小便复利，身有微热，见厥者，难治，四逆汤主之。

陈修园云：厥阴病气机上逆而呕，里气大虚而脉弱，气机下泄而小便复利，身有微热见厥者，阴阳之气不相顺接也。上者自上，下者自下，有出无入，故为难治。若欲治之，宜以四逆汤主之。

汪氏云：上下不能关锁，用四逆汤，以附子散寒下逆，助命门之火，上以除呕，下以止小便，外以回厥逆也。

喻嘉言云：不难于外热，而难于内寒。内寒则阳微阴盛，天日易霾，故当用四逆以回阳，且干姜和附子，补中有发，微热者得之自除。

按：此证难治处在微热，恐人以为真热，不能兼顾，至误大局，不知此等阴盛，格阳于外者，多有微热但回厥则热自收矣。

柯韵伯云：内无热故小便利，表寒虚故见厥，膈上有寒饮故嗝，脉弱微热，必非相火。

按：此说安足当“难治”二字？夫此之小便利，即肾阳衰败，而仅谓内无热乎？

干呕，吐涎沫，头痛者，吴茱萸汤主之。

陈修园云：有声无物而干呕，其所吐只是涎沫，兼见头痛者，厥阴之脉挟胃上巅，故也以吴茱萸汤主之。

此言厥阴，阴寒极盛，津液为寒气绊逆而上，故所呕皆涎沫，而无饮食痰饮，而且逆行巅顶而作头痛，非此大剂不能治此剧暴之证。方中无治头痛之药，以头痛因气逆上冲，止呕即所以治头痛也。

柯韵伯云：头痛者阳气不足，阴气得以乘之也。吴萸汤温中益气，升阳散寒，呕痛尽除矣。

喻嘉言云：其邪上逆，可用此方以下其逆气。

按：只就逆气泛言，而不能指出元阳亏，阴寒逆上，则小半夏汤何尝不是止呕降逆者？而不知病重药轻，害矣。

程扶生、张锡驹及《金鉴》与《浅注》同。

伤寒，大吐大下之，极虚复极汗出者，以其人外气怫郁，复与之水，以发其汗，因得哕。所以然者，胃中寒冷故也。

陈修园云：伤寒以胃气为本，不独厥阴然也。而厥阴不治，取之阳明，尤为要法。伤寒大吐、大下之，则内既极虚，复极汗出者，则外亦极虚。虚则气少，不得交通于内，徒怫郁于外，故其人外气怫郁，恰如外来之邪，怫郁于表。医家认为邪热不得汗，复与之水以发其汗，既虚且寒，因而得哕。所以然者，胃中寒冷故也。

述此言伤寒以胃气为本，故特结胃气一条，以终厥阴之义。盖汗、吐、下皆所以伤胃气，故于此总发明之。

仲景书"哕"即"呃"也。哕为重证，与方书呕吐、哕作一类者不同。

程郊倩、汪琥同。

柯本移入"阳明篇"末，云：阳明居中，或亡其津而为实，或亡其津而为虚，其传为实者可下，其传为虚者不可下。

按：吐、下固可亡津，亦可伤气，甚者亡阳亦有因于吐、下者。此只就亡津说，未完。

《金鉴》移入“太阳篇”，云大吐、下已虚其中，又发汗，阳从外亡，故曰“胃中虚冷”，宜吴萸汤温中降逆。

伤寒，哕而腹满，视其前后，何部不利，利之则愈。

陈修园云：哕既有虚寒之证，亦有实热之证。厥阴之经抵少腹、挟胃、上入颃嗓，且哕呃之气，必从少腹而起，由肾而上升于咽嗓故也。伤寒哕而腹满，必其入前后便不利，水火之气不得通泄，反逆于上而作哕矣。当利其前后则哕愈矣。

《金鉴》云：哕不腹满者，为正气虚；哕而腹满者，为邪气实；哕与三阳证同见者，为实为热；与三阴证同见者，为虚为寒，勿谓哕证概为胃败不可下也。

述即一哕通结六经之证，以见凡病皆有虚实，不特一哕为然也。然即一哕而凡病之虚实皆可类推矣。故于此单提哕证一条，不特结厥阴一篇，而六篇之义，俱从此结煞，是伤寒全书之结穴处也。夫伤寒至哕，非中土败绝，即胃中寒冷，然亦有里实不通，气不得下泄，反上逆而为哕者。《玉机真脏论》曰：脉盛，皮热，腹胀，前后不通，闷瞀，此谓五实。身汗得后利，则实者活。

今哕而腹满，前后不利，五实中之二实也。实者泻之，前后大小便也。视其前后二部之中，何部不利，利之则气得通，下泄而上不逆，哕即愈矣。夫以至虚至寒之哕证，而亦有实者存焉，则凡系实热之证，而亦有虚者在矣。医者能审其寒热虚实，而为之温清补泻于其间，则人无夭札之患矣。

卷八　伪删篇

顺德黎天祐庇留编注

◎太阳篇删伪

伤寒一日，太阳受之，脉若静者，为不传也。颇欲吐，若躁烦，脉数急者，为传也。

伤寒二三日，阳明少阳证不见者，为不传也。

传经一说，即一日太阳，至六日厥阴之谓。谓太阳病二日变阳明者，为遽经传；变少阳或太阴、厥阴者，俱为越经传；其变少阴者，为表里传，如是云云。而病有一日直起于阳明、少阳及三阴者，又何如传经乎？此不过支离其说耳，实开后人传足不传手，及传经为热、直中为寒之谬论。究竟治病者，当见某经之寒热虚实，即按病治之自愈。传经之说，无当也。此二节及少阳经有传经，阳明有转属之类，皆不必泥也。通六经奥旨，则自了然矣。当删。

病有发热恶寒者，发于阳也。无热恶寒者，发于阴也。发于阳者七日愈，发于阴者六日愈，阳数七、阴数六故也。

太阳底面即为少阴，太阳以寒为本，以热为标；少阴以热为本，以寒为标。发热恶寒者，其发热为太阳之标阳固也；无热恶寒者：为发于少阴之标阴，即少阴病之背恶寒也。是辨太阳、少阴病也，乃云：发于阳者七日愈，发于阴者六日愈。成无已注：谓七为火之成数，六为水之成数，故云“七日”“六日”。信如此说，何不云“发于阳者奇日愈，发于阴者偶日愈”？阳数奇，阴数偶，更为直捷。究之此等理想，实王叔和手笔。据叔和“辨脉法”，有夜半得病，明日日中愈，日中得病，夜半愈。何以言之？日中得病，夜半愈者，以阳得阴则解也；夜半得病，明日日中愈者，以阴得阳则解也。如此云云，《金鉴》竟将彼节列于此节之下，双提并论，正与此节同一理想文义，则此节为叔和书，更显然矣。抑知凡治大病，药力不及，尚不见效，安有得阳数、阴数及日中、夜半之气候而可以愈病者？仲师治病，断不若是。至于轻微浅恙，勿药有喜，无须七日、六日之数矣。此等叔和手笔，只可资谈柄。

太阳病，头痛，至七日以上自愈者，以行其经尽故也。若欲作再经者，针足阳明，使经不传则愈。

此言日行一经，六经行尽，病气衰而自愈。是明明愈期矣，又云欲作再经，恐其挨经传于阳明，故针之以绝其传路，为先事预防之计，独不思未见阳明症而先针之，为伤无病之经乎？《金鉴》“知肝之病，当先实脾”，同一不通见解。况针而仅曰足，不言针手，后人传足不传手之说，实本于此。岂知言气化者，无分手足哉？

太阳病，欲解时，从巳至未上。

巳、午二时为阳中之阳，太阳主之，得天之阳气，以助人身之阳气，正气复则邪气退，在理想则然。要之，症有轻重，如发热、恶寒等轻症，但能禁口食粥，静养不药可愈，不必定在巳午时也。若太阳之剧烈症，如结胸、瘀热等症，病重药轻，尚难为力，更加天之阳气，以助其焰，大有不可思议者。六经欲解之时期，亦犹夜半得病，明日日中愈，日中得病，夜半愈之意耳。富于阅历者，自能辨之。

风家表解不了了者，十二日愈。

风为阳邪，发于阳者七日愈，是以表解。然既解而邪仍有未了了者，必再过五日为一候，俾五脏元气充足，自然精神慧爽而愈。

愚按：凡治病解后，虽元神未复，静养数天，无不起居如常，未误治故也。若误治增剧，邪重体残，当大费番调理补救。岂能以时日决之哉？谚云：熟读王叔和，不如临证多。愚谓王叔和正病在少临证也。

病人身大热，反欲得近衣者，热在皮膏，寒在骨髓

也；身大寒，反不欲近衣者，寒在皮膏，热在骨髓也。

按：此节大有疑义，阳根于阴，理固玄妙，然有不可泥者。夫身大热反不欲近衣者，凡太阳病发热甚，恶寒甚者，所在多有，治之之法，表实用麻黄汤以发表，表虚用桂枝汤以解肌，无不应乎而愈。若身大寒，反不欲近衣者，愚曾治黎子厚一证可异也。子厚以魁伟之躯，热力素充，忽于己酉年四月，病头眩、心悸，医以六味等多与之，阴盛格阳，脉微欲绝，通体肤冷，奄奄一息，而反尽去其衣，加以扇风不稍停，此真阳欲脱之阴象，若认为热在骨髓而清热，即殆矣。愚急以大剂四逆白通汤，连日数服，稍可停扇，稍可转动。此等格阳剧烈，全身大寒，有甚于四肢厥逆，频频扇风，有甚于不欲近衣，斯时如救溺之救，稍纵即逝，险哉！《伤寒论》为救世大慈悲之书，然非全书融会，安能认识此等剧证哉？微乎！微乎！

太阳中风，阳浮而阴弱，阳浮者热自发，阴弱者汗自出，啬啬恶寒，淅淅恶风，翕翕发热，鼻干干呕者，桂枝汤主之。

陈修园未悉此节为叔和之文，细心临证者自知之。《金鉴》反以此节为正文，而不知真乃衍文。观“太阳病，头痛，发热，汗出恶风者，桂枝汤主之”一节便知。

喘家作，桂枝加厚朴杏子佳。

此金元诸家浅劣伎俩，何可掺入圣经也？喘是一大证，喘家则元阳已亏，痰饮素盛，一触外邪，或多饮汤水即发，发时，外邪则有小青龙，内敛则有真武，其甚者则非黑锡丹不能降此水患，而乃以厚朴杏子，遂能胜此重任乎？且桂枝汤内之大枣，更非水饮所宜，观小柴胡汤加减，有咳则去人参、大枣者，恐其生痰也。喘证痰甚于咳，焉可用枣哉？更奇者《论》中白虎汤、承气汤、抵当汤、四逆汤、白通汤，皆起死回生之奇方，从未有一字自赞，偏夸此方之佳，可哂也。

问曰：证象阳旦，按法治之而增剧，厥逆，咽中干，两脚拘急而谵语，师言夜半手足当温，两脚当伸，后如师言。何以知之？答曰：寸口脉浮而大，浮则为风，大则为虚，风则生微热、虚则两脚挛，病证象桂枝，因加附子参其间增桂，令汗出，附子温经亡阳故也。厥逆咽中干，阳明内结，谵语烦乱，更饮甘草干姜汤，夜半阳气还，两足当温，胫尚微拘急，重焉芍药甘草汤，尔乃脚伸，以承气汤微溏，则止其谵语，故病可愈。

此节正王叔和手笔，叔和专以脉夸于人。此节欲仿上节文笔，而劈头突然问曰：证象阳旦，而不指出如何见证；上节所谓脉浮、汗出、恶寒，各证为桂枝汤所有之证，独脚挛急不同，其误用桂枝者，有所为也；此不指出见证，硬接“按法治之而增剧”。夫按阳旦汤之法，以治阳旦之证，安有增剧之理？违法始有增剧，按法反有增剧耶？可知此是臆测，而非真事实也。本论无阳旦证，且无阳旦汤明文，即如本节既云“证象阳旦”，又云“病症象桂枝”，所谓“象阳旦”，而不指出何证为阳旦；所谓“象桂枝”，则仅据风则生微热而已。所谓“增剧”者，厥逆，咽中干，两脚拘急而谵语也。不言救误之方，突接“师言夜半手足当温，两脚当伸”，又谓“后如师言”，说得神化莫测，一似弄法戏也者。及问其知此之由，当答以何为阳旦症？何为阳旦汤？乃专执脉以为据，是叔和一生自欺欺人处。其曰“浮则为风，大则为虚”，伤寒有浮脉，阳明有大脉，不得专以脉定证也。至云“风则生微热，虚则两脚挛”，虚证必胫挛乎？上节脚挛急为两热灼筋，只见脉浮，何尝有大脉乎？上节因其脉浮、汗出、恶寒等象桂枝，故误以桂枝攻表，已变剧烈，非有“微热”字样尚如彼此，则更加附子增桂枝，其变证更不待言。最费解者，“因加附子参其间增桂枝，令汗出，附子温经亡阳故也”句，《论》中如桂枝加芍药生姜各一两人参三两新加汤、桂枝加附子汤、桂枝去桂加白术茯苓之类，岂不明白了利，乃故为此沉闷、似通不通之句，而曰“因加附子参其间，增桂令汗出”，又申之曰“附子温经亡阳故也”，修园不识为伪书，为之作注，而谓附子为温经之药，阴寒得则温经以回阳，阳热得之则温经以亡阳。夫温经可以回阳，至亡阳剧烈，当云：增热以亡阳，则附子对于此证，有不戢自焚之势，而可目以“温经”之好字样乎？至云：半阳气还，两脚当温，是得天之生阳，阴阳顺接而厥回，种种俱是理想，能读仲圣书者自知其谬，当删也。本论为仲圣自作全书，而设为问答，试问“师”字是指自己乎？抑指何人乎？观《序例》之问答，而叔和之破绽自见矣。后人有以桂枝汤为阳旦汤，谓全书以桂枝汤为首方，如日之初升，则更匪夷所思矣。

太阳病，桂枝证医反下之，利遂不止，脉促者表未解也，喘而汗出者，葛根黄芩黄连汤主之。

此节下利上喘，天地不交，竟至汗出，亡阳可虑，非大剂四逆、白通不为功。如大喘不已，黑锡丹宜急用，乃本文仅据脉促，而谓表未解。柯韵伯有云：脉促有阳盛者，有阴盛者，此证阴寒险极，倘认作表不解而用此方，下咽即不堪设想矣。此等大误人之当删之。

太阳病，十日已去，脉浮细而嗜卧者，外已解也。设胸满胁痛者，与小柴胡汤，脉但浮者，与麻黄汤。

此节实因上两节而伪作也。太阳表病，必头痛体痛，发热恶寒，有此是病未解，无之是病已解，何必计其脉脉之何如哉？设为胸满胁痛，固属支离，脉浮主麻黄汤，不详其见证，总是因上节麻黄汤证，而专以为据。各家注解，望文生义，由未识此伪书之支离也。

太阳病，外症未解，脉浮弱者，当以汗解，宜桂枝汤。

愚按：太阳证，表实用麻黄汤，表虚用桂枝汤。无汗为表实，病在皮肤；有汗为表虚，病在肌腠。无汗则脉多紧，然亦有缓者，大青龙证是也；有汗则脉浮缓，中风之桂枝证是也。读《论》至此，其谁不知，此节所谓外证，即病在肌腠，其脉之浮弱，即浮缓之变词，非虚弱之弱，以桂枝汤解肌，使得汗而愈，何须再赘？柯韵伯云：此节以明脉为主，假令脉浮不弱或紧，皆非桂枝汤证云云，而不知前论“桂枝本为解肌”一节已说明，即辨脉为主也。本《论》至此，尚虑人不知乎哉？当是衍文。

太阳病，下之，微喘者，表未解也，桂枝加厚朴杏仁主之。

此节之疑义，实与葛根黄芩黄连汤同。同是下后见喘，彼则喘而汗出，此则微喘，彼以脉促为表未解，此以微喘为表未解，均不列如何见证，固同一手笔也。夫未经汗、下之喘为实，而已经汗、下之喘为虚，实喘在太阳则有无汗而喘之麻黄汤证，在阳明则有腹满微喘之大承气证。若此节下后微喘，柯韵伯谓表难未解，腠理已疏。惟本文无腠理疏见证，微喘非腠理疏之证，不过见其用桂枝汤而云然耳。陈修园谓微喘为里气未夺，反上逆而与表邪交错于胸中，宜于桂枝汤中加厚朴、杏仁以降气宽胸，从肌出表，较为有理。要之，太阳表证，无可下之理，下后最忌见喘，喘为虚喘也，若再降气宽胸，恐从下陷，且桂枝汤取其从中以出肌腠，若杂以厚朴，其势趋下，固不能出，况用于既下之后哉！即谓其下而入于肌，则桂枝枝汤可仿下后气上冲之例用，可矣，何必加厚朴、杏仁哉？后人治喘多持降气宽胸主义，则此为后人手笔何疑？喘家作亦用此方，同是伪书也。

二阳并病，太阳初得病时，发其汗，汗先出不彻，因转属阳明，续自微汗出，不恶寒。若太阳病证不罢者，不可下，下之为逆，如此可小发汗。设面色缘缘正赤者，阳气怫郁在表，当解之熏之；若发汗不彻，不足言阳气怫郁不得越，当汗不汗，其人烦躁，不知痛处，乍在腹中，乍在四肢，按之不可得，其人短气，但坐以汗出不彻故也，更发汗则愈。何以知汗出不彻，以脉涩故知也。

按：此条陈注本之张隐庵，皆望文生义而已。唐注谓为气、为饮，反属臆断。实则此条中多窒碍处，自“二阳并病”至“不恶寒”为一段，是言太阳转属阴明，为二阳并病，观“阳明篇”所言太阳转属阳明一条自知。若太阳病证不罢者，是外证未除，无可下之理，前已屡言之矣。面色缘缘正赤，即面色有热色之谓，身必痒，前既言可小发汗，此则言当解之熏之。解之之法，《论》中或以汗解，或以下解，是解之不专指汗言也。至于熏法，汉时虽有，而《论》中未详，《金鉴》改汗之亦未当。若烦躁为汗不出，身疼痛之大青龙证，是表实未经发其汗者，此发汗不彻，虽太阳之邪未尽了了，何至有烦躁之剧？大青龙证之烦躁，由身疼痛，则无处不痛矣；此云在腹，在四肢，明明有所指，又云不知痛处，按之不可得，且痛与短气由于汗出不彻，是其知汗出不彻者，在痛与短气矣。乃又谓以脉涩故知，是专凭脉乃知其汗出不彻，种种糊涂，如入五里雾中，仲祖文乌有此？叔和以脉学夸于时，故有此手笔。要之，此条欲仿大青龙一节文，惟大青龙之不汗出而烦躁，此则云“汗出不彻”，多几句文字，且既云汗出，又云当汗不汗，是矛盾也；彼节言“身疼痛”三字已了，此则言在腹在四肢，腹与四肢皆身也，明明可按，乃云按之不可得，后人手笔，总逊汉文远甚；短气，唐氏指为饮邪，以“但坐”二字为据，援与“咳逆倚息不得卧”为例，讵知咳逆不得卧，是重咳逆一证，此无咳逆，且倚息非但坐之谓，安得认为有饮？《金匮》有咳逆上气，时时吐浊，其但坐不得眠者，为咳逆吐浊，此更非其比；唐氏又谓遍查阳明经，无短气一症，独不见阳明中风，脉弦浮大而短气乎！又云汗留于内不得出，观《论》中之汗留于内，当有弥更益烦、肉上粟起、意欲饮水、反不渴等症，此无之，则不得作留于内解矣。短气，唐氏认为水饮。究之，此等伪书不必辨也。

脉浮者病在表，可发汗，宜麻黄汤；脉浮而数者，可发汗，宜麻黄汤。

愚按：此节专以脉言可汗尤奇，修园增多“尺中不迟，尺中不微”字样，谓申明上两节之意，亦可以不必矣。叔和之书，无容为他注也。读《论》至此，尚不知之乎？设令脉浮而大吐、大下，亦可专凭以汗乎？

伤寒，发汗解，半日许复烦，脉浮数者，可更发汗，宜桂枝汤主之。

愚按：麻黄汤不可治烦，桂枝汤调阴阳之剂，虽有芍药，而方中姜、桂，岂能不增内热？即援反烦一症为例，而不知彼证治烦，恃刺风池、风府以泄内热，非靠桂枝汤也。实则桂枝汤，焉有治烦明文？烦之由内热者，栀豉汤为清热之剂；烦之由心血虚者，小建中治心中悸而烦，黄连阿胶治心烦不得眠；大青龙之烦躁，其烦更甚，方中重用石膏，未见桂枝汤可以治烦者。总之，烦为内热，陈注增多“发热”二字，以证其肌邪未解，宜用桂枝汤，柯注则援反烦用桂枝汤，究未悉此节书之费解矣。其为王叔和笔乎？

发汗后，不可更行桂枝汤，汗出而喘，无大热者，可与麻黄杏仁甘草石膏汤主之。

愚按：据此方而论，则以旧本之“无汗”为是。倘汗出安得更用麻黄？无大热安得用石膏？其发汗，陈注谓用桂枝汤，柯注谓用麻黄汤，两说俱有弊。麻黄汤症用桂枝汤，固不合，则用麻黄汤，即经气俱病之剧证，一发汗无不愈者，焉有寒去热增之理？究之吣此条劈头不叙见证，二说亦不免随文衍义也。仲景原文，当无此种，况又有“下后不可更行桂枝汤，亦以麻杏甘石汤主之”一节，《浅注》照张隐庵本集，于误下后痞证之内，谓下后难不作痞，而下之太早，其内热尚未归于胃脘，徒下其屎，不下其热，热愈久而愈甚，欲解其热，不可更行桂枝汤以增热，属于温病而言，更为望文生义。本文只曰下后，不言因何证而下，又不言下之后变出何证，夫下后气上冲，有用桂枝汤之法，何以此条硬插“不可更行桂枝汤”？况“更行桂枝汤”，“更”字无着落，明明下后，则非前用桂枝汤也。此条所云“更行”者误仿汗后一条云然耳。若果下后汗出而喘，则是下后汗出为亡阳，下后喘证为天地不交，焉有用麻杏甘石之法？总之合两节而观，修园谓诸家疑其传写之误，彼不敢以错简自文云云。要之，读书不受古人欺，柯公谓当息心静看，此等处不可循前人之误云云，则此二节实叔和手笔也。要之，只就无汗而喘大热者而言，则麻杏甘石汤甚为对证，即无汗脏一证，本论主以麻黄汤，谓阳气重故也，究竟此方更的。夫无汗而烦躁，非大青龙不能解，握要在石膏，则此无汗而大热，其用石膏何疑？抑又有说曰：大热而未有“烦渴”字样，不知此“热”字指表证发热而言乎？抑指阳明大渴之热而言乎？甚矣！不明不白，非仲景之书矣。当删。

未持脉时，病人叉手自冒心，师因教试令咳，而不咳者，此必两耳聋无闻故也。所以然者，以重发汗，虚故如此。

愚按：此节非著书之体例，乃不完全之医案也。劈头便云：未持脉时，偶见病人叉手自冒心，此时即当问其心下痛乎？心下悸乎？如心下悸，又当问其心烦乎？抑胸满乎？欲辨其悸之为血虚，抑水饮也。乃不问其所苦，突接以“师因教试令咳”，甚无法度。此《论》为仲祖辨脉证之书，突然加入临证不规则之状态，无端教试令咳，因其不咳，即以此猜其耳聋无闻，果其人非咳，安能强之为咳乎？医家最重四诊，望、闻、问、切，“问”字更要细心研究，细心考察，合形色、声音、脉息，必三番四覆，务得其病情病源病窍，穷到微茫的确处，方能断为何证，应以何方加减，且本之至诚，勿嫌琐细，方尽医书家能事。此节自冒心，竟不究其何因必耳聋，凭空以测度，断为虚，而不指明阳虚、阴虚、心虚、肾虚，此种王叔和手笔。观叔和“平脉篇”，多有此种揣测病人之法，唐容川以为难解，而当阙疑，直当删去也。

本发汗而复下之，此为逆也。若先发汗，治不为逆，本先下之，而反汗之，为逆。若先下之，治不为逆。

愚按：此节笼统说理，且说来不免窒碍。证宜汗则汗，况有汗证而不可发汗者，下证亦然。应汗而误下，应下而误汗，必有变证，其谁不知？但此中应汗及应下，必确有凭证，断不能如此空滑。仲圣之书，果若是乎？当删。

太阳病，先下之而不愈，因复发汗，以此表里俱虚，其人因致冒，冒家汗出自愈。所以然者，汗出表和故也。得里未知，然后复下之。

愚按：此节颇难解，本文明言表里俱虚，因误汗、下，陈注谓阴虚于下，而戴阳于上，则其冒为虚证误汗，而可再汗乎？观戴阳之证，治宜通脉四逆，冒家汗出愈，是指实证得汗则愈而言，若虚证更汗，是为虚虚矣。且“汗出表和”句更费解，既经表虚，汗之更虚，安得而和？此句亦泛指实证言之。“得里未知，然后复下”，更非解。既因误下里虚未和，安可再下？种种不可解。至于柯氏就亡津液言，究与“表里俱虚”之义不合，不过顺文敷衍而已。究竟表里俱虚，非亡津液之谓，下文有“表里俱虚，阴阳气并竭”，即此之谓。总之，此节书，非仲景言，故种种费解。

太阳病，未解，脉阴阳俱停，必先振慄汗出而解。但阳脉微者，先汗出而解，但阴脉微者，下之而解。若欲下之，宜调胃承气汤主之。

愚按：振慄汗出而解，津液既伤者，乃有此状。脉阴阳俱停，此“停”字当作“至数停止”之“停”，脉息停止，津液已虚，故汗出必一番振慄也。与下文“柴胡证误下，其解时必蒸蒸而振，发热汗出而解者”同例。修园解“停”字为“停匀”，果阴阳均停，则无病矣。即汗出而解，何须振慄也？至解阳微阴微，必增多“但使”字样，改经就我，更非本义。柯注阴阳俱停，指阳脉微而言，更不合。要之，此节专据脉以定汗、下，且阳微用汗，阴微用下，无此治法，此为叔和手笔，不必强注也。

太阳病，发热汗出者，此为营弱卫强，故使汗出。欲救邪风者，宜桂枝汤。

愚按：前有时发热自汗出，卫气不和之证，系阴虚者阳必凑之；此节营弱系被卫气所并，卫强系受风邪所客，皆主以桂枝汤，彼则先其时发汗，此则只使汗出，实同义也，谓之重出亦可。况发热汗出，中风证固用桂枝汤，即非中风而发热汗出，或营和卫不和，或营弱卫强，其用桂枝汤已辨析精微，此节之言救邪风，即中风也。此之营弱卫强，前已言之矣。

形作伤寒，其脉不弦紧而弱，弱者必渴，被火者必谵语，弱者发热，脉浮，解之，当汗出愈。

愚按：伤寒有伤寒见证，无所谓似，此云“形作伤寒”者，非真伤寒耶。且脉之或弦或紧或弱，弱者自弱，观脉浮弱者当以汗解，脉微弱者为无阳，何尝非弱脉，而乃云不弦紧而弱？弱者必渴，谓阳陷于阴，伤津液故渴，何以白虎之渴，其脉洪大？五苓之渴，其脉浮数？宜乎《金鉴》改“弱”字为“数”字也。数为热入阳明，故渴；火劫其热更甚，故谵语。据此说则热渴发热，更无发汗之理，节节俱费解，非仲圣书也。

太阳病，过经十余日，心下温温欲吐，而胸中痛，大便反溏，腹微满，郁郁微烦，先此时自极吐下者，可

与调胃承气汤。若不尔者不可与，但欲呕，胸中痛，微溏，此非柴胡证，以呕故知极吐下也。

愚按：诸家之注，俱未得真谛。吐多属寒，温温欲吐则似热；胸中痛，小柴胡证有之，栀豉汤亦有；便溏为寒，溏而腹满，则满为虚满，烦而郁郁，则热矣。阴证暴烦下利，且为吉兆。总之，此证修园谓其有虚有热，诚然，但修园于“极吐下”句，增多“料其病得此而后适”句，是未免改经就我，实则本文只言极吐下，夫极吐下则承气用不着，修园已知之矣三柯氏谓上焦经极吐而伤，下焦经极下而伤，乃又云胃有燥屎，试问极下何得有燥屎？不过见本文用承气而云然耳。喻氏谓经大吐、大下，则邪从吐解，且已入里，故用调胃承气，更不合调理。程氏较有分寸。要之，此种费解之书，必非仲圣手笔。

血弱气尽，腠理开，邪气因入，与正气相搏，结于胁下，正邪分争，往来寒热，休作有时，默默不欲饮食，脏腑相连其痛必下，邪高痛下，故此呕也，小柴胡汤主之，服柴胡汤已渴者，属阳明也，以法治之。

愚按：此条系做作文字，而其义则上条已尽矣。乃开口即曰：血弱气尽，夫血弱气尽，岂非将就木乎？“腠理开，邪气因人，与正气相搏，结于胁下”数句，即前条“胸胁苦满”之释文；往来寒热，增多“休作有时”，即“往来寒热”之释文。少阳喜呕，此又云邪高痛下故使呕，一若再为一义也者。实则前节已详言之，且有或然之证更详，已无剩义，何用此赘也？当删。

伤寒，阳脉涩，阴脉弦，法当腹中急痛者，先以小建中汤，不差者，与小柴胡汤主之。

愚按：脉涩为血虚，血虚证甚多，不仅腹中急痛也。脉弦为少阳，为肝气，为水饮，为疟，为厥冷，非只腹中急痛也。乃云：法当腹中急痛，就以急痛言之，桃仁承气汤、抵当汤治急痛也；冷结膀胱关元者，何尝不急痛？何尝脉不弦紧？小建中汤为温剂，唐氏既知为温膏油之血矣；小柴胡汤为清剂，一温一清，势如冰炭，乃可用乎哉？要之，专执脉以揣测何证，实叔和谈脉之弊也。当删。

伤寒十三日不解，胸胁满而呕，日晡所发潮热，已而微利，此本柴胡证，下之而不得利，今反利者，知医以丸药下之，非其治也。潮热者实也，先宜小柴胡以解外，后以柴胡加芒硝汤主之。

按：本文下之不得利，不言下用何方，可疑一。夫攻下之方甚多，焉有不得利者？诚如所言，呕满之邪，仍欲上达，则上节呕不止，何以大柴可下而愈耶？陈注谓本系大柴胡证，不知用大柴胡法，下之而不得利。此语又有碍，虽不用大柴，而大、小承气，不问对证不对，断无不得利之理，况日晡潮热，胃实用承气，非为无理，亦有悍气初服二三大剂承气而未下者，此等剧烈，更非丸药可下，是本文“本柴胡证，下之而不得利”句，难索解人矣。“知医以丸药下之”句，又属揣测之辞；“潮热者实也”句，单释日晡潮热，而不释满呕，方则双解而分先后，唐注移上治法甚是，而行文之种种费解处，实非仲圣之书。平心而论，胸胁满而呕，是小柴证，日晡潮热，用大柴之有大黄则胃实亦除矣。不用大柴而用丸药，丸即能下，潮热即能除，而少阳之满呕，必不能除，丸药之误，不待言矣。又谓《浅注》不将“下”作“撇笔”解，或如下利后，复用芒硝，岂不刺谬云云，甚有理，惟本文之费解处未指出，亦望文生义而已。

伤寒，十三日不解，过经谵语者，以有热也，当以汤下之。若小便自利者，大便当硬，而反不利，脉调和者，知医以丸药下之，非其治也。若自下利者，脉当微厥，今反和者，此为内实也，调胃承气汤主之。

愚按：此条中“知医以丸药下之，非其治也”与上条同一揣测之辞。其身热不解，其人之阳气有余，过经谵语，其人之胃气已实，当以承气下之，乃不以汤下，小便利者大便必硬，乃谓而反下利，下利脉当微，而手足之厥、不厥，无一定，乃谓必厥，今不微、不厥，为非自下利，而可以知医家之以丸药下之，既下之后，不言其谵语之愈、不愈，上谓脉和为内实，再用调胃承气，则不解之甚也。各家只顺文敷衍而已。

问曰：病有结胸脏结，其状何如？答曰：按之痛，寸脉浮，关脉沉，名曰结胸也。

下既有详结胸之因，有详结胸之状，有治结胸之方，且结胸有大小，一一详细，此而问结胸、脏结，已属衍文，乃只答结胸，脏结则待再问而后答，又非问答正式。此书为仲祖自著，无此体例，否则中风当问其状何如？伤寒、温病亦然，岂复成著书乎？叔和“辨脉”“平脉”篇，多有此种问答，然则此节非叔和手笔掺入而何？且下文小结胸者，心下按之痛，而此只云按之痛，不指明何处，是含糊也。

太阳病，脉浮而动数，浮则为风，数则为热，动则为痛，数则为虚，头痛发热，微盗汗出，而反恶寒者，表未解也；医反下之，动数变迟，膈内拒痛，胃中空虚，客气动膈，短气，烦躁，心中懊侬，阳气内陷，心下因硬，则为结胸，大陷胸汤主之。若不结胸，但头汗出，余处无汗，剂颈而还，小便不利，身必发黄。

此一节支离沓杂，非仲圣之文。专以脉论证，已不合，既云数则为热，又云数则为虚，是一脉而二义也；云动则为痛，不云何处痛，叙证又云头痛；太阳本发热恶寒，而云反恶寒，恶寒非太阳所应有乎？太阳病在肌则自汗出，乃云微盗汗出，盗汗非表证也，乃云表未解，种种支离，律以仲圣原文之叙中风，安有专以脉而纠缠者？至其叙下后陷胸，更破碎不成文。陷胸之脉，寸浮关沉，此则言动数变迟，而不言沉；膈内拒痛，客气动膈，即心下痛，按之石硬也，乃云胃中空虚，于胃何干？又云心中懊浓，短气，竟说成栀豉证，试观病发于阳，而反下之，热入因作结胸，何等直捷！节末叙发黄色，"阳明""太阴"篇已详，此直衍文也。

太阳病，二三日不能卧，但欲起，心下必结，脉微弱者，此本有寒分也。反下之，若利止必作结胸，未止者四日复下之，此作协热利也。

愚按：此条当有错简。观热多寒少证，脉弱者尚虑无阳，此为本有寒分，岂任攻下？下之必利不止，安能利止而作结胸乎？结胸者热入而作也。微弱之脉，汗且当戒，何得热入作结胸？再利未止，四日再下，则气直下陷，生阳不升，不堪设想，乃云：协热下利云：乎哉？此非仲圣书，诸家注皆随文衍义，独《金鉴》谓脉微弱，岂可下？又谓未止者，岂有复下之理？较为的当。

太阳病，下之其脉促不结胸者，此为欲解也。脉浮者必结胸也，脉紧者必咽痛，脉弦者必两胁拘急，脉细数者头痛未止，脉沉紧者必欲呕，脉沉滑者协热利，脉浮滑者必下血。

愚按：此节全据脉论证，每句下一“必”字，一若得此脉必见此证也者，而不知见证多有不合者。临证四十余年，自知此等脉法之大谬也。捕风捉影之技，创之者为《难经》，继之者即王叔和之“平脉”“辨脉”篇也。叔和专以脉欺人，其编次《伤寒论》，每多掺入自己手笔，前贤张隐庵、张令韶诸公未能摘出，幸柯韵伯谓当辨何者为仲景书，何者为叔和笔，由此息心参透，全书融会，一旦豁然贯通，乃悟仲圣辨证之微茫，有毫厘千里之妙，无非合脉以勘其证，必先认证清楚，而后以脉勘之，非专凭脉便可以认证也。后世专以脉欺人，实作俑于王叔和也。

伤寒，五六日，头汗出，微恶寒，手足冷，心下满，口不欲食，大便硬，脉细者此为阳微结，必有表复有里也。脉沉亦在里也。汗出为阳微，假令纯阴结，不得复有外证，悉入在里，此为半在里，半在外也。脉虽沉紧，不得为少阴病。所以然者，阴不得有汗，今头汗出，故知非少阴也，可与小柴胡汤。设不了了者，得屎而解。

愚按：此条实有可疑，谓有表复有里，将以头汗、恶寒、手足冷为表乎？脉细既为少阴脉，谓少阴不得有汗，而少阴亡阳脉紧汗出者有矣；谓三阴脉不至头，而厥阴头痛者有矣；且不欲食，即大便硬亦为阴结，少阴背恶寒口中和者，尚用附子汤，今手足冷，更为阳气不能外达，而乃认为实证之阳微乎？小柴胡证必发热而渴，或往来寒热，或胸胁满而呕等，今只认头汗一症，而脉既微，且见证俱属里阴，乃自释为半表半里，反复自解，必非仲师书矣。里阴如此，而用小柴、大柴，恐有不堪设想者矣。

伤寒，五六日，呕而发热者，柴胡汤证具，而以他药下之，柴胡证仍在者，复与柴胡汤，此虽已下之，不为逆，必蒸蒸而振，却发热汗出而解。若心下满而硬痛者，此为结胸也，大陷胸汤主之。但满而不痛者，此为痞，柴胡不中与也。宜半夏泻心汤。

愚按：呕而发热，并往来寒热，胸胁苦满等，是柴胡证也。下后不陷里，柴胡证未罢，亦当用柴胡以转输，但既下后，正气稍虚，病退时必蒸蒸而振动，发热汗出而后解。少阳为半表里，入里则为结胸，或为痞，但心下满而硬痛者，为结胸，大陷胸汤主之。若只心下满而不痛者为痞，宜半夏泻心汤。是结胸与痞所辨在胸、不在胸也。

究之细玩此条，前段即移入“少阳篇”之“凡柴胡证而下之，若柴胡证不罢者”一条之衍文，特多二三句闲文耳。第二段结胸证治，前大结胸数节已详；满而不痛之痞证，乃治法下数节又详言之，况大黄黄连泻心汤为治痞之正方，其各泻心，皆因见证而加，若半夏泻心，则未见，无所兼证取义，可知此节全是衍文也。当删。

浮脉而紧，而复下之，紧反入里，则作痞，按之自濡，但气痞耳。

愚按：上有“病发于阴，而反下之，因作痞”，此又言“复下之”则作痞；下有“心下痞，按之濡”，此仅言“按之自濡”，且下言“关上浮”，此言“紧反入里”，则此显系衍文，《来苏集》已删去。况脉浮紧之下，未有“汗下”字样，言复下者，“复”字无着落，且“紧反入里”句，不曰沉紧，而曰入里，证有入里，脉亦有入里乎？叔和脉法变幻离奇，此条当删。

伤寒，服汤药，下利不止，心下痞硬，服泻心汤已，复以他药下之，利不止，医以理中与之，利益甚，理中者理中焦，此利在下焦，赤石赭禹余粮汤主之。复利不止者，当利其小便。

愚按：此条当是传抄之误。开口即云伤寒服汤药，即下利不止，心下痞硬，不言服何汤，则此汤必与此证大反对也。下利至不止，则生阳下陷矣。心下痞硬，为上焦心阳不宣，不足御浊阴上逆，阴霾弥漫，而心下痞硬，非四逆、白通不为力，乃云“服泻心汤已”，此句修园注谓心下痞，满既除而上中之气亦除矣，修园独不计及阴霾如此，岂泻心汤所能除哉？又云：复以他药下之，利不止，不止是一定之理，此时投以理中汤，理中有人参之滞，而无附子以辟阴邪，无怪其利益甚也，乃云理中非下焦之品，而以石脂、余粮获效，试问二味有何能力，堪胜此任？至于利犹不止，谓当利其小便，一派游移无定，安能知治此利不止而心下痞硬之剧证哉？诸家注俱随文敷衍而已。

太阳少阳并病，心下硬，颈项强而弦者，当刺大椎、肺俞、肝俞，慎勿下之。

愚按：此条成无已、程扶生、柯韵伯、喻嘉言及《金鉴》各家之注，俱无异议，但此条与结胸条同，是太阳、少阳并病。彼证戒汗，恐其谵语，此证戒下，而无下后变何证，陈氏恐成真结胸。要之，此条见证，与戒汗条同，则亦在衍文之列也。

伤寒，脉浮滑，此表有热，里有寒，白虎汤主之。

愚按：凭脉辨证者，必先讲证，又以脉定其虚实生死。如下利十余行，脉当弱反实者死，结胸证当下；脉浮大者不可下之类，是凭脉以定其证，非舍证而专凭脉，自可知其证。此条专以脉而定为表热里寒，夫里寒岂可用白虎哉？陈注引《内经》“凡伤于寒，皆为热病”之说，以为“寒”即“热”字之解，特为白虎汤完其说耳。柯本改“寒”字为“邪”字，谓里有热邪。《内经》云：脉缓而滑曰热中。若表里并言，而重在里热，若然，何以不径改为里有热，更直捷。要之，此条无大渴、谵语等症，只凭脉论证。本论中沉滑者协热利，浮滑者必下血，同此手笔，非叔和书而何？专以脉定证，启后人捕风捉影之技，非仲祖真传也。当删。

脉按之来缓，而时一止复来者名曰结。又脉来动而中止，更来，小数中有还者反动，名曰结阴也。脉来动而中止，不能自还，因而复动者，名曰代阴也。得此脉者，必难治。

叔和“辨脉法”云：脉来缓时，一止复来者名曰结；来数时，一止复来者，名曰促；阳脉盛则促，阴脉则结，皆病脉。此条与叔和之“辨脉”同，其为叔和手笔也何疑？此公专以脉行世，致使仲师以脉勘证之旨全没，可深浩叹！即就促脉论，是停至而无定数之谓，阳盛则有促脉，阳虚亦有促脉，阳虚而促者，桂枝去芍药汤是也。

◎阳明篇删伪

问曰：病有太阳阳明，有正阳阳明，有少阳阳明，何谓也？答曰：太阳阳明者，脾约是也；正阳阳明者，胃家实是也；少阳阳明者，发汗，利小便，胃中燥，烦实，大便难是也。

愚按：六经皆有提纲，阳明提纲，则在次节，而此节设为问答，其提纲即又谓之正阳阳明，由是而生出太阳阳明，指为脾约，其第三节太阳之转属阳明，即太阳阳明也。何以此节又另立脾约之名？其叙少阳阳明，见证无非第三节，太阳转属阳明之见证，而乃目为少阳阳明，此等重复支离，岂仲圣原文哉？可删。

问曰：病有得之一日，不发热恶寒者，何也？答曰：虽得之一日，恶寒将自罢，即自汗出而恶热也。

问曰：恶寒何故自罢？答曰：阳明居中土，万物所归，无所复传，始虽恶寒，二日自止，此为阳明病也。

此二节望而知为伪书也。太阳经标热本寒故发热恶寒，阳明经燥气用事，而标则阳，是以外证不恶寒反恶热，此之谓一日恶寒，是太阳病，非阳明病也。况设为问答，更无此体例，以仲圣自著之书，更向何人问答乎？且此种笔墨，显系叔和手笔。当删。

伤寒，转系阳明者，其人濈然微汗出者也。

按：此条上已言尽为衍文。

阳明病，欲食，小便反不利，大便自调，其人骨节疼，翕翕如有热状，奄然发狂，濈然汗出而解者，此水不胜谷气，与汗共并，脉紧则愈。

愚按：此条陈修园、柯韵伯、唐容川三说均有至理，然而不能无疑者，陈注本之张隐庵，以阳明与少阴立论，阳不遇阴，病不能解是也。发狂汗出，为少阴水气不胜谷神，比为战栗汗解。夫战栗汗者，虚证乃有此象，今发狂为实证，既谷气盛，少阴不胜其狂为胃实之狂，岂汗所能解？若阳得阴则解，又断无发狂之理，此陈注不无可议也。柯注水气就湿言，骨节疼，谓湿流关节，如有热谓在皮肤，发狂为水气郁极，而发汗出为水不胜谷气，与之并出，故解。夫水郁无致狂之理，况既言不甚热，更安能发狂？即如十枣汤之水至横暴，而未见其发狂，果因水至狂，非大剂排水不可，岂自汗出之濈然者可解哉？柯注又不无可议也。唐注按定太阳寒水之经，欲食与大便自调，就阳明言，余俱就太阳言之，骨节疼为太阳病，翕翕如有热状，亦认为桂枝证之发热，而不知桂枝证，非同此如有热之轻也。至谓太阳病本未能解，赖阳明谷气胜，外合太阳，两阳相并为重阳，引《内经》重阳狂之说以解奄然发狂，而不知《内经》重阳之狂，阳盛大热也，非阳明证得太阳水气之谓，果尔则太阳阳明合病、太阳少阳合病，是重阳也，何以不见其发狂？且此既发狂，为重阳所致，何以不药而愈？况汗出伤津，谷气胜者，胃家更实，其狂更不待言也。总之，此等书，如望文生义，则凡熟得《内经》义理者，任如何言之，无不头头是道，若凝神定志，逐句研究，则此条又非仲圣书矣。必会全书，乃能注一节书，试观“太阳篇”之狂证，其实者为桃仁承气汤，其虚者为救逆汤证，“阳明篇”虽无“发狂”字样，而独语如见鬼状，发则不识人，即狂类也，从未有不药可愈者；《金匮》“中风门”有病如狂状，妄言独语不休，用防己地黄汤，则此条之汗出愈者，为无解矣。败露处在“脉紧则愈”句，明明汗出而解，则脉之紧与不紧亦解矣，何以又申言水不胜谷气之理？脉紧则愈，设不紧，虽汗出亦不愈乎？到底凭脉为断，显然叔和书也。

阳明病，欲解时，从申至戌上。

愚按：陈注至的，然亦理想之见云尔。临证数十年，未见有此。

阳明病，心下硬满者，不可攻之，攻之利遂不止者死，利止者愈。

愚按：此条《来苏集》编次，上节乃叔和“辨脉篇”文，然则此节亦出叔和手笔何疑？在后而云：攻之利不止者死，又云：利止者愈，可愈则宜攻，可死则不宜攻，焉有攻之可死证，攻之亦可愈乎？细心察看，自识其非。

心下满而硬痛者为结胸，但满而不痛者为痞，宜半夏泻心汤，泻心何莫非攻，但半夏泻心则有分寸矣。观于半夏泻心治法，益知此节之不合也。

脉浮而芤，浮为阳，芤为阴，浮芤相搏，胃气生热，其阳则绝。

愚按：不言症而只言脉，一若有是脉必有是症也者，试问病变万端，脉则此只二十余种，能括尽万病乎？即如所谓浮为阳，陈修园注为亢阳；芤为阴，修园注为孤阴，在太阳脉浮为表脉，可发汗，而此为亢阳耶？“浮芤相搏”字样甚新，以为胃热，其阳则绝，修园谓阳绝于里，夫阳绝者亡阳也，谓为与阴隔绝，不过就本文以完其说耳。凡津液竭于内，必有见证，乃舍此不讲，而专言此怪幻之脉法，乌可为训哉？是亦伪书也。

趺阳脉，浮而涩，浮则胃气强，涩则小便难，浮涩相搏，大便则难，其脾为约，麻仁丸主之。

愚按：浮涩相搏，说来甚幻，而反于大便所以难处不讲，谓为脾约，出麻仁丸一方，方内是小承气而加麻仁、杏仁之润品，无深意也。调胃承气，用意更精，胃气得调，则大便不难，热去津回，斯脾不约矣。麻仁、杏仁实开后人专润肠胃之渐，而不知失津有白虎加参，燥热有承气，旨深哉？“脉浮而芤”二节，专以脉论证，恍惚无据，即叔和“平脉”“辨脉”手笔。至于小便数，大便难，“阳明篇”已屡言之，此则目为脾约，而出麻仁丸一方，无深意也。

阳明少阳合病，必下利，其脉不负者顺也，负者失也。互相克贼，名为负也。脉滑而数者宿食也。当下之，宜大承气汤。

愚按：此条专以脉断证，“负不负”字甚新而不通，互相克贼更谬极，全不讲证，仲圣原文，焉有此怪诞荒谬，自欺欺人哉？宿食之辨，论中已详言之，不专凭脉也。

病人无表里证，发热七八日，虽脉浮数者可下之，假令已下，脉数不解，合热则消谷喜饥，至六七日不大便者，有瘀血，宜抵当汤。若脉数不解，而下不止，必协热而便脓血也。

愚按：阳明以发热汗出、恶热为表证，便硬、谵语为里证，此既云无表里证矣，而发热一症，非表证乎？至七八日，修园谓阳热不退，阴液日亏，虽脉浮数，宜汗不宜下，然发热而不恶寒，汗之不可，欲为发热症筹一出路，亦可斟酌下之，以除络中之热云云，独不计及无表里证，则此发热为何证乎？脉浮数为表脉，焉有浮数之脉而可下者？修园谓斟酌下之，若见本文有“下之”字样，强解以完其说耳。六七日不大便，而无如狂、喜忘等实证，何所据而云：有瘀血，径用我抵当汤之烈乎？至云脉数不解，而利不止，便脓血，与上脉数不解，则消谷喜饥，不大便者，俱凭脉以断，宜乎修园补出临证时审其身黄、喜狂如忘等症而后用此，亦犹脉浮滑者之用白虎汤，必审其有大渴、谵语等症，而后可耳。要之，此种误人之伪书，删去为宜。

◎少阳篇删伪

少阳病，欲解时，从寅至辰上。

◎太阴篇删伪

太阴病，欲解时，从亥至丑上。

太阴病，脉浮者可发汗，宜桂枝汤。

愚按：此条不言证而专凭一浮脉，遂主桂枝汤以发汗，太阴为阴中之至阴，无热可发，即中风亦只四肢烦疼而已，既无发热，安可据一浮脉，为病太阴之表，而用桂枝汤乎？

太阴为病，脉弱，其人续自便利，设当行大黄芍药

者，宜减之。以其人胃气弱，易动故也。

愚按：此条为太阴阴寒为病，脉弱则阴寒可知，续自便利，是不得中见之热化，即宜温中以散其寒，则自利可愈，断无当行芍药之理，况大黄乎？观真武证之下利，尚去芍药，则此之不能用芍药，更可知也。本文“宜减之”句，亦未妥，且既云“胃气弱”，则安可再用芍药、大黄哉？谓之传抄之误可也。

◎少阴篇删伪

少阴病，脉微，不可发汗，亡阳故也。阳已虚，尺脉弱涩者，复不可下之。

愚按：少阴病以脉微细为提纲，此条脉微，而又言尺脉弱涩，弱涩就阴虚言，即少阴提纲之脉也。阳虚不可发汗，在太阳热多寒少，脉微弱为无阳，尚不可发汗，况少阴证乎？汗且不可，而可下乎？读《论》至此，应知之矣。此条原是衍文，诸家之注，亦望文生义耳。

少阴中风，脉阳微阴浮者为欲愈。

愚按：此条言少阴中风，而不指出中风之见证。太阴中风，则四肢烦疼，太阴为阴中之至阴，不能发热，少阴有一身手足尽热者，有始得之反发热者，皆非少阴中风之证。此不列见证，令人如何揣测乎？况仅凭脉以定其欲愈，显系叔和“辨脉篇”家法也。

少阴病，欲解时，从子至寅上。

按：阴得阳则解，大有至理，如阴寒已极之证，非仗大剂四逆、白通，不能破阴霾而回生命，岂区区时候之属于阳者，可能奏效哉？间或值气候晴暖，施治略易为力者有之。凡虚寒大证，遇天气严寒，病必加重，故汤剂必加重而频服，是以治证贵审天时者此耳。非真时刻可决愈期也。此余四十余年经历，非只凭理想也。

◎厥阴篇删伪

厥阴病，欲解时，从丑至卯上。

愚按：六经病解之时，俱据理想为断，实则经验上则视乎用药也。叔和“序例”，多类此，可删。

伤寒脉滑而厥者，里有热也，白虎汤主之。

此节与阳明篇伤寒脉浮滑，此表有热，里有寒节，同为王叔和书，使无大渴、谵语等症，只凭此滑脉，竟断其厥为里热乎？设大吐、大下，手足厥逆，其脉则滑，可竟用白虎汤以死之乎？叔和掺入自己手笔，为害不小，读《论》者勿为所误。各家作注，非不言之成理，唯此非仲圣书，何必为之作注？叔和之“序例”“平脉”“辨脉”，张钱塘逐节为作注，不必也。

伤寒，六七日，大下后，寸脉沉而迟，手足厥逆，下部脉不至，咽喉不利，唾脓血，泄利不止者，为难治，麻黄升麻汤主之。

按：此条伪书也，当删《来苏集》已斥之。

下利脉沉弦者，下重也。脉大者为未止，脉微弱数者为欲自止，虽发热不死。

按：专以脉论证，是王叔和“辨脉篇”手法，而各家为之注者，望文生义耳。其弦则曰木气不升，见其大则曰阳热盛，见其微弱数则曰阴中有阳，为欲自止，同一下利也。乃以分平哉！夫下利而下重，或后重一目了然，何必凭脉乃知乎？止与不止，亦有目可共见，如未止，则进药以止为度，乃此条不言其下利为何如，宜何方主治，只论脉，是开后世以脉惑人之渐，伪书也。

下利脉数而渴者，今自愈，设不差，必清脓血，以有热故也。

按：此条之义，前曾言之矣，则此为衍文也。

下利清谷，里寒外热，汗出而厥者，通脉四逆汤主之。

此节与“少阴篇”之通脉四逆证相同，特多汗出一症，亦同是阴盛格阳也。此等重出之文，前人不知除去，陈修园注尚谓与“少阴篇”之通脉四逆证相似，亦不过泥三百九十七节之目，不敢断为重出。夫相似云者，必别为一义之谓，此显然前文，又何必另立一条哉?

呕而发热者，小柴胡汤主之。

《金鉴》作衍文，谓半夏泻心汤内已有。

按：此说甚有见地，即柯本“少阳篇”小柴胡汤节内，已有往来寒热及喜呕等症，《金鉴》作衍文，删去为宜。本论如此类不少，惜前人不能指出删去，亦因未能全书融会耳。

附入读仲圣书有误五大险证治法

陈修园《伤寒论浅注》“霍乱篇”以后，俱非仲圣书。人生之大险证有五，霍乱、中风、中痰、中血、瘟疫也。

霍乱证，毙命最速，一起大吐、大下，腹痛，倾倒不宁，数刻钟即毙，伤人极速，愈之亦极易，初起即大剂四逆、白通，药到之处即自在之处。倘初起误用参、芪、苓、术，后即难救，而稍杂半点寒凉，是速之死也。《伤寒论浅注》所列诸节，除抄集少阴、厥阴之外，余皆谬妄。余现身说法，不忍坐视，故更正以活人命，勿轻视也。

其有忽然晕倒在地，不省人事者，《金匮》则谓中腑、中脏，此大误人命，实则猝然亡阳。余认此为猝脱证，无论强壮精神，亦有此，世传路有死人即此，遇此以救省人事为急，可将两手擦热，按其眼尾，频频按之，人事自省，即以四逆、白通汤与之，即能生活，非然者，死即在此刻。其证初则倾倒不省人事，浸假而四肢厥逆，浸假而痰声上壅，则殆矣。世人以中风中痰之药治之，无不死。

一则猝然吐血，连吐不止，俗医谓为中血，治以吐血之药，是立速之死也。此为阴亡，阳无所附丽，则阳亦亡，必四肢厥逆而死。初起当以大剂四逆加蕲艾一两与之，一剂不止，至再，至三，务以止血、手足暖为度，则生矣。

一瘟疫一证，伤人虽无以上各证之速，此证即《金匮》阴阳毒也，五日可治，七日不可治。《金匮》所载阳毒之为病，面赤，斑斑如锦纹，咽喉痛，吐脓血，五日可治，七日不可治，升麻鳖甲汤主之。阴毒之为病，面青，身痛如被杖，五日可治，七日不可治，升麻鳖甲汤去蜀椒、雄黄主之。然自甲午年死人以十余万计，时医皆认作大热证，饱食大枣之品及生草药等，入腹即下利，宜其死也。此与少阳见证相同，必大发热，大渴，胸翳，惟大晕眩、大疲倦与少阳大相反，其头晕似大虚，而大渴热则与虚证相反，此是毒气上冲也。瘀甚则或神气不支，甚者毒入心则谵语，入肾则下利，谵语可加犀角一二三钱，入肾至下利，则无救矣。升麻世传不可用过五数，而不说明五钱抑五两、五斤，致时医不敢重用，以讹传讹之坏也。余每用一两或二三两，但当归、鳖甲、甘草，则二三钱可矣。倘证沉重危险者，可日服两三剂，当食赤小豆粥以获心，勿使毒气入心，服药至热退神清为度。余尝救活多人，亦不外读仲圣书而有心得者也，愿与良医商之。

以上诸证，皆可以死，仲圣书包括在内，善读者自能悟出。